ASHTANGA YOGA

Series intermedias

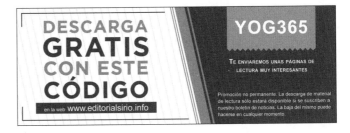

Título original: THE POWER OF ASHTANGA YOGA II
Traducido del inglés por Julia Fernández Treviño
Diseño de portada: Kathleen Lynch/Black Kat Design
Fotografía de portada: John Miller
Diseño y maquetación de interior: Toñi F. Castellón

© de la edición original
  2015, Kino MacGregor

  Publicado en español según acuerdo con Shambhala Publications Inc.

© de la presente edición
  EDITORIAL SIRIO, S.A.
  C/ Rosa de los Vientos, 64
  Pol. Ind. El Viso
  29006-Málaga
  España

www.editorialsirio.com
sirio@editorialsirio.com

I.S.B.N.: 978-84-17030-41-4
Depósito Legal: MA-356-2018

Impreso en Imagraf Impresores, S. A.
c/ Nabucco, 14 D - Pol. Alameda
29006 - Málaga

Impreso en España

Puedes seguirnos en Facebook, Twitter, YouTube e Instagram.

KINO MacGREGOR

ASHTANGA YOGA
Series intermedias

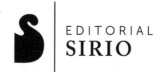

EDITORIAL SIRIO

Este libro está dedicado a mis maestros Sri K. Pattabhi Jois y R. Sharath Jois por su inquebrantable dedicación al linaje de Ashtanga yoga y por creer en mí; a mi marido, Tim Feldmann, porque su integridad y fuerza son una fuente constante de inspiración; a mis padres, Kino Mary MacGregor y John MacGregor: sin su apoyo mi viaje a través del yoga nunca hubiera sido posible. Y lo más importante, este libro está dedicado a ti, practicante de yoga, porque el linaje de Ashtanga yoga no hubiera sobrevivido sin tu compromiso.

Y muy especialmente quiero expresar mi agradecimiento a Eddie Stern por su ayuda con el idioma sánscrito, por sus palabras de ánimo y por invertir su tiempo en leer y corregir este manuscrito. También quiero agradecer a Alex Median, Ajay Tokas y Jack Forem.

ÍNDICE

PRIMERA PARTE

LA FILOSOFÍA

1

INTRODUCCIÓN A LA SERIE INTERMEDIA DE ASHTANGA YOGA

Ashtanga yoga es un camino disciplinado y devocional que no todas las personas tienen el coraje y la determinación de seguir. Incluso los practicantes más habilidosos abandonan el camino antes de haber experimentado la profunda paz que aporta una práctica ininterrumpida a lo largo de varios años. La enorme dificultad que supone practicar Ashtanga yoga a diario y la complejidad de las posturas en algunas ocasiones resultan desalentadoras y pueden mermar el interés de los practicantes. La verdadera magia del método Ashtanga yoga reside en esta aparente dificultad, porque solamente el hecho de sobreponerse a la adversidad nos permite encontrar un sentido profundo en la práctica de yoga y en la vida.

La serie intermedia de Ashtanga es una de las prácticas de yoga más exigentes; no obstante, las recompensas son proporcionales a su profundidad y dificultad.

El requisito básico inicial para la serie intermedia es practicar regularmente la primera serie seis veces a la semana durante un periodo de al menos un año, realizando las posturas fundamentales de dicha serie. Las posturas de la serie intermedia requieren superar grandes obstáculos vinculados a la fuerza y la flexibilidad. Si las practicas con perseverancia y de forma regular, es prácticamente inevitable que actúen como un catalizador para introducir cambios en tu estilo de vida que reflejarán tu disciplina y constancia.

En mi libro anterior, *La fuerza del Ashtanga yoga*, describo detalladamente los principios y la práctica de la primera serie del método Ashtanga yoga. En este libro presento la segunda serie, o serie intermedia. Te recomiendo que comiences por la primera serie si nunca has practicado Ashtanga yoga; aunque seas un alumno avanzado de otra disciplina de yoga, no deberías iniciarte en este método a través de la serie intermedia. Siempre que empieces un nuevo método debes hacerlo por el nivel básico, independientemente de la maestría que hayas alcanzado en otros sistemas de yoga.

La práctica física de Ashtanga yoga se define por el método Tristhana, que comprende tres componentes: la respiración (*pranayama*), la postura (*asana*) y el punto focal (*drishti*). Estos tres elementos están presentes en cada una de las prácticas de Ashtanga yoga y consisten en el trabajo de la fuerza interior, conocido como *Mula Bandha* (bloqueo de la raíz) para el suelo pélvico y *Uddiyana Bandha* (bloqueo cuyo nombre significa «volar hacia arriba») para la parte inferior del abdomen. Si tienes interés en conocer más profundamente el método Tristhana y los *bandhas*, lee *La fuerza del Ashtanga yoga*.

La práctica se divide en seis series de posturas con dificultad y complejidad crecientes. La primera serie de Ashtanga yoga se llama *yoga chikitsa*. La segunda serie se denomina *nadi shodhana*. La tercera, cuarta, quinta y sexta series forman parte de la práctica avanzada conocida como *shtiva baga,* que a veces se interpreta poéticamente como «fuerza y gracia». Las series tercera a sexta son conocidas como serie avanzada A, B, C y D, respectivamente.

Se necesitan muchos años para comprender cómo funciona el método Ashtanga yoga. Si examinas algunas de las posturas de la serie intermedia o de cualquiera de las series avanzadas, es probable que las encuentres interesantes y divertidas, e incluso tal vez sientas la tentación de probarlas. No obstante, una vez que empieces la práctica real de Ashtanga yoga lo mejor es aprenderla paso a paso hasta llegar a realizarla perfectamente en lugar de seleccionar posturas específicas basándote en tus preferencias personales. De este modo, protegerás tu cuerpo de posibles lesiones y desarrollarás el máximo respeto por la práctica.

MIS ANTECEDENTES

Mis maestros son Sri K. Pattabhi Jois y su nieto R. Sharath Jois. Viajé por primera vez a Mysore (India) cuando tenía veintitrés años. Mi vida cambió después de conocer a Sri K. Pattabhi Jois, a quien llamo Guruji. Nunca imaginé que llegaría a ser profesora de yoga ni que dedicaría mi vida a esta práctica. Sin embargo, la semilla del despertar de la conciencia caló muy hondo dentro de mí en cuanto miré a Guruji directamente a los ojos. Aunque él ya no está entre nosotros, para mí sigue siendo el corazón y el alma de la práctica.

En mi primer viaje a la India estudié la primera serie de Ashtanga yoga, pero al final de mi viaje Guruji me dijo que si regresaba a Mysore me enseñaría la serie intermedia y añadió que no constituiría «ninguna dificultad» para mí puesto que mi cuerpo era muy flexible. Tardé poco más de un año en volver y, fiel a su palabra, Guruji comenzó a enseñarme la serie intermedia inmediatamente después de llegar. A diferencia de lo que suelo recomendar a mis alumnos (que se tomen su tiempo para dominar realmente cada postura), mi viaje a través de la serie intermedia fue rápido. En una semana completé toda la serie bajo la atenta guía de Guruji y Sharath. Durante el resto de mi estancia en Mysore ambos me indicaron que practicara la serie cada día con el fin de integrar las lecciones principales de esta práctica en los niveles espiritual, emocional y físico.

Durante los tres años siguientes, la serie intermedia formó parte de mi práctica diaria, y continué realizando las asanas que la componen incluso cuando comencé a aprender la tercera serie, que representa un verdadero desafío. A pesar de haber completado ordenadamente la secuencia de posturas de la serie intermedia, mi aprendizaje ha continuado a lo largo de quince años. Aprendí la primera y la segunda series en dos viajes consecutivos a Mysore, pero necesité tres viajes con una estancia de seis meses en cada uno de ellos para aprender la tercera serie. Finalmente, después de seis viajes más para continuar mis estudios en el Instituto de Ashtanga Yoga de Mysore bajo la guía de R. Sharath, completé la prácticamente imposible cuarta serie.

Gracias a mi vasta experiencia con Ashtanga yoga puedo dar a conocer la técnica y las instrucciones del método a través de este libro, en el que presento las posturas de la serie intermedia en el contexto de las cuatro series del método Ashtanga yoga que practico. Algunas posturas se apoyan en las lecciones aprendidas en la primera serie y anticipan la serie avanzada. No se debería omitir ni tampoco dar por sentada ninguna de las posturas. El método completo se debe apreciar y atesorar como una valiosa herencia familiar que has recibido y debes proteger. Independientemente de la cantidad de asanas que seas capaz de aprender o incluso dominar, es importante recordar que el método Ashtanga yoga es un estilo de vida y una práctica espiritual.

En el método Ashtanga yoga existe un vínculo sagrado entre el maestro y el practicante que es esencial para realizar la serie intermedia de forma adecuada. Cualquier libro, incluyendo el mío, solo puede servir como un complemento para la guía de un maestro experimentado, pero nunca puede sustituirlo.

No es posible destacar suficientemente la importancia de la tradición en el método Ashtanga yoga. Yo no lo he «inventado», lo aprendí de mis maestros. Ahora me dedico a compartir contigo los resultados de mi práctica personal diaria a través de mis libros para que mis conocimientos puedan guiarte a lo largo del camino.

LA PRÁCTICA DE LA SERIE INTERMEDIA

La serie intermedia de Ashtanga yoga es una combinación compleja de profundas flexiones hacia atrás, torsiones, posturas en las que las piernas se colocan detrás de la cabeza y otras que recurren a la fuerza. Antes de que llegues a considerar la posibilidad de iniciarte en ella, es fundamental que hayas practicado la primera serie de forma regular y hayas llegado a comprender algunos de los principios filosóficos básicos del método Ashtanga yoga. Si pasas demasiado rápido a la serie intermedia, corres el riesgo de terminar agotado, frustrado e incluso quizás también lesionado. Si, por el contrario, la atraviesas paulatinamente bajo la guía de un profesor cualificado, tu práctica se basará en el profundo trabajo de purificación que el método requiere. Aprender las posturas de una en una de la forma tradicional es fundamental para desarrollar la conciencia interior que necesitas para progresar.

Una de las lecciones más importantes que me ha brindado Ashtanga yoga es haber descubierto cómo relajarme y abandonar los esfuerzos innecesarios, especialmente cuando te empeñas en aprender una postura en particular. La energía de la práctica fluye mucho más libremente si realizas las posturas de forma relajada en lugar de intentar hacerlas a toda costa. Incluso en el caso de que ya estés practicando algunas de las posturas de la serie intermedia, sea como parte de tu práctica diaria de Ashtanga yoga o de otra disciplina yóguica, recuerda que debes relajarte y utilizar únicamente la fuerza adecuada.

La serie intermedia es una enorme autopista de purificación. *Nadi shodhana* se traduce literalmente como «limpieza del sistema nervioso» y el propósito de la serie es desafiar a tu sistema nervioso utilizando las asanas como un falso estrés autoimpuesto para que aprendas a permanecer sereno y con la mente clara en medio de las situaciones difíciles que te plantea la vida. El método Ashtanga yoga te enseña a mantener la calma ante las adversidades y la serie intermedia, en particular, destaca el aspecto emocional de la práctica. El sistema nervioso incluye el cerebro, la médula espinal, el complejo nervio vago y todos los demás nervios que recorren el cuerpo. Afecta a las funciones de todo el organismo, pero tiene una influencia decisiva sobre las funciones del corazón y del sistema digestivo a pesar de concentrarse a lo largo de la espina dorsal. Toda la serie intermedia fortalece y flexibiliza la columna vertebral por medio de profundas extensiones espinales, torsiones, flexiones y estabilizaciones.

La serie intermedia contiene tres secciones y una sección final exclusivamente dedicada a las posturas sobre la cabeza. He estructurado este libro de acuerdo con estas secciones. En primer lugar, realizarás una sesión de intensas y profundas flexiones espinales hacia atrás que requieren que estés emocionalmente abierto y te sientas valiente al realizar las profundas extensiones espinales de la serie. En segundo lugar, aprenderás a fortalecerte aguantando el peso de tus piernas mientras se desplazan hacia atrás para colocarse junto a la parte posterior de la cabeza, un movimiento que requiere hacer rotaciones externas profundas con las caderas apoyadas por una intensa flexión espinal. En tercer lugar, tendrás que equilibrar y articular la fuerza y el control de la columna vertebral, los hombros y el sistema nervioso por medio de posturas en las que hay que mantener el equilibrio sobre los brazos y abrir las articulaciones de los hombros.

Las siete posturas sobre la cabeza que se incluyen al final no se enseñan como parte de esta serie, de manera que se pueden considerar una serie adicional de posturas añadidas por Guruji, quizás con la intención de fortalecer el cuello y la espina dorsal como preparación para la tercera serie. Estas siete posturas ponen a prueba la fuerza de la columna vertebral y las articulaciones de los hombros y te ayudan a prepararte para seguir avanzando en el método Ashtanga yoga.

LA PRIMERA SERIE TE PREPARA PARA LA SERIE INTERMEDIA

Como ya he mencionado, la primera serie de Ashtanga yoga es la base para la práctica de la serie intermedia. El hecho de que consigas dominarla es una clara indicación de que has comprendido algunos de los principios básicos que necesitarás para practicar correctamente la serie intermedia.

El primer principio que debe establecerse es la capacidad para afrontar los obstáculos que surgen en el interior del cuerpo y la mente, sin echarte atrás ni salir corriendo. Durante la práctica regular de la primera serie seguramente habrás afrontado varios desafíos que te permitieron comprender que es preciso trabajar diariamente con las posturas que presentan dificultades para llegar a transformar tu cuerpo y tu mente. Si no has entendido cabalmente cómo poner en práctica su enseñanza en épocas de adversidad, la serie intermedia puede llegar a agobiarte y desmoralizarte. Las posturas están llenas de obstáculos que deberás superar para llegar a dominarlas. La mayor parte de las personas que abandonan Ashtanga yoga lo hacen generalmente durante la serie intermedia, porque muchos de esos obstáculos parecen insuperables. Los practicantes se sienten frustrados porque esperan resultados rápidos y abandonan el método cuando no se producen con la celeridad que ellos desean. Algunos nunca llegan verdaderamente a comprender por qué el método Ashtanga yoga exige la humildad de dominar cada asana antes de seguir adelante. Preferirían mezclar y combinar las posturas a voluntad. Sin embargo, la esencia del método es realizar la serie completa de Ashtanga yoga y aprender las lecciones que enseñan las diferentes posturas.

A pesar de que el propósito de la práctica diaria no es conseguir hacer fácilmente una cantidad cada vez mayor de asanas, realizarla de forma ininterrumpida te hará sentir a gusto contigo mismo. Los momentos en los que te quedas bloqueado ponen a prueba tus dudas acerca de tu capacidad física, mental y espiritual. El trabajo de Ashtanga yoga comienza realmente en tu actitud para afrontar los desafíos tanto en la práctica como en la vida.

Hablando en términos prácticos, las posturas de la primera serie desarrollan la fuerza y la flexibilidad que son necesarias para la serie intermedia. Si no puedes mantener la estabilidad en el primer nivel, no tiene ningún sentido pasar al segundo. Estarás preparado para la serie intermedia cuando seas capaz de realizar las posturas esenciales de la primera serie. La primera señal que indica que podrías estar listo para avanzar a la serie intermedia consiste en experimentar una firme sensación de equilibrio mental y físico en la postura *Utthita Hasta Padangusthasan*a (postura de la mano extendida hasta el dedo gordo del pie).

Marichasana D es el punto culminante de las posturas *Marichasana* (posturas dedicadas al sabio Marichi), que representan el escollo central de la primera serie. La capacidad para realizarla con la ayuda de un profesor, o por tus propios medios, señala que has llegado a dominar los aspectos básicos de los movimientos de torsión y también las rotaciones externas de las rodillas. La capacidad de unir las manos y los pies en *Supta Kurmasana* (postura de la tortuga dormida), nuevamente con la ayuda de un profesor o sin ella, indica que tus hombros y tus caderas están fuertes y se abren simultáneamente, que tu espalda es fuerte y flexible y que tu mente es capaz de mantener la concentración bajo presión. Finalmente, hacer y deshacer *Urdhva Danurasana* (postura del arco elevado, también llamada postura de la rueda) pone de manifiesto la fuerza y flexibilidad que son necesarias para realizar las profundas flexiones hacia atrás de la serie intermedia.

En el seno de la comunidad de Ashtanga existe un debate sobre la posible utilización de las flexiones hacia atrás iniciales de la serie intermedia para enseñar a los alumnos la mecánica de flexiones más profundas, y también sobre si la capacidad de hacer y deshacer *Urdhva Danurasana* es un prerrequisito definitivo para comenzar la serie intermedia. R. Sharath Jois, el nieto de Guruji, sostiene categóricamente que los practicantes deben dominarla antes de empezar a practicar la serie intermedia, aunque Guruji nunca se mostró tan estricto. Lo ideal es que este tema sea discutido por el alumno y el profesor en cada caso particular.

Muchos practicantes consideran que las flexiones hacia atrás son muy complicadas. El movimiento utilizado para mantenerse erguido y dejarse caer hacia atrás puede resultar una empresa difícil; es mejor dominarlo antes de empezar a practicar la serie intermedia, porque a medida que avances en ella deberás dedicar toda tu atención al aspecto físico para ejecutar correctamente el movimiento. Mi criterio personal es fijarse cada día un único objetivo principal; de lo contrario, la práctica podría resultar física y psicológicamente agotadora. Algunos practicantes están dotados de una fuerza o flexibilidad natural que les facilita adoptar las posturas. Recomiendo especialmente a esas personas que no tengan prisa por practicar un número cada vez mayor de posturas avanzadas y, en cambio, dejen que la práctica se asiente a lo largo de varios meses (e incluso años) antes de empezar a trabajar los aspectos más profundos y sutiles del método. Una regla general básica es que todo practicante que desee iniciarse en el método Ashtanga yoga debe practicar la primera serie regularmente durante un año antes de considerar la posibilidad de pasar a la serie intermedia, más allá del nivel de dominio que haya alcanzado. Solo una práctica regular permite aprovechar los verdaderos beneficios del método.

La regularidad es otra de las condiciones imprescindibles antes de embarcarse en la serie intermedia. Por ejemplo, un practicante flexible por naturaleza que puede hacer todas las posturas pero solo practica una vez a la semana no está preparado para comenzar la serie intermedia. Por el contrario, un estudiante menos flexible que trabaja disciplinadamente cada día desarrollará la fortaleza mental y espiritual necesaria para acometerla, aun cuando esté menos avanzado en el aspecto físico de las asanas.

Acaso el mejor modo de determinar tu nivel de aptitud sea comprobarlo periódicamente con la ayuda de tu profesor de Ashtanga yoga. No hay mejor juez para determinar si estás preparado para empezar la segunda serie. Si has aprendido el método por tu cuenta, te recomiendo que te pongas en contacto con un profesor titulado. Introducirte en el mundo interior del yoga sin que alguien te oriente puede ser un poco desalentador en algunas ocasiones. Si no conoces a nadie que pueda brindarte apoyo cuando te sumerges en las aguas de la segunda serie, a veces puedes llegar a sentir que te ahogas. Mi intención es que este libro te sirva como guía, y también como un amigo que te acompañe en este viaje interior, pero ten en cuenta que no hay nada que pueda sustituir la ayuda que te ofrece un profesor cuando la necesitas.

Algunas de las posturas de la primera serie son fáciles de modificar, pero no sucede lo mismo con las posturas de la serie intermedia. Casi todo el mundo puede practicar el método Ashtanga yoga hasta la fase intermedia de la primera serie —*Marichasana* D o *Navasana* (postura del barco)— realizando pequeños ajustes para adaptarla a sus necesidades individuales. Sin embargo, en la serie intermedia no se debería modificar una postura y avanzar después a la siguiente. En este libro no encontrarás absolutamente ninguna modificación, porque Ashtanga yoga tiene diferentes principios y una metodología distinta para las posturas avanzadas. Debido a la intensidad y profundidad de la práctica no es recomendable transformar ningún elemento de la serie intermedia. En lugar de hacer cambios y seguir adelante, la serie intermedia requiere que mantengas una postura mientras diriges tu atención al interior para conectar con una flexibilidad y una fuerza renovadas. Es preciso que realices un cambio para que lo que hoy constituye una novedad en tu vida llegue a convertirse en una relación permanente con la disciplina.

He conocido practicantes que decidieron detenerse en una determinada postura de la serie intermedia durante más de diez años antes de seguir adelante. Nunca abandonaron la práctica diaria y a menudo repitieron muchas veces las asanas más difíciles cada día. Después de años de devoción y dedicación consiguieron experimentar los cambios físicos y mentales necesarios para alcanzar el tan ansiado objetivo del progreso. Yo misma me he quedado detenida en una misma postura durante más de quince años y aún sigo en el camino. No aprenderás nada de la práctica si te limitas a descartar todo aquello que representa una dificultad. La práctica se convierte en el espejo de tu ser más profundo cuando te confrontas con las contrariedades. Cuanta más capacidad tengas para afrontar situaciones difíciles, más profunda será tu mirada interior. Sé humilde, entrégate al viaje y trabaja cada día.

CÓMO INICIAR LA PRÁCTICA DE LA SERIE INTERMEDIA

Cuando sientas que estás realmente preparado para comenzar a practicar la serie intermedia, la forma tradicional de hacerlo es añadir las posturas una a una tras completar la primera serie. Después de *Setu Bandhasana* (postura del puente con elevación espinal) y antes de las flexiones hacia atrás, debes agregar la postura de la serie intermedia en la que estés trabajando. Esta segunda serie comienza normalmente por la primera postura, *Pasasana* (postura del lazo o de la cuerda). Sigue realizando la primera serie completa añadiendo esta primera postura hasta que la hagas perfectamente. Luego ve agregando posturas de forma paulatina, de una en una, hasta que llegues a integrar unas cuantas asanas en la serie intermedia que practicas a diario.

Esta práctica más prolongada de la primera serie y parte de la serie intermedia se realiza tradicionalmente de domingo a jueves. El viernes se recomienda a todos que practiquen exclusivamente la primera serie. (La cantidad real de días que practicas a la semana es menos importante que el hecho de fijar y mantener los mismos días de práctica cada semana. Por ejemplo, debes elegir qué día no trabajarás con las asanas, y ese día debe ser el mismo cada semana; lo ideal es que lleves a cabo la primera serie el día anterior a la jornada de descanso). Es importante que dediques uno de los días de la primera serie exclusivamente a flexiones suaves hacia atrás, más allá del nivel de perfeccionamiento que hayas alcanzado. Es una forma de ofrecerle descanso a tu cuerpo y generar salud y equilibrio corporal. Independientemente de que puedas realizar cada postura de la serie intermedia con facilidad, te aconsejo evolucionar paulatinamente y añadir las asanas una a una. Así podrás, por un lado, concentrarte en la alineación y la técnica correctas y, por otro, concederte tiempo para consolidar la postura. Cada postura debe estar plenamente integrada en tu práctica antes de agregar la siguiente. Si trabajas sin la orientación de un profesor, puedes añadir una postura cada mes, a condición de que tengas la capacidad de realizarla fácilmente. Cuando te topes con una dificultad, deja de añadir posturas.

Si sigues el método tradicional, descubrirás que si agregas más y más posturas de la serie intermedia a tu práctica, en determinado momento la secuencia de movimientos será demasiado larga. Llegada esa situación, no debes omitir ni modificar las posturas, limítate a conservar la calma y la concentración. Mantener una práctica a lo largo del tiempo genera fortaleza y resistencia, tanto a nivel físico como mental.

Una vez que hayas aprendido todas las posturas de la serie intermedia hasta, e incluida, *Karandavasana* (postura del pato), habrá llegado el momento de separar la serie intermedia de la primera serie. Aunque Guruji solía dividir las series en diferentes momentos puntuales, según las necesidades de las distintas personas, lo más común es dividir la práctica en este punto. Una vez que hayas separado ambas series, tu práctica diaria desde el domingo hasta el jueves consistirá en hacer saludos al sol, posturas de pie, las posturas adecuadas de la serie intermedia, flexiones hacia atrás y posturas finales (sin incluir ninguna de las posturas de la primera serie), y el viernes practicarás únicamente la primera serie. Muchos practicantes se cansan justo antes de que haya llegado el momento de separar las dos series. Si eres capaz de perseverar en la práctica, tendrás una mente clara y serena. Cuando llegues a *Karandavasana*, podrías empezar a añadir posturas sobre las manos, tal como se describe en la sección práctica de este libro, aunque esto dependerá de lo que te aconseje tu profesor de yoga.

En cuanto comiences a practicar la serie intermedia, no debes detenerte, independientemente de lo difícil que te resulte. La continuidad y la consistencia son la clave del éxito. Mantener una práctica diaria significa que harás lo mismo cada día, aunque no de la misma manera. No tienes que exigirte el mismo nivel de flexibilidad, fuerza o energía cada día. El mero hecho de usar tu esterilla habitualmente ya es suficiente. Debes darte permiso para realizar cada asana de la forma más natural posible.

Nunca sigas adelante si sientes un dolor agudo en las articulaciones. Debes detenerte de inmediato en cuanto experimentes en alguna de ellas una sensación de compresión que suele anunciarse a través de un dolor agudo. Esto es una señal de que tu alineación es incorrecta y podrías llegar a lesionarte si sigues trabajando enérgicamente. Es previsible que experimentes molestias musculares durante la práctica, pero nunca deberías sentir un dolor agudo ni punzadas en ninguna de tus articulaciones.

Si observas que no eres capaz de mantener la estabilidad mientras respiras, quizás estés haciendo demasiadas asanas. Y si estás intentando concebir un hijo o estás embarazada, la práctica regular de la serie intermedia puede generar demasiado calor interior como para que sea sostenible en esta etapa de tu vida. Como precaución, cada mujer debería consultar con su médico y modificar la práctica según lo que sea adecuado en cada caso. Se puede practicar Ashtanga yoga durante el embarazo, aunque el énfasis debe recaer en la relajación y la salud y no en la limpieza del organismo.

EL VIAJE EMOCIONAL DE LA SERIE INTERMEDIA

Cuando aprendí la serie intermedia, no tenía la menor idea de hasta qué punto iba a cambiar mi vida. En aquel momento pensé que se trataba de algunas posturas que sería divertido probar, pero cuando comencé a integrarla en mi práctica diaria, me enfrenté a obstáculos emocionales, físicos y mentales mayores y más difíciles de lo que nunca hubiera podido imaginar. Mi trabajo constante me llevó a abandonar hábitos nocivos que había adoptado hacía mucho tiempo, como por ejemplo alimentarme con comida basura, quedarme despierta hasta altas horas de la madrugada y asistir a un montón de fiestas. La serie intermedia puso a prueba mis límites físicos de fuerza y flexibilidad, suscitó emociones profundas como la tristeza y la cólera y me hizo sentir vulnerable y débil. Pero, por fortuna, las cosas no se detuvieron allí. Después de muchos años me ha aportado un estilo de vida sano, un temperamento pacífico y una fuerza física y mental que jamás pensé que llegaría a poseer.

Debes tener en cuenta que en cuanto empieces a practicar la serie intermedia se producirán cambios importantes en tu cuerpo y tu mente. Algunas experiencias comunes incluyen: mayor sensibilidad emocional, ira e irritabilidad, impulsos eléctricos que recorren la espina dorsal y el sistema nervioso, insomnio, sensaciones de euforia y tendencia al llanto. A muchas de las personas que comienzan a practicar les asaltan dudas en relación con el método y consigo mismas, porque los músculos de la espalda suelen estar muy doloridos después de hacer las flexiones profundas hacia atrás.

Guruji solía decir que la serie intermedia estimula el sistema nervioso y aumenta el flujo de energía en todo el cuerpo. Recomendaba tomar *ghee* (mantequilla clarificada) para calmarlo y mantener los nervios sanos. Si no te apetece tomarlo, te recomiendo un consumo equilibrado de ácidos grasos esenciales mientras aprendes la secuencia de flexiones hacia atrás de la serie intermedia.

Las flexiones hacia atrás suelen provocar emociones intensas cuando los estudiantes se entregan a la práctica con dedicación y constancia. Esto puede suceder independientemente de que tu columna vertebral sea flexible o esté rígida. La mayor parte de los movimientos de flexión hacia atrás requieren mucha fuerza, resistencia y flexibilidad. Se necesita mucha experiencia antes de tener la confianza suficiente como para integrar una secuencia completa de flexiones hacia atrás en la práctica diaria. Una buena técnica y la conciencia de tu anatomía son factores cruciales para practicar estas asanas a largo plazo. Una vez más, ten en cuenta que mientras estás aprendiendo a flexionar tu espalda de un modo seguro pueden aflorar emociones racionales e irracionales. Algunas veces son los alumnos más flexibles quienes experimentan las emociones más turbadoras cuando empiezan a realizar las flexiones hacia atrás.

Cuando comencé a practicar Ashtanga yoga, mi cuerpo era más flexible que fuerte. Eso no significa que me resultara fácil hacer flexiones profundas hacia atrás. Cuando comencé a aprender y a practicar de forma regular las flexiones hacia atrás de la serie intermedia, me dolían tanto los músculos de la espalda que ni siquiera podía echarme en el sofá. Me vi obligada a mantener la espalda derecha y estirada a lo largo del día para evitar el dolor. Estas flexiones cambiaron mi postura prácticamente al instante; después de unos pocos meses mi espalda estaba fuerte, mi postura natural era más erguida y yo trabajaba cada vez más con el método Ashtanga yoga.

No obstante, en algunas ocasiones me agobiaba el hecho de tener que repetir determinados movimientos cada día en lugar de hacerlos solamente una o dos veces por semana, como hubiera preferido. Recuerdo una de las primeras veces que hice la profunda flexión hacia atrás conocida como *Kapotasana* (postura de la paloma), el punto culminante de las flexiones hacia atrás de la serie intermedia. Me sentía tan desorientada que me preguntaba si mi cuerpo podría llegar a «desflexionarse» por sí solo. Pero ciertamente lo hizo, y ahora esta postura forma parte de mi práctica regular de Ashtanga yoga. Respetar el poder de la práctica y las posturas es uno de los elementos de la humilde devoción que te enseña la serie intermedia.

La apertura de caderas provoca una experiencia emocional similar. La rigidez física, los bloqueos emocionales y los recuerdos ocultos a menudo se encuentran en lo más profundo de nuestra pelvis. El movimiento de rotación externa de las caderas necesario para llevar las piernas detrás de la cabeza libera esos demonios dormidos y nos hace tomar conciencia de ellos. Las flexiones hacia atrás desplazan la energía a lo largo de la columna cuando adoptamos una asana en la que el cuerpo está extendido; en cambio, cuando las piernas se colocan detrás de la cabeza, se produce el mismo efecto pero con el cuerpo flexionado. Estas posturas que requieren más fuerza pueden ser igual de duras para una persona cuyas caderas son naturalmente flexibles pero tienen un tono muscular bajo que para otra cuyos músculos son fuertes pero están rígidos.

Las posturas de la serie intermedia que requieren fuerza son tan difíciles que demuelen el ego de muchos practicantes —muchas veces el ego debe ser quebrantado para que pueda manifestarse el corazón tierno y vulnerable que descansa en el interior de cada uno de nosotros—. Ha habido momentos en los que he conseguido realizar una postura o movimiento de la serie intermedia, e inmediatamente después me he echado a llorar simplemente porque me había resultado muy duro. La capacidad de dominar esos movimientos pone de relieve que también eres capaz de controlar tus emociones en lugar de ser su esclavo.

Una de las lecciones más profundas de la práctica de la serie intermedia consiste en dirigir la energía en sentido ascendente por la columna vertebral y limpiar el sistema nervioso. Las flexiones hacia atrás, las posturas en las que las piernas se colocan detrás de la cabeza y los movimientos dinámicos que requieren fuerza impulsan tu fuerza vital a través del canal central y deshacen los bloqueos. Los bloqueos se localizan en zonas de tu cuerpo físico, emocional o energético donde se acumulan patrones estancados que no responden rápidamente a la necesidad de producir un cambio. Los bloqueos persistentes a veces están asociados a nudos kármicos. En realidad, no tiene ninguna importancia qué postura estás realizando cuando uno de dichos bloqueos se deshace, porque la esencia de la práctica reside en que seas capaz de controlar tu reacción frente al estado emocional que se desencadena en ese preciso instante. Cuando las cosas se tornan difíciles, intimidantes y suscitan muchas emociones, resulta difícil mantener la calma, respirar y pensar con claridad, pero eso es exactamente lo que la serie interme- dia te exige que hagas. Un profesor experimentado puede servirte de ayuda a lo largo del proceso, ofrecerte las instrucciones adecuadas para mover tu cuerpo y, por último, dejar el proceso en tus manos cuando considere que ya estás preparado, ya que este es un viaje con el que debes comprometerte por ti mismo.

Independientemente de que al practicar la serie intermedia experimentes ansie- dad, tristeza, enfado o algún dolor físico, la clave es aprender a afrontar las dificultades para resolverlas. La tendencia natural es rehuir los problemas cuando las cosas se ponen muy difíciles, pero la práctica de Ashtanga yoga te enseña a afrontar las contrariedades, encontrar tu camino y salir airoso, más allá de los obstáculos que puedan interponer- se en tu práctica y en tu vida. Tu trabajo es mantener el rumbo, utilizar la respiración profunda y una sólida alineación anatómica y confiar en la valentía de tu corazón para seguir adelante.

EL ESTILO MYSORE

Por lo general, cuando los estudiantes comienzan a practicar la serie intermedia, también sienten el deseo de enseñar. La primera cualificación para ser un buen profesor es tener una base sólida de la práctica y del método de Ashtanga yoga. La mayoría de los alumnos adquieren esa base al completar la primera serie y prepararse para comenzar la segunda serie. El método Ashtanga yoga se apoya en un sistema de enseñanza deno- minado el estilo Mysore, que recibe su nombre por la ciudad del sur de la India donde su fundador, Sri K. Pattabhi Jois, vivió y enseñó durante la mayor parte de su vida. Su nieto, R. Sharath Jois, dirige ahora el Instituto de Ashtanga Yoga de Mysore.

La experiencia directa (*pratyaksa*) es la forma superior de conocimiento, y los ins- tructores del estilo Mysore se basan en ella para impartir sus enseñanzas. También es importante que los profesores hayan experimentado la sanación y la transformación personal a través del método Ashtanga yoga a lo largo de varios años de práctica. Dicha transformación personal se produce cuando se han eliminado muchos bloqueos internos. La cualificación ideal para los instructores es que ellos mismos hayan emprendido el camino de Ashtanga yoga y hayan aprendido a afrontar los diversos desafíos que el método impone. Esto, sin embargo, no es lo mismo que una iluminación total.

Una de las características que distinguen al método Ashtanga yoga es que la práctica del estilo Mysore exige mucho del estudiante pero también del instructor. Los practicantes deben memorizar el orden de las posturas que el profesor les ha asignado y practicarlas en un contexto grupal. Más adelante el profesor puede introducir algunos ajustes personalizados y dar instrucciones verbales a cada uno de los alumnos.

Enseñar el estilo Mysore requiere un nivel inusualmente profundo de experiencia personal y conocimiento del yoga. No existe ningún programa de entrenamiento real que pueda convertirte en un instructor del estilo Mysore. Mi marido y yo hemos organizado una formación a largo plazo para que los alumnos a los que consideramos capacitados puedan enseñarlo en nuestra comunidad, aunque ni siquiera eso es suficiente para introducir plenamente a los alumnos en este método de enseñanza. La condición esencial para convertirse en un profesor del estilo Mysore es haberse dedicado al estudio y la práctica del linaje de Ashtanga yoga durante muchos años.

Una de las cualidades indispensables que debe tener un profesor de Ashtanga yoga del estilo Mysore, y también los alumnos, es la capacidad de afrontar el dolor o las lesiones. Casi todo el mundo aprecia la práctica cuando todo fluye fácilmente; sin embargo, el compromiso de los estudiantes se pone a prueba cuando se produce alguna lesión. Los practicantes más perseverantes aprenden a utilizar el dolor para modificar su actitud y, en última instancia, encaminarse hacia la sanación en lugar de abandonar su rutina cuando se lesionan. Los buenos maestros saben cómo trabajar cuando su propio cuerpo sufre algún daño y, por tanto, pueden ayudar compasivamente a los alumnos a atravesar el dolor realizando los ajustes técnicos apropiados para favorecer la sanación. Los mejores instructores conocen cómo se debe trabajar con el método Ashtanga yoga bajo cualquier tipo de circunstancias, cuando los alumnos están llenos de energía y potencial y están equilibrados, pero también cuando experimentan ansiedad, sienten dolor o sufren alguna lesión.

Tener una buena base del método Ashtanga yoga significa mucho más que ser capaz de saltar, hacer flexiones profundas hacia atrás, adoptar y mantener una postura sobre las manos o completar una determinada secuencia; significa esencialmente comprender la verdadera fuerza y profundidad del método como una ciencia para curar el cuerpo, la mente y el alma. Otras recomendaciones (aunque no son requisitos definitivos) para todas aquellas personas que estén considerando dedicarse a la enseñanza incluyen tener un profundo conocimiento de la anatomía y un nivel de práctica que incluya la serie intermedia y estudiar los textos yóguicos antiguos, como los *sutras*. Huelga decir que cualquiera que esté pensando en enseñar el método Ashtanga yoga haría bien en considerar la posibilidad de viajar varias veces a la India para estudiar en el Instituto de Ashtanga Yoga de Sri K. Pattabhi Jois (Guruji) en Mysore.

Más aún, lo ideal para un profesor de Ashtanga yoga del estilo Mysore es que lleve la honestidad del linaje dentro de su corazón. El carácter firme del profesor inspira fe en el alumno. Incluso hoy en día cuando pienso en Guruji, sé que su integridad como maestro y como persona me sigue inspirando a lo largo del camino. Cuando era estudiante, jamás vi ni experimenté nada que pudiera cuestionar su rectitud. En la sala donde se imparte el estilo Mysore, sea en la India o en cualquier otro lugar, los alumnos sufren profundas transformaciones personales y confían en que sus instructores los orienten a través de la oscuridad para llegar hasta la luz. La sala de yoga contiene el potencial para evolucionar porque es como un templo erigido en honor del espacio sagrado que hay dentro de cada uno de nosotros. Los practicantes deben confiar en su maestro para proteger el espacio consagrado del cuerpo interior.

Una persona que desee enseñar el estilo Mysore no debe tener un aura turbia ni opaca y ha de sostener claramente la herencia recibida con gracia, fuerza y poder. Si en algún momento se plantea una competencia a un nivel físico entre los practicantes, el profesor debe conversar de este tema con cada uno de ellos por separado, y también con ambos a la vez. Tampoco deben existir flirteos ni ninguna actitud que pudiera malinterpretarse como tal. Los alumnos deben depositar su confianza en el instructor a cada paso del camino para poder llegar a sentirse seguros en el espacio creado para su viaje personal. Si existiera el mínimo indicio de flirteo en su relación, los alumnos podrían dudar de las intenciones del profesor, o este podría aprovecharse de su posición de poder para manipular a los practicantes en provecho propio.

El poder puede ser adictivo y destructivo, y enseñar es una relación de poder en la que existe un desequilibrio inherente. El alumno tiene que aprender a someterse, y corresponde a la responsabilidad moral del instructor ser merecedor de esa actitud y mantener puras sus intenciones en la sala donde se imparte el estilo Mysore. El camino de los ocho pasos de Ashtanga yoga pone un énfasis especial en las normas morales y éticas para llevar un estilo de vida yóguico. Es fundamental que los profesores den lo mejor de sí mismos para encarnar los principios morales de la tradición del yoga durante la enseñanza.

Lo correcto es que los instructores lleven un estilo de vida totalmente yóguico, no solo durante la enseñanza y la práctica sino también en su vida personal. Pero los profesores de yoga no somos santos. Nos enfadamos, nos frustramos, nos deprimimos y padecemos ansiedad como cualquier otra persona. Tomamos demasiado chocolate y alimentos fritos y tenemos nuestros propios vicios y pecados. La clave es comprender que, como profesores de yoga, tenemos la responsabilidad de dignificar y representar lo mejor del linaje de Ashtanga.

LA DISCIPLINA DIARIA

Ashtanga yoga es una disciplina cotidiana. Una vez que te inicias en la serie intermedia comienza a ponerse claramente de manifiesto que esta práctica no es una afición sino algo que transformará todos los aspectos de tu vida.

El orden de las posturas de Ashtanga yoga está predeterminado y es inmodificable, y eso refleja la naturaleza metódica de la práctica. Cuando te embarcas en una nueva aventura por un territorio inexplorado, es importante tener un mapa que te sirva de guía. La serie instituida del método Ashtanga yoga es una especie de GPS para el alma que te muestra la vía idónea hacia la realización que ha sido demostrada empíricamente tras muchos años de práctica. Puedes estar plenamente seguro de que el método no te llevará por mal camino; todo lo contrario, a medida que practiques y descubras los efectos beneficiosos que tiene sobre tu cuerpo, mayor será tu confianza en él.

Algunas personas encuentran aburrida la serie establecida de posturas y creen que deberían decidir por sí mismas las asanas que van a practicar en su rutina de yoga diaria. La serie intermedia no es una práctica ligera que se realiza para obtener ciertos beneficios de salud o por puro placer; es un reentrenamiento sistemático del cuerpo y de la mente que trabaja sobre los sistemas sutiles y densos de los cuerpos físico y energético. Se trata de una suerte de entrenamiento olímpico para el cuerpo y el alma y, tal como le sucede a un atleta, necesitas un entrenador y un método. La mayoría de los atletas tienen un entrenador que les infunde confianza y se ocupa de crear una rutina para perfeccionar su rendimiento. En el método Ashtanga yoga sucede algo muy semejante: tú estableces una relación con tu profesor, y él personaliza la serie establecida de asanas para optimizar tu viaje a lo largo del camino espiritual del yoga.

En la vida cotidiana hay innumerables decisiones que requieren tu atención y pueden llegar a agotar tus facultades mentales. A lo largo de un día ajetreado tomas muchas pequeñas decisiones que abarcan desde la ropa que quieres ponerte hasta el camino que te llevará al trabajo, pasando por los alimentos que tomarás y lo que tendrás que comprar en el supermercado. Estas pequeñas elecciones pueden llegar a resultar agobiantes para el superyó y agotadoras para el cuerpo emocional; el resultado es que te sientes cansado. Esto sucede más frecuentemente de lo que podrías imaginar. Pues bien, en lugar de quitarte libertad, la serie de posturas establecidas del método Ashtanga yoga produce el espacio necesario para que tu mente experimente una agradable paz interior a través del vehículo de la práctica. Te permite reservar esa energía mental que necesitas para tomar las decisiones cotidianas y emplearla para dirigir tu mente hacia lo más profundo del cuerpo sutil, en lugar de utilizarla para decidir qué posturas vas a realizar. El método Ashtanga yoga vuelve a definir el concepto de libertad que, en este contexto, significa liberarse de los obstáculos mentales, físicos y espirituales.

El apego a una concepción particular del individualismo puede ser un obstáculo en sí mismo. Conseguir que tu ego se rinda a la lógica de algo superior a ti (un sistema concebido por un maestro de yoga que ha trabajado con miles de practicantes comprometidos) puede representar una libertad mayor que anula los límites restrictivos de la propia glorificación. Dado que el orden de las posturas ya está determinado, puedes dedicar tu energía mental a sumergirte profundamente en tu propio ser a través de la práctica de las asanas. En la serie intermedia necesitarás toda tu fuerza mental para realizar diariamente una secuencia de posturas complicadas. Independientemente de que seas capaz o incapaz de hacerlas, la cuestión es no sucumbir a la tentación de pasar por alto las posturas más difíciles, algo que lamentablemente es bastante frecuente. Recuerda que si consigues que tu ego se rinda a la práctica, encontrarás la fuerza en tu flexibilidad.

Muchos se sienten tentados de efectuar únicamente las posturas que les resultan más interesantes o las que no les ofrecen ninguna dificultad debido a sus características físicas personales. Realizar la serie establecida de Ashtanga yoga es una tarea de humildad destinada a purificar la mente y eliminar la idea de dedicarte únicamente a las asanas en las que te sientes a gusto. Al acatar las normas de Ashtanga yoga aceptas humildemente ponerte a trabajar, cualquiera que sea la labor exigida, sin plantearte el objetivo de llegar a ningún lugar en un periodo de tiempo determinado. Es probable que te sintieras más seguro si pudieras controlar el orden de las posturas en lugar de dejarte llevar por el terreno nebuloso y poco firme del desapego. No obstante, la mayor de las libertades, y la más firme, consiste en la capacidad de mantener la calma no solamente en situaciones que eres capaz de dominar sino también en aquellas que escapan a tu control. Respetar la serie establecida del método Ashtanga yoga te ayudará a encontrar tu verdadera libertad interior.

Como en cualquier otra práctica, lógicamente no puedes seguir avanzando hasta que domines los elementos básicos de un movimiento. Al repetir lo mismo cada día tienes la oportunidad de perfeccionarlo. Guruji solía decir: «Practica y todo llegará». Pero los resultados a los que él se refería se obtienen únicamente si respetas el enfoque disciplinado de la práctica. Repetir el mismo orden de posturas a diario te brinda la posibilidad de perfeccionar las asanas que forman parte de tu rutina cotidiana. De este modo realizas la secuencia establecida de posturas renunciando a tus preferencias personales; practicas las asanas cuando todo te resulta novedoso e interesante, tranquilo y agradable, pero también cuando estás cansado y aburrido, dolorido y descorazonado. Tienes que atravesar dichos estados porque el entrenamiento físico del método Ashtanga yoga no es realmente la meta final. El objetivo superior de la disciplina es la paz mental que se adquiere gracias a la capacidad de conservar la calma y mantenerse centrado en cualquier tipo de circunstancias.

NUEVE SUGERENCIAS FÁCILES PARA MANTENER TU PRÁCTICA PERSONAL DE YOGA

Cuando te embarques en el viaje por la serie intermedia, necesitarás una disciplina firme. No pienses en ella como algo impuesto por una especie de sargento instructor, sino como un ritual cotidiano que deseas practicar e interiorizar, el mayor potencial al que podrías aspirar en tu vida. Una vez que la conducta se haya convertido en un ritual se integrará en tu mente subconsciente y en ningún momento te cuestionarás si tienes ganas o no de realizar la serie de Ashtanga yoga. Así como lavarte los dientes forma parte de tu ritual matutino, la práctica se integrará en tu rutina diaria sin necesidad de invertir en ella una gran cantidad de energía. Las siguientes sugerencias me ayudaron a mantener la práctica diaria que constituye la base del método, y espero que también te ayuden a ti.

1. Lugar

Organiza un espacio sagrado y practica en él todos los días. Si lo haces en una sala de yoga, el mero hecho de encaminarte hacia allí será suficiente; no es necesario que ocupes el mismo sitio todos los días. Si trabajas en casa, es esencial que crees un espacio dedicado exclusivamente a la sesión de yoga, aunque sea un pequeño rincón de un apartamento. Coloca una foto de tu maestro frente a la esterilla para tenerlo presente mientras realizas las posturas. Cuando hago las asanas en casa, miro las fotos de mis maestros para que me inspiren. Algunas veces imagino que Guruji está en la habitación conmigo, y esto me motiva mucho. Si es posible, deja la esterilla desenrollada en el espacio que has creado. Lo ideal es disponer de una habitación que puedas dedicar exclusivamente al yoga, aunque está claro que no todo el mundo puede permitirse ese lujo. El mero hecho de contar con un espacio para colocar la esterilla ya es un recurso valioso; es como tener un altar para que la intención espiritual se manifieste en tu vida y en tu interior. Y para esos días en los que no tienes demasiadas ganas de practicar, te aconsejo que te dirijas igualmente a la esterilla de yoga a la hora en que sueles dedicarte a trabajar con las asanas para ver qué ocurre. Si la energía del rincón es intensa, te invitará a que te pongas en marcha. Si a la hora que has establecido para tu sesión de yoga te pones la ropa que sueles utilizar y te instalas sobre la esterilla, el resultado será aún más potente. Algunas veces el mero hecho de llevar la ropa de yoga te ayudará a iniciar la sesión.

2. Hora

Practica las asanas lo más cerca posible de la hora que has fijado para tu rutina diaria. Cuanto más integrada esté la práctica en tu vida cotidiana, más fácil te resultará mantenerla. Si no puedes practicar a la misma hora todos los días, establece un programa semanal. Busca horas libres en tu calendario para dedicarlas a la práctica de yoga, y no falles. Establecer un horario ayuda a que la práctica se convierta en un ritual, y eso te permitirá gastar menos energía en perseverar en la disciplina de practicar yoga cada día.

3. Incluir a otras personas

Comparte tus motivaciones con tu familia o con las personas que viven contigo. Si incluyes a los demás en tu viaje, los animarás a apoyar tu práctica. Contar con el respeto de tu familia y tus amigos es muy útil porque significa que has integrado el yoga en tu vida diaria.

4. Aceptación

Abandona la idea de «todo o nada». Si dispones únicamente de cinco minutos diarios, dedícalos a realizar tu rutina. Muchas personas no practicarán yoga a menos que tengan tiempo para una sesión completa de noventa minutos. No cabe ninguna duda de que es importante dedicarle todo ese tiempo, en especial cuando empiezas la serie intermedia, porque la práctica es cada vez más larga. Sin embargo, habrá días en los que no tengas tanta disponibilidad, y no es conveniente saltarse la práctica porque solamente cuentas con veinte minutos. Tan solo cinco minutos diarios te ofrecen la oportunidad de hacer algunos saludos al sol y mantener la continuidad. Y es importante que repitas como mínimo algún elemento de la práctica diaria aunque no cuentes con el tiempo ni la energía para completar cada postura, especialmente si te sientes un poco agobiado o desbordado por la serie intermedia. Dedicar un poco de tiempo al yoga es mejor que no dedicarle nada.

5. Inspiración

Busca clases, profesores, talleres, retiros, cursos de formación, libros, vídeos y redes sociales que puedan inspirarte. Únete a una clase si encuentras un instructor que te inspira confianza. Si es necesario, viaja para asistir a cursos intensivos. Sigue a través de las redes sociales a los profesores y practicantes de yoga que te inspiran y le dan sentido a tu viaje (YouTube e Instagram son una gran ayuda para practicar en casa).

6. Disciplina

Intenta ser disciplinado. Mantente en un nivel determinado y conviértete en tu propio entrenador si practicas por tu cuenta. Una forma extraordinaria de disciplinarte es plantearte un proyecto y concentrarte en él mientras realizas tu sesión de yoga. Cuando comienzas a trabajar con las flexiones hacia atrás, puede ser bastante complicado organizar exactamente lo que tienes que hacer cada día. Es mejor seguir siempre la misma rutina. Lo ideal es que sea un instructor titulado quien la establezca, pero si estás trabajando solo, puedes diseñar tú mismo una rutina que habrás de realizar diariamente durante al menos un mes. Por ejemplo, tu rutina puede ser trabajar intensamente el suelo pélvico cada vez que estiras la columna, o repetir *Kapotasana* tres veces cada día. Al final del tiempo asignado puedes evaluar el éxito obtenido y decidir si continúas trabajando en el mismo proyecto o empiezas una rutina nueva. No te plantees demasiados objetivos porque correrás el riesgo de agobiarte por la exigencia. Nunca suelo programar más de uno por sesión, pues esto me da libertad para percibir cómo fluye espontáneamente la práctica.

7. Objetivos

Establece objetivos pequeños y fáciles de alcanzar y concéntrate en ellos durante cada sesión de yoga. Fijar objetivos forma parte de un entrenamiento mental saludable (lo explicaré con más detalle en la introducción a la sección de flexiones hacia atrás de la serie intermedia). Si no consigues motivarte para hacer tu sesión de yoga, limítate a definir un pequeño objetivo para la sesión de ese día en lugar de obligarte a realizar una tabla completa. Por ejemplo, si un día te apetece quedarte en la cama, anímate pensando que solo dedicarás diez minutos a la sesión. Una vez que hayas conseguido ese pequeño objetivo, pregúntate si deseas detenerte o seguir adelante. Normalmente, el hecho de superar el primer objetivo es suficiente para querer continuar. Otro ejemplo es el simple requisito de permanecer en cada postura durante cinco respiraciones. Sin embargo, algunas asanas son muy complicadas, como por ejemplo *Karandavasana*, y sostenerla hasta terminar las cinco respiraciones puede resultar un poco duro. Así que puedes proponerte un objetivo todavía más pequeño, como puede ser permanecer en la postura durante dos respiraciones. Cuando lo hayas conseguido, podrás aumentar a tres respiraciones y así sucesivamente hasta llegar a las cinco indicadas. Los pequeños éxitos generan más energía y fomentan un mayor interés por la práctica.

8. Tomar notas

Lleva un diario para registrar el progreso de tu práctica. Toma notas cada día y hazlo de una forma sencilla, como si fuera una aplicación del móvil que anuncia tus sesiones de yoga o una nota en el calendario. Si apuntas la cantidad de días que practicas yoga, al final del año puedes sumarlos para saber cuánto has trabajado. Todavía no he encontrado una buena aplicación de yoga que sea realmente útil; quizás algún día yo misma me ocupe de crearla.

Otra forma de llevar un registro de tus sesiones es tomar fotos de ti mismo realizando la asana de la serie que más te cuesta hacer (fotos de antes y después). Dado que adoptarás la postura todos los días, al estar en las trincheras de tus propias batallas interiores es muy probable que no adviertas tus progresos. No obstante, visto con la perspectiva de muchos meses o años de práctica, el progreso físico normalmente es evidente. Tomar una foto cada entre tres y seis meses te ayudará a comprobar si verdaderamente has progresado, algo que acaso no hayas percibido desde tu experiencia interior.

9. Perdón

No te castigues ni te culpes por no practicar, ni tampoco cuando consideres que una sesión ha sido desastrosa. Siéntete agradecido por haber realizado una sesión en casa y piensa que tienes toda la vida para practicar yoga. Si cultivas el agradecimiento, entrenarás tu mente para que produzca más pensamientos positivos. A través del espejo del yoga experimentarás las fluctuaciones naturales de tu cuerpo y tu mente. Algunos días tu cuerpo está flexible y otros, rígido. En algunas ocasiones se siente fuerte y en otras, débil. En determinados momentos tu mente está clara y serena y en otros, alterada y dispersa.

Tu trabajo no es dejarte llevar por la fantasía, sino mirar con objetividad el campo de tu experiencia, cultivar la curiosidad por el momento presente y practicar las posturas cada día. No te aferres a los buenos momentos ni te empeñes en combatir los malos. Debes estar exactamente en el sitio donde te encuentras y confiar en que es exactamente allí donde debes estar.

2

EL TRABAJO INTERIOR
DEL YOGA

La práctica diaria de Ashtanga yoga en la tradición de Sri K. Pattabhi Jois, combinada con la respiración profunda basada en *Ujjayi Pranayama* (respiración victoriosa) equivale a una rutina de fortalecimiento muscular y a una tabla de ejercicios cardiovasculares. Sin embargo, acercarse a Ashtanga yoga con el objetivo específico de hacer ejercicio es pasar por alto el verdadero propósito de la práctica, a menos que quieras «hacer ejercicio» con el poder de tu mente.

Tapas es el término sánscrito para las medidas de austeridad que adoptan los practicantes espirituales con el fin de favorecer su evolución. Para el alumno contemporáneo de Ashtanga yoga, *tapas* se puede entender como el dolor que conduce a la purificación. No obstante, no se trata simplemente de la sensación de ardor muscular que puedes experimentar en algunas posturas. Si bien sabemos que cabe esperar esa sensación cuando los músculos necesitan fortalecerse, la verdadera «quemazón» es producto del fuego espiritual interior que destruye los antiguos hábitos mentales. La palabra sánscrita que designa las impresiones que quedan en el campo mental es *samskaras*. Estos se unen y forman grandes patrones de conducta que se denominan *vasanas*. El objetivo más profundo de Ashtanga yoga es destruir los patrones de conducta negativos y desvelar la verdad del ser interior. La luz del despertar espiritual, conocida como *viveka*, o sabiduría, se enciende cuando *tapas* entra en la conciencia superior. Dicha sabiduría es la lámpara del conocimiento que ilumina el viaje interior. Las posturas físicas son una herramienta que permite llegar a ese fin, pero el verdadero propósito de la práctica de yoga es el despertar interior.

La guía para el trabajo interior del método Ashtanga yoga procede de los *Yoga Sutras de Patanjali*, un texto de más de dos milenios de antigüedad compuesto por ciento noventa y seis aforismos organizados en cuatro secciones, o «libros». Los Yoga Sutras son una referencia muy valiosa cuando inicias tu viaje por la serie intermedia. Muchos de los obstáculos que deberás afrontar mientras realizas las intensas posturas de esta serie se mencionan en ellos. Comprobar que Patanjali catalogó las reacciones emocionales hace más de dos mil años te ayudará a confiar en que te has embarcado en un viaje muy antiguo.

En el trabajo clásico de Patanjali, la mente es comparada con un océano de conciencia llamado *citta*, y las olas de ese océano de conciencia (que son los pensamientos y las percepciones sensoriales) se denominan *vrttis*. Al comprometerte con una experiencia sensorial se crea una *vrtti* (ola) en tu *citta* (mente). Estas olas dejan una impresión (*samskara*) y al repetirse crean un surco profundo en el tejido de la mente (*vasana*). Este proceso condiciona luego tu comportamiento. Trabajar con estos patrones de conducta es el aspecto purificador del método Ashtanga yoga.

En el Yoga Sutra I.5, Patanjali identifica dos tipos de olas o experiencias: dolorosa (*klishta*) e indolora (*aklishta*). *Klishta vrttiss* genera karma negativo, hace girar la rueda del sufrimiento e instala patrones destructivos en lo más hondo de tu ser. Utilizando la metáfora del océano de tu mente, estas olas pueden hacer zozobrar los barcos, dañar a seres inocentes y causar destrucción material. *Aklishta vrttiss* se refiere a las olas suaves que no os perjudican ni a ti ni a los demás. Son las olas serenas que acarician la orilla por la mañana después de una tormenta. Estas olas sanadoras no ocasionan ningún dolor al océano de tu mente. Algunas veces necesitamos atravesar la tormenta para aclarar el origen de *klishta vrttiss* y conseguir así experimentar y apreciar más plenamente la presencia de *aklishta vrttiss*.

Durante la práctica diaria de la serie intermedia tus emociones serán tan inestables como un día de verano en el trópico. En un momento determinado puedes estar disfrutando de un día radiante en el que el sol brilla en el cielo azul, y poco después ver que se desencadena una fuerte tormenta. Puede haber rayos y truenos, y al minuto siguiente imperar la calma y la paz. No existe ningún parte meteorológico para tu clima emocional. La lección de la serie intermedia en este sentido es tomar nota de la naturaleza provisional de las emociones y cultivar la atención consciente, gracias a la cual no sientes la tentación de luchar contra las emociones negativas ni aferrarte a las positivas. Así como es imposible cambiar las condiciones atmosféricas en favor de tus deseos personales, tampoco puedes modificar tu estado emocional. No obstante, lo que sí puedes hacer es cambiar tu reacción frente al clima y tu respuesta a tus tormentas emocionales. Si simplemente te limitas a esperar que el cielo se despeje después de la tormenta, el método Ashtanga yoga es el camino por el que un día llegarás a experimentar la profunda paz de tu ser interior.

ELIMINAR OBSTÁCULOS

Los *samskaras* son hábitos de la mente que se han practicado y repetido tantas veces que ya funcionan con piloto automático, generando los mismos tipos cíclicos de interacciones en el mundo de un modo completamente inconsciente. Como ya he mencionado, existen patrones de conducta positivos y negativos. El yoga de la purificación se ocupa principalmente de los patrones negativos. Una analogía común para los *samskaras* negativos consiste en compararlos con almendras sembradas en el campo de la conciencia; cuando se les ofrece el terreno fértil del apego y la aversión, terminan por producir el fruto del sufrimiento. Sin embargo, no debes pensar que los *samskaras* son «cosas» que hay ahí fuera y que actúan para hacernos daño. Por el contrario, los *samskaras* modelan nuestras opiniones y, por lo tanto, nuestras acciones en el mundo. Los *samskaras* son impresiones subliminales latentes provocadas por nuestras experiencias. Nuestras acciones pueden considerarse nuestros karmas; dejan *samskaras* que originan patrones de atracción y aversión aún mayores, conocidos como *vasanas*. Luego nosotros basamos nuestras acciones en los *vasanas* y, de este modo, generamos cada vez más karma. Este ciclo puede denominarse *vritti-samskara-chakra*.

El ciclo se define del siguiente modo: las impresiones generan deseo, el deseo nos lleva a la acción y la acción conduce a las impresiones. Todo ello forma parte de *avidya* (ilusión) y constituye la raíz del sufrimiento. El propósito fundamental de todas las prácticas de yoga orientadas a la espiritualidad es un esfuerzo concentrado destinado a interrumpir este ciclo a través del fuego de la purificación. Al embarcarte en el viaje interior del yoga debes saber tres cosas importantes sobre estos *samskaras*. En primer lugar, la trama de tu historia personal (el relato de «ti mismo») suele alimentar los patrones que ya están establecidos. En segundo lugar, más peligrosos serán cuanto más te empeñes en luchar contra ellos; actúan como una especie de boa constrictor. Y en tercer lugar, los *samskaras* te arrastran a contracorriente hacia el océano de las emociones, y en un momento determinado puedes llegar a sentir que te estás ahogando. Esto es lo que sucede en una recaída: experimentas una especie de recidiva resbaladiza que te arrastra justo cuando creías haber superado un problema.

De alguna manera los *samskaras* son como las adicciones. En este caso no eres adicto a una sustancia sino a un estado emocional específico que, a pesar de que puede ser agradable o excitante, en última instancia conduce al sufrimiento y al dolor.

Los *samskaras* son impresiones que te resultan muy familiares; los conoces muy bien y esa sensación de familiaridad constituye una tentación. El patrón está tan bien

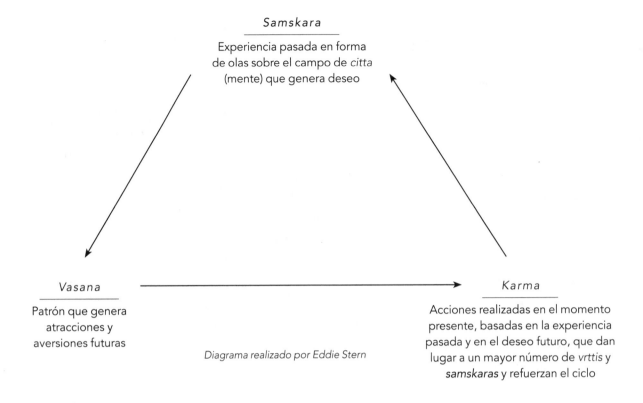

Samskara

Experiencia pasada en forma
de olas sobre el campo de *citta*
(mente) que genera deseo

Vasana

Patrón que genera
atracciones y
aversiones futuras

Diagrama realizado por Eddie Stern

Karma

Acciones realizadas en el momento
presente, basadas en la experiencia
pasada y en el deseo futuro, que dan
lugar a un mayor número de *vrttis* y
samskaras y refuerzan el ciclo

establecido, y tú estás tan apegado a él sin tener la menor conciencia de ello, que resulta verdaderamente doloroso abandonarlo. Si inconscientemente dejas que los *samskaras* negativos impulsen tu vida, te empujarán cada vez más hacia la espiral de la destrucción.

Los *Yoga Sutras de Patanjali* indican que la práctica de yoga ofrece la única vía definitiva para salir de ese ciclo; en lugar de luchar contra los *samskaras* desde un lugar antagónico, el yoga aspira a eliminarlos a través de la luz de la conciencia pura. Esto se logra recurriendo a prácticas físicas y espirituales que cultivan el fuego de la purificación (*agni*). Una vez que el *agni* interior se ha encendido, tiene el poder de freír las almendras de los *samskaras* negativos hasta que solo queden las cáscaras; en consecuencia, las almendras ya no pueden crecer y desarrollar su penoso fruto.

Siguiendo con la analogía de los *samskaras* como almendras, puedes esperar que sucedan dos cosas dentro de tu cuerpo cuando comienzan a quemarse. Primero, como estás identificado con las almendras de los *samskaras*, puedes experimentar angustia emocional cuando comienzan a arder. Segundo, los *samskaras* están arraigados en el cuerpo y por esta razón pueden producir dolor físico cuando empiezan a encenderse.

Cuando practicas yoga y te sumerges dentro de ti mismo, puedes descubrir de qué modo tus *samskaras* negativos han sido perjudiciales, no solamente para ti sino también para las personas importantes de tu vida. En cuanto consigas identificar con claridad cómo funciona el ciclo, seguramente querrás reparar el sufrimiento que has generado a través del patrón familiar de los *samskaras*. En última instancia, el fuego de la purificación es también la luz de la claridad en la práctica de yoga. Reconocer el efecto de los *samskaras* negativos en tu vida puede romperte el corazón. A veces es como descubrir la verdad después de un prolongado periodo de negación. La ternura y sensibilidad que caracterizan a tu corazón a menudo se abren en el momento en que adviertes plenamente el efecto de tus *samskaras*, porque percibes manifiestamente de qué forma tus acciones han producido sufrimiento a las personas que amas y sientes empatía por su dolor. En ese momento de revelación directa probablemente sientas el deseo de disculparte por el daño que has causado y encontrar inspiración para tomar la firme decisión de no volver a repetir jamás ese mismo patrón. Ya no necesitas conocer de dónde proceden los patrones, solo ponerlos bajo la luz de la conciencia pura para purificarlos con el poder de *agni*.

Los mejores yoguis no son aquellos que son perfectos desde el primer día, sino los que son capaces de ver los patrones de sufrimiento que ellos mismos han contribuido a generar y están decididos a trabajar incansablemente cada día de su vida para deshacerse de esos *samskaras* negativos. Transformar los *samskaras* negativos en otros positivos es un gran paso en dirección a la meta de vivir de una forma más apacible. El Yoga Sutra I.33 ofrece instrucciones claras sobre cómo vivir de acuerdo con los valores yóguicos desde la perspectiva emocional. Patanjali afirma que la amabilidad (*maîtri*) y la compasión (*karuna*) son dos estados mentales importantes que los practicantes de yoga pueden cultivar activamente cuando luchan por eliminar sus *samskaras* negativos. Al realizar una búsqueda consciente destinada a que el flujo de la conciencia recurra a la amabilidad frente a los que son felices y a la compasión ante los desdichados, el yogui crea los cimientos para una vida que ha alcanzado la sanación. Patanjali presenta también la alegría (*mudita*) y la ecuanimidad (*upekshanam*) como factores clave para alcanzar el estado yóguico de la mente. Deberíamos cultivar la alegría frente a los virtuosos y la ecuanimidad en presencia de los malvados. Las reacciones vehementes frente a quienes consideramos «el enemigo» y la fuente de nuestro sufrimiento son un gran negocio para nuestros propios *samskaras*. Patanjali solicita a los practicantes de yoga que intenten permanecer neutrales en las ocasiones en que sus sentimientos hacia alguien pueden hacerles perder el control; de este modo, al menos no seguirán generando más semillas de sufrimiento personal. Si en lugar de ceder a tus propios patrones negativos cada vez que sientes que estás a punto de agredir a alguien, sumirte en una depresión o abandonarte a la ansiedad, haces una pausa lo suficientemente larga como para interrumpir el ciclo, serás capaz de avanzar un paso más y producir una vibración sanadora más positiva. En las complicadas posturas de la serie intermedia tendrás múltiples oportunidades para experimentar los *samskaras* negativos y practicar una actitud cordial, compasiva, alegre y ecuánime contigo mismo y con los demás.

ENERGÉTICA

La filosofía tradicional del yoga sostiene que nuestro ser se compone de cuatro capas, o envolturas:

- *Annamaya* (física) *kosha* = el alimento, el cuerpo físico, los cinco elementos.
- *Pranayama* (energía) *kosha* = la respiración, el cuerpo vital, los cinco *pranas*.
- *Manomaya* (mental) *kosha* = las impresiones, la mente externa, las cinco clases de impresiones sensoriales.
- *Vijnanamaya* (sabiduría) *kosha* = las ideas, la inteligencia, la actividad mental dirigida.
- *Anandamaya* (felicidad o bienaventuranza) *kosha* = las experiencias, la mente más profunda, la felicidad, la memoria, la mente subliminal y superconsciente.

Pranayama kosha comprende cinco *pranas* que proceden de un *prana* original y se definen por su movimiento y acción. Una de las formas principales en las que el método Ashtanga yoga purifica los patrones de conducta muy arraigados es trabajar con estos cinco *pranas* mediante las herramientas de las asanas, la respiración y el punto focal. Por lo general, *prana* se puede entender también como la energía vital, el espíritu o la gracia que fluyen por tu mente y tu cuerpo.

Estos cinco *pranas*, a los que a veces se nombra colectivamente como *prana vayu*, se conocen como *prana, apana, udana, samana* y *vyana,* conforme a los *Upanishads* y el ayurveda clásico. Son aspectos muy conocidos del yoga. *Prana* puede definirse como «lo que se mueve hacia el interior» e incluye inhalar, alimentarse y recibir estímulos mentales y sensoriales. Genera e impulsa la energía, y está presente en el organismo desde la cabeza hasta el ombligo. *Apana* puede definirse como «lo que se mueve hacia abajo y hacia fuera» e incluye la eliminación y la reproducción; limpia y libera, y está localizada entre el ombligo y el chakra raíz. *Udana* se define como «energía ascendente o transformadora» e incluye ponerse de pie, hablar y tener fuerza de voluntad; transforma y evoluciona, y se desplaza desde el ombligo hasta la cabeza. *Samana* es una energía equilibradora que puede movilizarlo todo hacia el centro, incluidas las funciones digestivas y el metabolismo. Controla el movimiento de todo el cuerpo para llevarlo nuevamente hacia al ombligo. *Vyana* lo mueve todo desde el centro hacia el exterior, contiene la circulación y el movimiento y, por sus características, colabora con los otros *pranas*; puede

EL TRABAJO INTERIOR DEL YOGA

decirse que controla la energía que se mueve en sentido ascendente desde el ombligo hacia el resto del cuerpo.

De acuerdo con la base filosófica de la práctica de la serie intermedia, existen tres patrones básicos que se deben tener en cuenta: el modelo pránico, el modelo apánico y la línea central. Conocí este concepto a través de un experimentado maestro de Ashtanga yoga llamado Richard Freeman. Su poética interpretación de la forma en que los *pranas* pueden expresarse es extremadamente útil a lo largo del viaje interior. *Prana* y *apana* se relacionan con la inhalación y la exhalación; la primera se asocia a la extensión y la segunda a la flexión. En la práctica del yoga terapéutico estas ideas están vinculadas con la curación de enfermedades o disfunciones orgánicas y con la elección de posturas adecuadas que pueden volver a equilibrar el organismo. La serie intermedia de Ashtanga yoga trabaja intensamente con los modelos pránico y apánico y requiere que el estudiante llegue a dominarlos y progrese luego hacia las posturas dinámicas que fluyen entre ellos suave y rápidamente. Los desequilibrios que tienden a un estado pránico o apánico suelen dar lugar a lesiones.

Tal como se expresa a través de las asanas, el modelo pránico se dirige hacia arriba y hacia fuera y se asocia al ascenso de la energía a lo largo de la columna vertebral. Es un patrón energético extrovertido orientado hacia el mundo exterior y se relaciona con la apertura del corazón y los estiramientos. Metafóricamente, el modelo pránico ha sido descrito como «abrir tu corazón a la gracia». Las flexiones hacia atrás son particularmente idóneas para estimular el modelo pránico que fluye hacia el exterior. *Prana* es vida y energía y despierta el calor y el fuego cuando se pone en marcha. Puedes considerar el modelo pránico como una extensión espinal, aunque esta es ciertamente una explicación demasiado simplista de su fuerza y profundidad. El modelo pránico también se orienta hacia el futuro. La excesiva activación de este patrón puede conducir a la megalomanía, a estados hiperpránicos como la manía, a la dificultad para decir no o establecer límites y a una gran autoexigencia.

El modelo apánico es justamente lo contrario. En lugar de estar orientado hacia el exterior, se dirige hacia el interior. En lugar de elevarse, desciende y echa raíces. Se relaciona con la flexión espinal y la fuerza profunda del cuerpo y la mente. Metafóricamente es como contener la gracia en tu interior. El modelo pránico a menudo se orienta hacia el pasado. La excesiva activación del modelo apánico incluye la incapacidad de dejar atrás el pasado, la desconexión emocional, la sobreprotección y el miedo.

Por último, la línea central está relacionada con la experiencia del equilibrio perfecto, que solo puede obtenerse en el momento presente. Sencillamente te deslizas hacia ella como si se tratara de una plácida meditación. La línea central no es algo que puedas provocar, pero cuando sucede indica que la energía de tu cuerpo está fluyendo a lo largo del eje central y que tu mente está arraigada en el momento presente. De diversas maneras, todo el trabajo que realizamos en la práctica del yoga apunta a crear esos valiosos momentos preciosos en los que fluimos hacia ese agradable estado. Metafóricamente, la línea central brilla como el sol de forma armoniosa y equitativa entre el futuro y el pasado. La orientación hacia la línea central es un estado atemporal donde todo fluye fácilmente. Si practicas la serie intermedia de manera constante, estarás realizando un trabajo que te ayudará a equilibrar *prana* y *apana* a lo largo de la línea central.

DESCUBRE EL MOMENTO PRESENTE

En cuanto comiences a practicar la serie intermedia entrarás de lleno en el método Ashtanga yoga. En el largo y sinuoso camino del autodespertar, dedica unos instantes a reconocer que has llegado muy lejos. No te desalientes por el hecho de que el método Ashtanga yoga incluya otras cuatro series de posturas. Aprecia el poder del momento presente y acepta el lugar donde estás. No te dejes llevar por el deseo de hacer nuevas posturas ni de aprenderlas en un periodo de tiempo determinado. Limítate a practicar, desentendiéndote de los frutos de tu trabajo y encomendándolos a un poder superior a ti. En este estado de entrega serás plenamente libre para realizar el trabajo real del yoga.

Yo pasé alrededor de diez años apresurada por llegar lo más lejos posible en el método Ashtanga yoga. De diversas maneras me dejaba guiar por el paradigma de la proyección hacia el futuro, un *samskara* profundamente arraigado en mi mente y en mi práctica de yoga. Como ciudadanos contemporáneos de un mundo vertiginosamente acelerado, estamos condicionados a vivir realizando múltiples tareas en una loca y enardecida carrera. Esta constante necesidad de llegar a un sitio en particular y hacer algo único lo más rápido posible nos lleva a pensar constantemente en el futuro. Es evidente que establecer objetivos resulta muy útil (algo que sigo haciendo regularmente), pero si esto se lleva a un extremo, puede causar un estrés innecesario provocado por diferentes expectativas que nos privan de la belleza del «ahora».

La práctica diaria del yoga requiere que seas consciente de lo que siente tu cuerpo y que le prestes mucha atención. En yoga, la presencia se centra en la realidad del cuerpo porque él no miente ni engaña, como hace la mente. Si te sientes estresado, tu cuerpo lo registra. La mente puede negar lo que estás sintiendo, pero el cuerpo es incapaz de hacerlo. Ashtanga yoga utiliza la claridad del cuerpo como un medio para traer la mente al presente. En lugar de imponerle que realice determinadas acciones, la práctica más profunda de yoga enseña a la mente a escuchar el cuerpo bajo la luz pura de la conciencia, sin juicios ni expectativas y sin generar ninguna semilla de futuros *samskaras*.

Por lo general es más fácil dejar que tu mente se abra y se relaje cuando te encuentras bien y te sientes a gusto, y mucho más difícil cuando estás pasando una mala época. De hecho, el dolor en todas sus formas y dimensiones es tan desagradable que existe una tendencia automática a evitarlo. El dolor, sea físico, emocional o mental, puede provocar que intentemos evitar todas las experiencias futuras que nos parezcan potencialmente dolorosas. Esta aversión es en sí misma una fuente de desdicha y aflicción porque encadena la conciencia tanto al pasado (la primera experiencia de dolor) como al futuro (evitación de nuevos sufrimientos). En ningún otro contexto esto resulta tan evidente como durante la práctica de las posturas más difíciles de la serie intermedia.

Tú no puedes controlar la vida por mucho que te empeñes en conseguir que todo sea ligero, libre y sencillo; no puedes rehuir el hecho de que a veces la vida es dura, pesada y laboriosa. Cuando eludes las experiencias negativas basándote en los recuerdos del pasado, permites que este se imponga sobre el presente y el futuro. El método Ashtanga yoga te pide que dejes de huir de las experiencias dolorosas y aceptes la realidad del momento presente, independientemente de que sea doloroso o placentero.

Una de las lecciones esenciales de la práctica de yoga es aprender a desapegarse de cualquier resultado en particular. Cuando abandonas la necesidad de que el momento presente sea de una forma determinada, eres libre para experimentarlo tal cual es. El cuerpo es el primer espacio donde aprendes a experimentar la vida desde esta perspectiva. Tu cuerpo nunca se sentirá exactamente igual día tras día, ni siquiera de una hora a otra. Como estudiante de yoga, lo que se espera de ti es que aceptes la inevitabilidad del cambio. Por ejemplo, si sientes que tus caderas están rígidas, debes aceptar su estado actual y aprender a practicar sin plantearte el objetivo de abrirlas. Si te esforzaras por conseguirlo, podrías sufrir una lesión en alguna de las delicadas articulaciones de tu cuerpo, como pueden ser las rodillas. El método Ashtanga yoga te enseña a experimentar el momento presente tal como se manifiesta en el campo de tu propio cuerpo. Si aceptas tranquilamente que tus caderas están rígidas, aceptarás con la misma actitud las dificultades que se presentan a lo largo de la vida sin apartarte del apacible centro que hay en tu interior.

La humilde tarea de Ashtanga yoga no es llegar a ninguna parte, sino estar «aquí» —concentrado en las sensaciones que producen la respiración, la postura y el punto focal—, calmar la mente y experimentar la realidad tal como es. Tu mente no está plenamente presente cuando pones la mira en un objetivo futuro, más allá de que se trate de las dos asanas siguientes o los próximos dos años. El yoga deshace lentamente el paradigma de darse prisa para conseguir un objetivo a través de las herramientas que te brinda la práctica diaria. Cuando haces yoga cada día, te diriges hacia el camino de la presencia, que no es lineal, y aprendes a aceptar el ahora. El hecho de haber alcanzado ese estado no significa que por el mero hecho de imaginar tu futuro dejes de estar en paz contigo mismo. Sin embargo, me gustaría añadir que estarás completamente fuera del momento presente si dejas que la única razón para practicar yoga sea conseguir adoptar una determinada postura.

Una de las verdades más paradójicas del viaje del yoga (y quizás de la vida) es que la alegría, la felicidad y la libertad que buscamos en el mundo externo y en el futuro están realmente en el aquí y ahora. Todo lo que necesitamos es relajar la mente lo suficiente como para experimentarlos tal como son.

EL CORAZÓN VALIENTE DE UN YOGUI

No puede haber nada más desgarrador que el sonido que produce un animal que sufre. Es la expresión pura del dolor que desencadena la empatía. Cuando durante la práctica de yoga, o incluso en la vida, te sientes como un pequeño animal sufriente, resulta muy tentador tratar de evitar el dolor. No obstante, el método Ashtanga yoga requiere que entrenes a tu animal interno para trabajar con ciertos tipos de sufrimiento en el camino hacia la purificación. Si sientes el impulso de huir cada vez que tu animal interior sufre, también evitarás cualquier postura difícil que suponga un desafío.

Todos producimos sonidos cuando sufrimos, sea un gruñido, un gimoteo o un suspiro. Quizás no se trate realmente de un sonido, sino simplemente de una postura corporal desgarbada o un rostro lloroso. Si esto sucede como una reacción instintiva ante una determinada experiencia y tú permites que dicha reacción controle tus acciones, ese patrón de conducta llegará a dominarte peligrosamente. En esencia, se trata de un profundo *samskara* que se ha transformado en un *vasana*. Una vez que estos patrones se han arraigado, funcionan en tu *citta* con piloto automático. La lección de la serie intermedia consiste en llegar a controlar tu sistema nervioso cuando estás aterrorizado, dolorido, estresado o sometido a diversos retos. El yoga entrena la mente para afrontar las adversidades manteniendo un estado emocional equilibrado.

Si tienes energía para hacer ruido, también la tienes para redirigirla hacia la postura o el movimiento. No te limites a descargar a través del sonido la sensación que te produce un momento muy intenso, sino que intenta dirigir tu energía hacia el cuerpo interior y aprovecha la dificultad de la situación para concentrarte en lo más profundo de tu ser. La actitud que adoptas cuando te enfrentas a esos sentimientos va a determinar tu capacidad para adaptarte a las circunstancias y avanzar en la vida. Si te derrumbas, si abandonas, si huyes, si te rindes a tu animal sufriente en lugar de entrenar tu mente para que se mantenga serena y equilibrada frente al dolor o el peligro, te estarás programando para el fracaso. La mente debe aprender a mantenerse equilibrada y clara, a ser fuerte y compasiva. Posiblemente llegues a considerar que la serie intermedia es la mayor prueba a la que te has enfrentado.

Yo no estoy por encima de todo esto; como estudiante de yoga, he experimentado esa prueba en reiteradas ocasiones. Recientemente, mientras aprendía la cuarta serie de Ashtanga yoga, las posturas conocidas como *Parivrttasana* (postura de girar en redondo o hacia atrás) A y B me llevaron al borde de la duda, el pánico, la confusión y el dolor. El animal sufriente que llevo en mi interior comenzó a chillar. Destruyeron mi concepción de la orientación espacial, desafiaron las posibilidades de mi cuerpo, alteraron mi respiración y atentaron contra los límites de lo que yo creía que era la práctica. Nunca hubiera conseguido superar esta situación sin la guía de mi maestro R. Sharath Jois, en Mysore.

Recuerdo perfectamente que al hacer estas dos posturas por primera vez no era capaz de distinguir entre arriba y abajo, izquierda y derecha, inhalación y exhalación, y lo único que sentía era miedo e inseguridad. Para ser sincera, algunas veces que practicaba a solas solía permitirme refunfuñar y lloriquear un poco. No obstante, debo decir que gracias a los movimientos intensos de las asanas Parivrttasana A y B mi espalda se ha fortalecido e incluso mi ligera escoliosis se ha nivelado. Aprender estos movimientos provocó que emergieran emociones profundas que en algunas ocasiones llegaron a asustarme, pero seguí adelante y ahora siento que tengo más claridad mental. Es probable que experimentes algo igualmente intenso cuando realices las profundas flexiones hacia atrás de la serie intermedia.

Yoga es el proceso de entrenar la mente para que permanezca serena independientemente de las circunstancias y, a través de esa libertad, ser capaz de controlar la dirección y el flujo de la conciencia. La gran prueba de la práctica son las emociones. Realizar las asanas genera una especie de estrés condensado que te ofrece la oportunidad de entrenar tu sistema nervioso para que responda adecuadamente en épocas de estrés.

Cuando realizan las flexiones hacia atrás de la serie intermedia, muchos practicantes sienten que su respiración se acorta, que las vías respiratorias están tensas e incluso que les cuesta respirar. El miedo que desencadenan estas sensaciones los lleva a deshacer la postura. Sin embargo, el método Ashtanga yoga consiste en aprender a equilibrar la mente para que afronte el placer y el dolor, el apego y la aversión con la misma serenidad. Si huyes de las dificultades, especialmente de las que se asocian a la respiración, siempre habrá algo de lo que tendrás que escapar. Por el contrario, si eres capaz de mantener tu mente equilibrada y realizar tranquilamente el trabajo interior que entrena la conciencia para que sea singular y se mantenga concentrada, llegarás a experimentar la fuerza del yoga.

Durante la práctica física de yoga debes recordar que tienes que encontrar el equilibrio de las fuerzas opuestas en cada una de las posturas y movimientos. No puede haber una rotación interna sin una fuerza externa que la complemente. Así como no hay felicidad sin tristeza, no puede existir un movimiento que requiera fuerza sin otro que fluya con suavidad. Cada postura implica caminar en la cuerda floja sobre el abismo de las emociones humanas. En la primera respiración del saludo al sol, alzas los brazos realizando una rotación externa con los hombros, y al mismo tiempo produces una espiral energética interna para unir las manos. Cada asana contiene diversas acciones y acciones contrarias que tienen el objetivo de producir equilibrio y aprovechar las fuerzas opuestas. El equilibrio físico es un estado dinámico creado por la compensación perfecta de dos fuerzas que se oponen, y que se acompaña de armonía y paz interior.

Las hermosas posturas del yoga no son un fin en sí mismas. La verdadera enseñanza del camino del yoga es utilizar las asanas como un medio para ganar perspectiva sobre patrones vitales más profundos. La práctica de las asanas te brinda una visión más clara que es muy necesaria; gracias a ellas puedes elevarte sobre el caos emocional de tu vida como si subieras unas escaleras. En lugar de quedarte sentado en medio de tu ciclo de sufrimiento sin encontrar la salida, la práctica de yoga te ofrece la fuerza de la percepción clara, una especie de visión microscópica que magnifica los problemas para que puedas reconocerlos con claridad. Lo que da sentido a las asanas es esa perspectiva más amplia de las idas y vueltas de la vida, el sufrimiento, la alegría, los fracasos y los éxitos. El yogui no rehúye el dolor y el sufrimiento, sino que acepta *tapas*: el sufrimiento mental, físico y emocional asociado a la práctica diaria. Una antigua tradición en el mundo del yoga es rendirse ante determinados padecimientos en lugar de salir corriendo en busca de placeres. Únicamente en ese lugar de fuerza y estabilidad es posible cultivar la mente de un verdadero yogui.

DIRGHA KALA (LARGO TIEMPO)

El yoga puede llegar a ser un poco desmoralizador si comienzas a practicarlo poniendo el énfasis en la realización inmediata de algunos objetivos puramente físicos, como por ejemplo hacer *Kapotasana* o mantener el equilibrio en *Pinchamayurasana* (postura de equilibrio sobre los antebrazos, también llamada postura del pavo real emplumado o la postura de la pluma del pavo real). Algunas veces realizar un movimiento brusco para forzar al cuerpo a conseguir resultados rápidos puede producir una lesión que incluso tarde varios años en curarse. Si un alumno se lesiona durante una sesión de yoga, es probable que comience a albergar dudas sobre la eficacia de la práctica. En la serie intermedia de Ashtanga yoga no es conveniente darse prisa para llegar a una meta específica.

De hecho, se podría aducir que tener prisa por lograr un objetivo actúa en detrimento del propósito espiritual de la disciplina. Forzar demasiado el cuerpo puede ser contraproducente para conseguir cualquier meta que tienes prisa por alcanzar. La clave para una práctica de yoga sostenible reside en la sabiduría de dejar que el cuerpo evolucione y cambie con el curso de los días y de los años. Es mi deseo sincero que jamás experimentes una lesión debido al yoga y que, en caso contrario, te cures rápidamente y tu cuerpo llegue a estar más fuerte y sano a largo plazo.

Guruji solía citar el Yoga Sutra I.14 cuando los alumnos manifestaban su impaciencia al no progresar como esperaban y le preguntaban cuánto tiempo tenía que transcurrir para que la práctica arrojara los resultados anhelados. Traducido del sánscrito, este sutra afirma que la práctica de yoga se consolida cuando se realiza durante un tiempo prolongado, sin interrupciones y con absoluta honestidad. *Dirgha* quiere decir «largo» y *kala* significa «tiempo»; ese es el periodo durante el cual debemos practicar disciplinadamente antes de obtener resultados medibles y sostenibles. La noción de tiempo expresado en este sutra no consiste en minutos, horas, meses, ni siquiera en años. El tiempo se piensa en términos de épocas históricas o del transcurso de toda una vida.

En este contexto, una interpretación de *dirgha kala* es que la mínima cantidad de tiempo necesario para experimentar los verdaderos beneficios del yoga es la vida entera. Guruji solía decir exactamente eso: la práctica de yoga requiere al menos toda una vida para empezar a ver los beneficios acumulados. (Evidentemente sus palabras se refieren a las bendiciones espirituales más profundas del yoga, y no a los beneficios prácticos como son tener mejor salud, claridad mental, mayor energía y todos los cambios que empezamos a experimentar desde los primeros días de nuestra práctica). Si puedes aceptar la idea de que vas a experimentar los verdaderos beneficios después de practicar yoga durante toda la vida (una idea que no se ajusta a la vida contemporánea) te librarás de la urgencia de querer adoptar una postura u obtener un resultado ¡ahora mismo! Así podrás concentrar humildemente tu mente en la práctica diaria y mantener el objetivo esencial del yoga durante toda tu vida, sin sentir la necesidad de tener que conseguir algo hoy, mañana o en un periodo específico de tiempo. Esencialmente, el yoga te convoca al momento presente para que abandones los recuerdos del pasado y la proyección al futuro en pos de resultados que algún día llegarás a conseguir. Al mismo tiempo, te sugiere que la eternidad es el verdadero horizonte temporal para la práctica, y el hecho de que el alma sea eterna y se manifieste a través de innumerables encarnaciones genera un espacio lo suficientemente amplio como para aprovechar los máximos beneficios de la práctica de yoga.

Piensa en el tiempo que se necesita para dominar cualquier técnica o disciplina: el compromiso, la devoción y la dedicación a lo largo de muchos años son prerrequisitos imprescindibles. Una persona tarda prácticamente diez años, si no más, en llegar a ser médico, concertista de violín o especialista en cualquier campo. Cuando practicas yoga, estás empezando a convertirte en un experto en conciencia interior. El campo de estudio requiere tanta paciencia y dedicación como cualquier otra área. Si pretendieras operar a un paciente el primer día que asistes a la facultad de medicina, la mayoría de las personas lo considerarían, cuando menos, una temeridad. Algo muy semejante sucede en la práctica de yoga si te empeñas en hacer las posturas avanzadas y las técnicas respiratorias más complicadas antes de estar preparado. Los principiantes deben tener la humildad de acercarse a la práctica teniendo en cuenta sus posibilidades y sus limitaciones y prescindir de las expectativas, las frustraciones o la necesidad de estar en un nivel que es demasiado avanzado para el momento presente. Cuando te embarques en la serie intermedia de Ashtanga yoga, considera la experiencia como si estuvieras empezando un programa de posgrado para estudios avanzados de yoga. Deja que el proceso se demore todo el tiempo que sea necesario. No tengas prisa por acelerar el aprendizaje.

Cuando llegas a aceptar que los resultados de la práctica de yoga se manifestarán a lo largo de toda una vida, relegas el control para otorgárselo a una fuerza superior y más grande que tu ego individual. Pensar en la práctica en términos de eternidad, donde una vida humana es meramente una gota en el océano del tiempo, genera humildad. Liberarse del ciclo de sufrimiento no es algo que se consiga una tarde cualquiera dando un paseo, tomando un café o saliendo de compras. Solo una lenta y firme perseverancia durante incontables horas, días e incluso vidas te permite conquistar esa libertad. A pequeña escala, la lección que hoy debemos integrar en la práctica es tener paciencia y ver las cosas con perspectiva.

Cuando empecé a practicar yoga, desconocía los conceptos filosóficos más profundos de la reencarnación, la autorrealización o la verdad eterna. Al iniciarme en la serie intermedia me empeñé en hacer posturas de equilibrio sobre los brazos y adoptar algunas que no eran nada fáciles para mí. Mi urgencia por dominar las posturas más complicadas eclipsaba el trabajo más profundo del yoga. Cuanto más frustrada y furiosa me sentía, y más me menospreciaba, más lejos me encontraba del resultado que realmente deseaba obtener.

En mi primer encuentro con Guruji hubo algo que me quedó absolutamente claro, y es que el yoga no se puede medir por la maestría de las posturas sino por la profundidad de la devoción interior. En el Yoga Sutra I.14, *nairantarya* significa «sin interrupción», y esto quiere decir que el yoga es una práctica para toda la vida. Y esa práctica puede transformar tu vida por completo, tanto sobre la esterilla como fuera de ella. Practicar disciplinadamente cada día, más allá de que te sientas bien, mal, alegre, dolorido, aburrido, gratificado o inspirado, es una parte fundamental de la relación devocional con la práctica. Si estás dispuesto a encomendar los resultados de la práctica a esa relación devocional con el cuerpo interior, serás capaz de alinear tu intención con la promesa más profunda del yoga. En cambio, cuando deseas que todo suceda de inmediato, sueles sacrificar muchas cosas para «llegar hasta allí». Si tu meta es más difusa y no está relacionada con la perfección de las formas físicas sino con la paz interior, esa exigencia que puede llegar a dañar tus articulaciones se transforma en un estado de relajación, y tú puedes practicar yoga cada día de tu vida. La devoción es algo que se cultiva a través de la práctica. Primero debes ocuparte de la devoción por ti mismo, luego por tu maestro y por el método y por último por lo Divino.

En cuanto tomas conciencia de la verdadera intención de la práctica de yoga puedes volver a organizar tus metas en torno a ella. El Yoga Sutra I.14 afirma que los alumnos deben poner todo su corazón en la práctica si desean alcanzar el objetivo más profundo del yoga, la autorrealización. *Stakarasevito* significa «con toda honestidad», y una vez que el practicante de yoga vislumbra el objetivo más profundo del método, debe evaluar su intención para determinar si realmente desea comprometerse a lo largo de toda su vida con la práctica espiritual que es la esencia del yoga. Si te adentras en el yoga únicamente para pasar un buen rato y entretenerte, nunca llegarás a alcanzar el objetivo final, y cuando tengas que afrontar los reveses de la vida, te invada el aburrimiento o te topes con uno de los inevitables obstáculos que surgen durante el viaje espiritual, sencillamente abandonarás la práctica. Basándome en mi experiencia, puedo decir que los alumnos que entienden el yoga como un camino para reconocer la propia divinidad tienen la fuerza, la fe y la perseverancia necesarias para mantener la práctica durante muchos años.

El viaje del yoga no tiene fin. Cada sesión te ofrece una nueva oportunidad para conocer niveles todavía más profundos de tu ser interior. La meta del yoga es la verdad eterna oculta bajo el mundo manifiesto y el reconocimiento final de lo sagrado. No hay ninguna necesidad de darse prisa por llegar a la eternidad porque siempre estará allí. Todos los alumnos de yoga que practiquen con devoción encontrarán la fuerza necesaria para encarnar verdaderamente el camino espiritual.

3

EL SONIDO DEL ESPACIO SAGRADO:
ORACIONES INICIALES Y FINALES

Cada sesión de Ashtanga yoga comienza y acaba con una oración que tradicionalmente se canta en sánscrito. La invocación inicial se utiliza para establecer la intención espiritual de la práctica y crear un espacio sagrado. La oración final es un método para abrir el corazón con el fin de pedir la paz para todos los seres humanos. Aunque las oraciones son normalmente conocidas como mantras iniciales y finales, técnicamente no son mantras, ya que estos son las palabras sagradas de los antiguos *rishis* (sabios, santos), las enseñanzas conocidas como los *Vedas*. La oración inicial se atribuye parcialmente al maestro de advaita vedanta Adi Shankaracharya y la oración final procede de un conjunto de invocaciones tradicionales denominadas *svasti vachakan* (enseñanzas auspiciosas).

Para el estudiante de Ashtanga yoga las oraciones consisten en los sonidos mágicos de cánticos que transportan el corazón y la mente hacia el reino del yoga. Al utilizar el poder del sonido en lugar del lenguaje, las invocaciones iniciales y finales crean un estado que trasciende su definición literal. Así como la música clásica es capaz de abrir la mente y el corazón de una forma que trasciende la lógica mental, estas oraciones abren una ventana hacia tu viaje espiritual a través de Ashtanga yoga.

Nunca olvidaré la primera vez que escuché la invocación inicial de Ashtanga yoga. Algo en mi interior se desbloqueó de un modo que no puede expresarse con palabras mientras escuchaba la sílaba OM, un sonido transformador por sí mismo, y la vocalización de las palabras de las oraciones iniciales y finales. Y puedo decir que experimento la misma sensación cada vez que les pido a los nuevos alumnos que repitan conmigo la invocación inicial en la primera clase de Ashtanga yoga. Estos nuevos y extraños sonidos pueden realmente reflejarse a través del corazón del estudiante únicamente cuando se abandona la mente lógica y el corazón se abre. Si piensas demasiado en los sonidos, te resultará imposible repetirlos tal como los pronuncia tu profesor de yoga. Debes dejar que la resonancia y la vibración del sonido emanen de lo más profundo de tu ser. Después de varios años de práctica serás más capaz de vocalizar mejor, pero al principio sencillamente abandona la perfección y abre tu corazón.

Aun cuando practiques a solas es importante que integres estos cánticos en tus sesiones diarias. La forma tradicional de hacerlo es en la postura de pie *Samsthiti* (postura erguida) y con las manos en posición de oración (figura 3.1). No es necesario cantarlos en voz muy alta; por el contrario, debes dejar que los cantos reposen junto a tu centro cardíaco. Si deseas perfeccionar la pronunciación de las palabras que entonas, es mejor aprender los cánticos directamente de un maestro. Sin embargo, si tu intención es aprenderlos por ti mismo recurriendo a la lectura, a continuación encontrarás una forma fácil de trabajar con la transcripción de los signos sánscritos: una vocal o grupo de vocales más una consonante o grupo de consonantes crea un sonido. Dado que el propósito de la transcripción es generar una ortografía fonética, no hay necesidad de mirar la palabra y conocer su pronunciación. Literalmente puedes cantarla siguiendo las marcas diacríticas para los acentos adecuados, tal como leerías un texto en castellano o en cualquier otro idioma.

Cada una de estas plegarias comienza con la sílaba OM entonada por todos los presentes; lo ideal es que sea de forma sincronizada y armoniosa. Puede suceder que no todas las personas que asisten a la clase consigan modular la melodía; sin embargo, cuando todas las voces suenan armoniosamente solo podemos describir la situación como un momento sagrado. La sílaba OM es más que una simple nota de una canción; simboliza la divinidad. Tradicionalmente se afirma que cuando se canta reflexionando sobre su significado, el sonido invoca la presencia de nuestro Dios interior. En los Yoga Sutras de Patanjali se afirma que el OM representa la encarnación de la divinidad más allá de todas las formas en que pueda manifestarse. El OM se conoce también como *tasya vachaka pranavah* (Yoga Sutra I.27) y significa 'Ishvara', el sabio que hay en el interior de cada uno

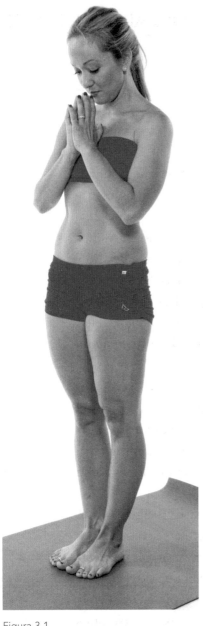

Figura 3.1

de nosotros, el maestro trascendente de todos los maestros antiguos. No se trata de ninguna deidad específica, representa esta fuerza divina primordial.

El sonido OM está constituido por cuatro partes que fluyen juntas. Algunas veces se escribe AUM, aunque siempre se canta como OM. La A representa la apertura de la boca y el estado de vigilia que es nuestra experiencia compartida. La U, el estado oníri-co específico de cada persona, que no es compartido mentalmente por los practicantes. La M, cerrar los labios y el final de todas las actividades mentales, incluso dormir profundamente sin tener sueños, los estados meditativos preliminares y la retirada de los sentidos del mundo externo. El cuarto componente del sonido OM es la resonancia del sonido en sí mismo que representa el estado final de *samadhi*, es decir, estar totalmente inmerso en la conciencia meditativa. Los cuatro aspectos del OM juntos representan las cuatro etapas de la vida. La A se refiere al nacimiento, la U a la vida y la M a la muerte. Se dice que solamente los yoguis pueden experimentar el cuarto estado, considerado como el estado meditativo de la conciencia pura, en ocasiones llamado el estado *turiya*.

Iniciar y concluir cada sesión con la invocación del OM establece el camino que seguirás como practicante de yoga. En ese espacio, las siguientes oraciones se arraiga-rán todavía más profundamente en tu corazón. La oración inicial procede de una com-binación de dos fuentes diferentes, *Yoga Taravali* de Shankaracharya —un texto breve que contiene las enseñanzas del significado interno de *pranayama*— y la naturaleza de *kundalini*, una oración tradicional para Patanjali. Como suele suceder con las plegarias tradicionales, desafortunadamente no sabemos a ciencia cierta de dónde provienen las oraciones, pues han sido transmitidas y utilizadas en diferentes lugares y en distintas épocas. Es importante destacar que estas plegarias son espirituales y no necesariamen-te religiosas.

En lugar de literalmente, debes leerlas como si se tratara de un espejo en el que puedes mirarte. Más adelante incluyo una traducción de las oraciones iniciales y finales línea por línea, junto con mi interpretación personal de su significado más profundo. Te ruego que no tomes mi interpretación como algo absoluto, sino que la agregues al diálogo de tu viaje interior de la misma forma que encenderías una nueva luz para ilu-minar una habitación que está un poco oscura. Te animo a que les otorgues tu propio significado a estas oraciones para hacerlas propias.

UNA EXPLICACIÓN SOBRE LAS ORACIONES

La primera línea de la invocación inicial comienza con una afirmación de humil-dad y deferencia frente a la sabiduría del maestro. La tradición dice que los pies del maestro contienen bendiciones. Por ese motivo al final de cada sesión de yoga con Guruji yo solía tocarle los pies en un simple acto de deferencia. Al comenzar la práctica con este cántico en particular, los alumnos expresan su gratitud al linaje de maestros que han contribuido a ofrecer los fundamentos de la práctica. El gurú puede definirse como aquel que despierta la conciencia y disipa la oscuridad.

La segunda línea se refiere a la realización personal del gurú, que alberga una alegre sabiduría en su interior y, al mismo tiempo, tiene el poder de sembrar la semilla del despertar en el corazón del alumno.

Las dos líneas siguientes abundan en el simbolismo del viaje interior. Patanjali es presentado como un médico de la selva que tiene la cura para el veneno de la existencia condicionada que surge de la ignorancia. En la antigüedad, los médicos de la selva en la India eran conocidos como los *vaidyas*, y cada maharajá tenía un *vaidya* personal que conocía los secretos de la sanación natural. Hoy en día ya no es muy común que vivamos en la selva ni necesitemos este tipo de médico; nuestra selva es la red enmarañada de pensamientos de nuestras mentes. La acumulación de *samskaras* produce una enorme selva debido a la cual no somos capaces de ver con claridad. Esta confusión mental, que incluye pensamientos, sentimientos y recuerdos, determina nuestra realidad. Dado que Patanjali es la persona que ha encontrado la forma de salir de este caos interior, el método de yoga asociado a su nombre y a su linaje es una especie de mapa de carreteras para el viaje. En cada sesión puedes imaginarte abriéndote camino por la red confusa de ilusiones que hay en la jungla de tu mente. Cada respiración tiene el poder de poner de manifiesto un camino para salir de esa espesa vegetación interior. Cuando se revela el camino que se ha de seguir, las ilusiones remiten y eres capaz de ver claramente la realidad.

En la segunda parte de la invocación inicial, se presenta a Patanjali como una encarnación de la divina serpiente Adisesa. Se dice que su cuerpo es mitad humano y mitad serpiente y tiene mil cabezas blancas radiantes que florecen como un loto sobre el chakra *sahasrara* (chakra coronario). Este chakra simboliza el pleno despertar del estado de *samadhi*, el objetivo final de Ashtanga yoga. Patanjali sostiene una espada, una caracola y un disco. Estos tres elementos representan la batalla espiritual que afronta cada practicante de yoga al iniciar su viaje interior. Son armas que se utilizan para eliminar los obstáculos que se presentan a lo largo del camino espiritual.

La espada tiene el poder de suprimir la ilusión y revelar claramente la realidad. Representa el código de *dharma*, que existe como la bondad esencial de todos los seres sensibles y rechaza la ley de la jungla o la ley marcial.

La caracola indica la voluntad de Dios para comunicarse con la humanidad. Se asocia a Shiva, que sopla la caracola al final de este viaje épico y al que se le concedió el nombre de Shiva Shankar (literalmente, Shiva el tañedor de caracolas). Tradicionalmente, la caracola también se hace sonar al inicio de una batalla. Por ejemplo, Arjuna utiliza una como cuerno de batalla en el *Bhagavad Gita*; a menudo es representado con la caracola junto a su boca y con Krishna sentado a su lado. La caracola también simboliza la victoria y su sonido se utiliza en los templos hindúes para invocar los buenos augurios. El método de Patanjali nos ofrece la oportunidad de vencer los sitios de sufrimiento en nuestra propia batalla interior entre el placer mundano y el dolor, así como el divino desapego.

Por último, el disco se conoce como el *chakra sudarshan*. *Chakra* significa «rueda o disco» y *sudarshan* es uno de los muchos nombres de Krishna. El disco representa el orden, el ritmo y la previsibilidad, tal como fue establecido por Vishnu. Krishna es un avatar de Vishnu, y utilizaba el disco como un arma para destruir el mal y generar un entorno propicio para el desarrollo de la rectitud. El disco se suele representar en movimiento en las manos de Krishna. En el contexto de la invocación inicial simboliza la maestría de Patanjali y su dominio del tiempo y del karma.

El canto concluye con una segunda postración que denota la humildad del practicante frente al maestro y el linaje.

El cántico final es una práctica destinada a abrir el corazón; a través de ella se solicita paz para todos los seres. Una vez que hayas acumulado la energía positiva que procede de tu práctica, el propósito de esta no se limita a proporcionarte mayor bienestar; además te ayuda a integrar los beneficios de la práctica de yoga en tu vida. Al implorar que exista más paz en el planeta cuando finalizas tu sesión de yoga, la claridad y vibración de tu plegaria serán más potentes y efectivas. En lugar de favorecer tu desarrollo personal, el canto final te insta a que apliques las enseñanzas del yoga más allá de los límites de tu esterilla.

Las vacas son consideradas animales sagrados, y el hecho de incluirlas en la plegaria es una referencia a lo Divino. Los brahmanes son tradicionalmente considerados los cuidadores del conocimiento divino en la Tierra, y rezar por su sustento es algo parecido a orar por la continuación del conocimiento yóguico en el mundo.

A continuación presento las oraciones en sánscrito, la transcripción, la versión en castellano y una explicación palabra por palabra.

ORACIÓN INICIAL

ॐ

वन्दे गुरूणां चरणारविन्दे सन्दर्शति स्वात्म सुखाव बोधे ।
नःश्रेयसे जङ्गलिकायमाने संसार हालाहल मोहशांत्यै ॥
आबाहु पुरुषाकारं शंखचक्रासि धारिणम् ।
सहस्र शरिसं श्वेतं परणमामि पतञ्जलिम् ॥

ॐ

vande gurūṇaṁ caraṇāravinde sandarśita svātma sukhāva bodhe |
niḥ śreyase jaṅgalikāyamāne saṁsāra hālāhala mohaśāntyai ||
ābāhu puruṣakāraṁ śaṅkhacakrāsi dhāriṇam |
sahasra śiraśaṁ śvetaṁ praṇamāmi patañjalim ||

Yo reverencio los pies de loto de los gurús
que enseñan su saber, despertando la gran alegría del Ser revelado
que actúa como médico de la selva
capaz de eliminar la ilusión, el veneno de la existencia condicionada.
Ante Patanjali, con mil cabezas blancas radiantes
y forma humana hasta los hombros,
que empuña la espada, el disco y la caracola,
me postro,
OM

Vande: yo elogio
Gurūṇaṁ: de los gurús
Caraṇāravinde: a los pies del loto (*caraṇā*, 'pie, la raíz, el apoyo del venerable'; *āravinda*, 'loto')
Yo reverencio los pies de loto de los gurús

Sandarśita: despertar, manifestar, revelar, mostrado
Svātma: el propio ser (*Svā*, 'propio'; *ātman,* 'ser')
Sukhā: alegría, placer, felicidad
Āva bodhe: ser despertado, percepción del despertar, comprensión
El que despierta la felicidad innata del conocimiento supremo
que reside en el propio ser

Niḥ śreyase: más alto que el altísimo, más allá de la bondad (*Niḥ śreyase* se utiliza también algunas veces en relación con el hecho de alcanzar el incomparable estado de meditación o bendición superior, y aquí está acompañado por los pies del loto de todos los que lo han hecho posible. *Ni* es una frase preposicional; *śreyase*, 'dicha, felicidad, máxima excelencia')

Jaṅgali kāyamāne: médico de la selva (*jaṅgal,* 'selva, vida salvaje'; *kāyamāne*, 'sanador con conocimiento de las plantas y las hierbas de la selva')

Saṁsāra: existencia condicionada

Hālāhala: serpiente, veneno del *samsara*

Moha: ignorancia, identificación errónea, ilusión

Śāntyai: pacificación

El que pacifica la identificación errónea que procede del veneno de la existencia condicionada (identificarse con Praktri)

Ābāhu: brazo

Puruṣakāraṁ: de forma humana (*puruṣa* o *purusha*, 'el alma individual'; *akāraṁ*, 'forma')

En la forma de un hombre desde su brazo y hacia arriba

Śaṅkha: concha de caracola (sonido de pranava/OM)

Cakrā (o chakra): disco, rueda del tiempo

Āsi: espada de la discriminación

Dhāriṇam: sujetar

Sujetar una caracola, un disco y una espada

Sahasra: miles, infinito

Śiraśaṁ (o sirsa): cabeza

Śvetaṁ: blanco, brillante, radiante

El que tiene mil cabezas blancas

Praṇam: reverencial, prosternarse

Āmi: yo

Patañjalim: Patanjali

ORACIÓN FINAL

स्वस्तिप्रजाभ्यः परिपालयंतां न्यायेन मार्गेण महीं महीशाः ।
गोब्राह्मणेभ्यः शुभमस्तु नतियं लोकाः समस्ताः सुखनिोभवंतु ॥
ॐ शान्तिः शान्तिः शान्तिः

svastiprajābhyaḥ paripālayantāṁ nyāyena mārgeṇa mahīṁ mahīśāḥ |
gobrāhmaṇebhyaḥ śubhamastu nityaṁ lokāsamastā sukhinobhavantu ||
auṁ śāntiḥ śāntiḥ śāntiḥ

Gloria a la prosperidad.
Que los gobernantes guíen el mundo con ley y justicia,
que todas las cosas sagradas gocen de protección
y que los habitantes del mundo sean felices y prósperos

Svasti: bienestar, prosperidad, éxito, bendiciones, flujo correcto
Prajābhyaḥ: para toda la humanidad (*prajā*, 'humanidad, todos los seres, generaciones')
Pari pāla yantāṁ: gobernante o guía
Nyā-yena: con justicia
Mārgeṇa: camino, al día, por medio de
Mahīṁ: la Tierra, el gran mundo, país, terreno
Mahīśāḥ: gobernantes de la Tierra
**Que la prosperidad de todos los seres sea protegida y guiada,
que los gobernantes gobiernen la Tierra por medio de la ley universal**

Go: vaca, órganos sensoriales
Brāhmaṇebhyaḥ: de los brahmanes
Śubham: bienestar, auspicioso, buena fortuna
Astu: permitir, dejar ser
Nityaṁ: siempre, el eterno, constantemente
Lokāsa: todos los reinos, mundos
Samastā: todo, total, conjunto
Sukhino: feliz
Bhavantu: podría ser (*Bhu*, 'ser')
**Que siempre haya buena fortuna para las vacas y los brahmanes,
que todos los mundos y reinos sean felices**

SEGUNDA PARTE

LA PRÁCTICA

4

EL SALUDO AL SOL

Conocido en sánscrito como *Surya Namaskara*, el saludo al sol despierta el profundo fuego de la purificación que limpia el cuerpo y aclara la mente. Un enfoque detallado de la práctica de estos movimientos engañosamente simples te ayudará a comprender por qué representa la base para las flexiones profundas hacia atrás, las potentes posturas sobre las manos y la apertura de las caderas. Sri K. Pattabhi Jois solía decir que el formato del saludo al sol contiene toda la práctica de yoga cuando se realiza correctamente. Si mantienes tu mente abierta, las lecciones más profundas que te ofrece la práctica te ayudarán a ejecutarlo con más gracia y menos esfuerzo.

Si por el contrario realizas los saludos al sol de forma mecánica, como una actividad memorizada, esperando llegar cuanto antes a las posturas que más te gustan, no aprovecharás su lección esencial. Es mejor que redescubras tu cuerpo y practiques cada día; cultiva una actitud de agradecimiento en cada sesión y con cada respiración. Debes estar abierto a todo lo que puedes llegar a descubrir y experimentar en tu propio cuerpo.

Es importante que te concentres conscientemente en los aspectos básicos de la práctica al comenzar la serie intermedia de Ashtanga yoga; de este modo podrás integrar todos sus elementos. El saludo al sol es una serie básica que pueden realizar los alumnos de todos los niveles; sin embargo, contiene las claves para las posturas avanzadas. Concentrarse en adquirir una alineación correcta, en la dinámica energética interior de las posturas y en dirigir la mente hacia el interior ayuda a ejecutar el saludo al sol de manera natural, independientemente del nivel que hayas alcanzado en la ejecución de las asanas o de la cantidad de tiempo que lleves practicando yoga.

El saludo al sol despierta el fuego interior de la purificación cada vez que lo practicas. La cualidad del fuego es proporcionar claridad mental y favorecer que la mente se concentre en nuestro interior. Dado que estos son los primeros movimientos que debe realizar cualquier alumno de Ashtanga yoga, es una ocasión perfecta para dirigir la atención hacia el interior, conectar los sentidos con el cuerpo sutil y sintonizar con el momento presente. El cuerpo sutil contiene las sensaciones tenues del flujo energético y de la función celular interna a las que se puede acceder exclusivamente a través de una refinada y exquisita capacidad sensorial. A un nivel todavía más literal, el saludo al sol contiene el secreto para realizar cada una de las posturas del método Ashtanga yoga. En consecuencia, cuando te topes con una postura avanzada que te parece imposible, puedes recurrir al saludo al sol para descubrir por qué tu patrón de movimientos no es efectivo y encontrar las claves para efectuarla.

En mi libro *La fuerza del Ashtanga yoga* incluyo un desglose minucioso de la alineación de cada una de las posturas de la serie del saludo al sol. En este libro, el análisis de las asanas sirve de orientación a los alumnos de la serie intermedia en su práctica diaria. La aplicación de *Mula Bandha* y *Uddiyana Bandha* es crucial para que la práctica de esta serie sea saludable. No debes activar tu suelo pélvico solamente en el momento en que estás a punto de adoptar una postura difícil; tienes que comenzar a activar los *bandhas* desde la primera respiración. Inicia cada movimiento desde el centro energético que se encuentra en lo más profundo de tu pelvis y observa que cada movimiento y cada respiración se inician y concluyen en esa zona de tu cuerpo.

El hecho de pensar en cada asana desde la perspectiva de los *bandhas* despierta y entrena el suelo pélvico y te permite pasar de la práctica física a la energética. Un ejemplo de la transición del cuerpo físico hacia el cuerpo energético es considerar el saludo al sol como un movimiento cauteloso entre las mareas de la extensión y la flexión espinal. Cada respiración representa un lado del péndulo que oscila entre la curvatura exterior y la curvatura interior del cuerpo. La respiración y los *bandhas* modulan ese suave balanceo hacia delante y hacia atrás.

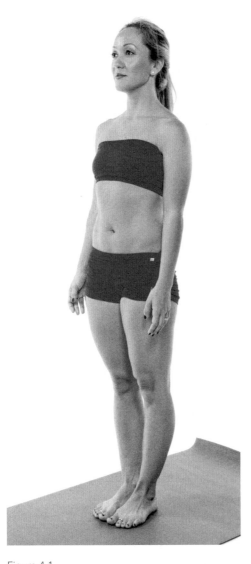

Figura 4.1

El saludo al sol no es una mera práctica física, sino una serie de movimientos que favorecen un estado meditativo y equilibrado de la mente, que se mantiene ecuánime entre las dos fuerzas opuestas de la flexión y la extensión. Esta es la lección básica del viaje emocional de la serie intermedia, y es posible acceder a ella a través de los movimientos de *Surya Namaskara*. Al final de este capítulo encontrarás el saludo al sol completo.

Todas las asanas que lo componen se realizan durante una respiración, con excepción de *Adho Mukha Svanasana* (postura del perro con el hocico hacia abajo o perro bocabajo), que en la serie A se sostiene durante cinco respiraciones y en la serie B durante cinco respiraciones, la tercera vez que se indica su ejecución.

La primera respiración de la práctica, generalmente denominada uno (*ekam*) determina la alineación correcta de los hombros en la mayor parte de las posturas invertidas (figura 4.2). Cada vez que levantas los brazos por encima de la cabeza, principalmente estás entrenándolos para que se alineen correctamente en las posturas más complicadas, como son *Pinchamayurasana*, *Bakasana* (postura de la grulla) y *Adho Mukha Vrksasana* (postura del árbol cabeza abajo, postura del pino o postura sobre las manos). Este simple movimiento implica también la capacidad de estirar totalmente los brazos en *Urdhva Danurasana* y *Kapotasana* B. Es fundamental que mantengas la alineación de los hombros tal como se describe en este capítulo, independientemente de que estés en la primera respiración de *ekam*, en *Utkatasana* (postura de la silla), como primera respiración del saludo al sol B o en *Virabhadrasana* A (postura del guerrero I).

Muchos practicantes reciben instrucciones de bajar los omóplatos cuando levantan las manos por encima de la cabeza; sin embargo, esa indicación corresponde únicamente al primer paso del movimiento. Comenzando en *Samsthiti* (figura 4.1) con los brazos a los lados del cuerpo, baja primero los omóplatos para crear espacio en torno al cuello y luego desplázalos ligeramente hacia la parte anterior del cuerpo para activar el serrato anterior y los músculos del manguito rotador. A continuación lleva los brazos y los

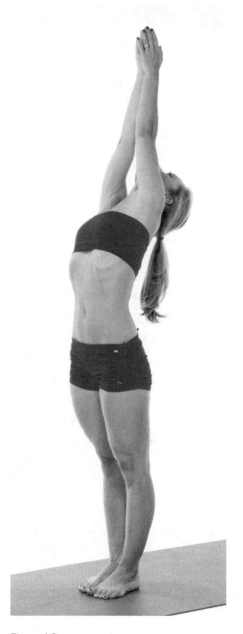

Figura 4.2

codos hacia delante, presionando las palmas de las manos entre sí. Activa los músculos de los brazos y extiende estos hacia arriba desde la punta de los dedos. A medida que alzas los brazos percibe cómo los omóplatos se desplazan hacia delante y se separan. Una vez que hayas desplazado las manos y el pecho hacia la parte frontal del cuerpo, puedes elevar los omóplatos mientras intentas acercar los codos lo máximo posible.

No te detengas cuando tus brazos se encuentren por encima de la cabeza formando una línea vertical con el resto del cuerpo; estírate hacia el cielo raso con toda la fuerza de tus brazos. Piensa en cómo se mueven los brazos de un nadador mientras avanza por el agua y extiende los tuyos hacia arriba con la misma intensidad. No te preocupes por mantener los omóplatos bajos pues esa indicación, que está destinada a crear espacio en el cuello, corresponde únicamente al inicio del movimiento. Estira los brazos completamente, presiona los codos uno contra otro, deja caer suavemente la cabeza hacia atrás y dirige la mirada hacia los pulgares. Dedica toda tu atención a percibir la sensación de fuerza y estiramiento de los brazos y del músculo deltoides. La mayoría de los alumnos se muestran reticentes a realizar un estiramiento completo de los brazos porque temen elevar los omóplatos o dejar caer la cabeza hacia atrás. Pero el hecho es que esta posición con los brazos levantados es la única que genera el espacio necesario para poder echar la cabeza atrás con toda seguridad. La posición del cuello que se practica en esta postura es la misma que se utiliza para las flexiones hacia atrás, de manera que es a ti a quien corresponde comenzar a integrar la activación muscular. No te detengas a pensar si los codos están excesivamente extendidos, concéntrate en la extensión de los brazos y en su longitud. No existe ningún riesgo de que te lesiones porque no estás cargando peso. Además, el hecho de conectar la activación corporal con el flujo energético protegerá tus articulaciones a largo plazo. Deberías poder ejecutar este movimiento mientras inhalas profundamente una sola vez, pues esto facilita que tus brazos se eleven en la posición.

En segundo lugar, en la serie intermedia debemos hacer hincapié en el movimiento para hacer y deshacer *Uttanasana* (flexión hacia delante de pie; figura 4.3), una postura que requiere fuerza. Activar el centro del cuerpo y los hombros para desplazarse o saltar hacia delante y hacia atrás te ayuda a desarrollar la fuerza y la estabilidad necesarias para la serie intermedia. Cuando inicies el movimiento para saltar hacia atrás después de la tercera respiración (*trini*) (figura 4.4), recuerda no desplazar el cuerpo hacia atrás (*trini* y *sapta* son la misma posición; la única diferencia reside en la forma de entrar y salir de la postura). Lo primero que debes hacer es mantener firme la cintura escapular, activar los músculos centrales y llevar los hombros y el pecho hacia delante para alinearlos con las palmas de las manos. Desplaza las caderas hacia delante con un pequeño salto en el que debe intervenir el suelo pélvico y mantén las caderas sobre la

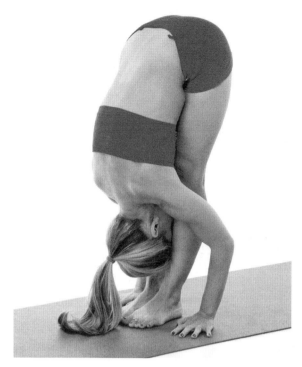

Figura 4.3

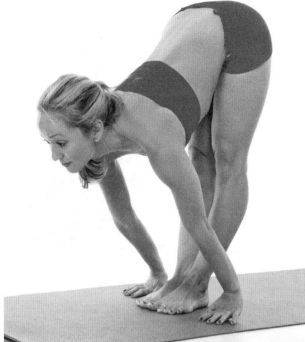

Figura 4.4

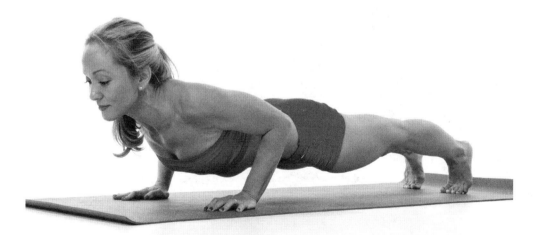

Figura 4.5

base estable que forman los brazos. Luego exhala y baja el cuerpo suavemente al suelo para adoptar *Chaturanga Dandasana* (postura de los cuatro miembros; figura 4.5). Lo ideal es aprender este movimiento con la ayuda de un profesor que pueda indicarte la altura apropiada del salto y el nivel de activación neuromuscular.

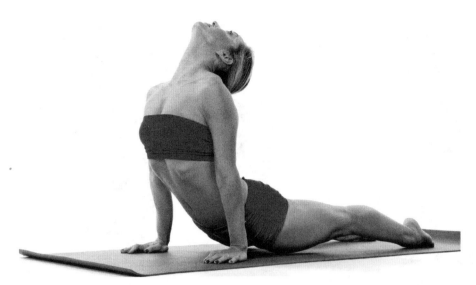

Figura 4.6

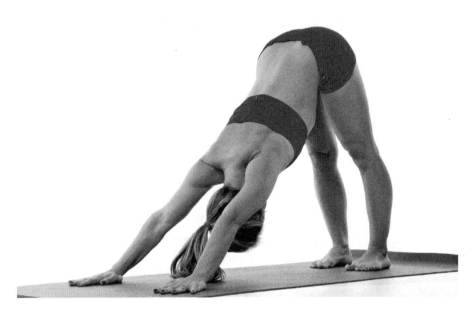

Figura 4.7

Otra posibilidad para practicar la misma activación neuromuscular es saltar hacia delante desde *Adho Mukha Svanasana* (figura 4.7). En lugar de saltar hacia delante para flexionar las rodillas en *sapta*, la séptima respiración del saludo al sol A, puedes saltar para adoptar directamente *Uttanasana* sin flexionar las rodillas y usando los hombros como apoyo.

Para hacer este movimiento, inhala mientras saltas hacia delante afirmando los hombros y movilizando los músculos centrales en dirección a la línea media del cuerpo. Mantén firmes los músculos de los brazos mientras bajas las caderas y desplazas el pecho hacia delante. Esta es la misma postura que se utiliza para pasar a *Chaturanga Dandasana* mediante un pequeño salto hacia atrás y puede emplearse para las dos series del saludo al sol, A y B.

No es necesario que en esta etapa de la práctica intentes realizar una postura sobre las manos. El propósito de este movimiento es simplemente activar la conexión de la parte central del cuerpo y los hombros con el cambio de dirección hacia delante que constituye la base de la fuerza y solidez a lo largo de toda la práctica; un beneficio adicional que aporta el movimiento es el fortalecimiento de las muñecas. No obstante, si a pesar de todo quieres intentar una postura sobre las manos, te prevengo que puede ser demasiado intensa y que además te expones al riesgo de lesionarte las muñecas por no haber hecho un calentamiento adecuado. *No* deberías forzar tu cuerpo para adoptar una postura sobre las manos; en cambio, dedícate a realizar el trabajo interior del movimiento que te proporcionará la fuerza necesaria para progresar adecuadamente en tu práctica. Esto te ayudará a desarrollar la fuerza muscular para practicar *Bakasana* B, *Karandavasana* y otros movimientos de la serie intermedia para los que es necesario tener fuerza.

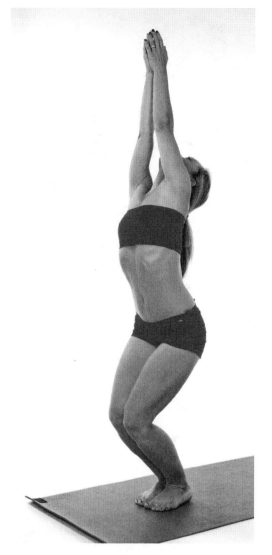

Figura 4.8

Chaturanga Dandasana es una postura difícil; es preciso tener los hombros fuertes para conseguir la alineación correcta. Tu prioridad debe ser mantener los hombros orientados hacia delante en todo momento (figura 4.5). La alineación se asienta durante la ejecución del saludo al sol y debe mantenerse a lo largo de toda la práctica. De modo similar, *Urdhva Mukha Svanasana* (postura del perro con el hocico hacia arriba; figura 4.6) es la base de todas las flexiones hacia atrás. No solamente debes estar muy atento para mantener el arco de la espina dorsal, sino también para profundizar la extensión espinal que es posible realizar en esta postura. Mantener durante toda la

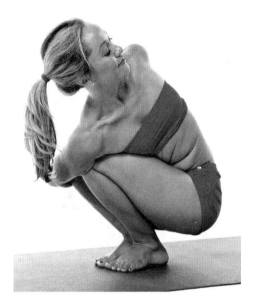

Figura 4.9a

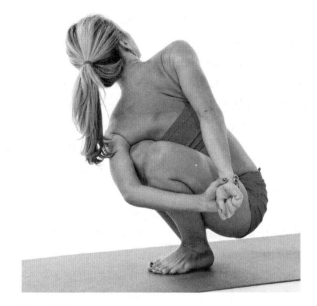

Figura 4.9b

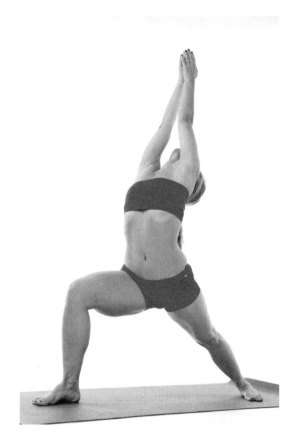

Figura 4.10

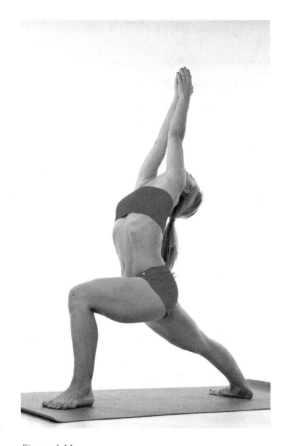

Figura 4.11

práctica los músculos de la espalda fuertes y una buena alineación en *Urdhva Mukha Svanasana* ayuda a proteger la columna vertebral durante las posturas que requieren flexiones profundas para que las piernas se coloquen detrás de la cabeza.

Utkatasana (figura 4.8) está directamente relacionada con la primera postura de la serie intermedia, *Pasasana* (figuras 4.9a y 4.9b). Al flexionar las rodillas profundamente para estirar los tobillos y abrir las articulaciones de las caderas creamos una base sólida para esta postura. *Virabhadrasana* A (figuras 4.10 y 4.11) abre los flexores de las caderas, produce una rotación externa de la pierna extendida y profundiza la flexión de la cadera de la pierna flexionada. Si la rodilla flexionada está orientada hacia delante en dirección a la parte media del pie, te ayudará a fortalecer las piernas para realizar posturas como *Tittibhasana* (postura de la luciérnaga) y te facilitará el movimiento de la pelvis en las flexiones hacia atrás.

Estas pequeñas indicaciones sobre la alineación que te enseñan a concentrarte en lo que es realmente importante representan un puente entre los movimientos introductorios presentados en el libro anterior y las asanas más difíciles que incluyo en este. Estas herramientas simples tienen también el propósito de ayudarte a pasar de una práctica física a otra más sutil, y esto constituye una lección esencial para el viaje de cada practicante de yoga.

Surya Namaskara A

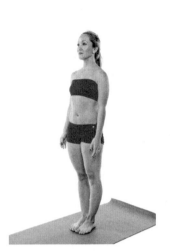

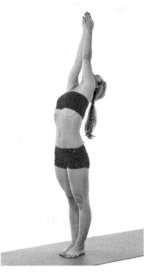

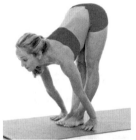

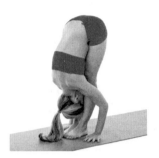

Samsthiti (sin respiración, inicia y concluye cada movimiento en esta postura)

Ekam – inhala (una inhalación)

Dve – exhala (una exhalación)

Trini – inhala (una inhalación)

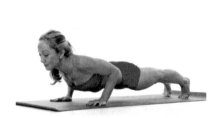

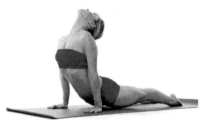

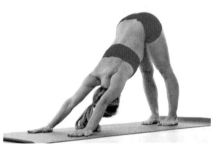

Catvari – exhala (una exhalación)

Panca – inhala (una inhalación)

Sat – exhala (y mantén la postura cinco respiraciones)

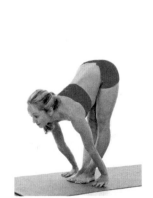

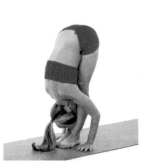

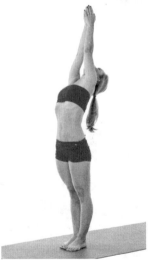

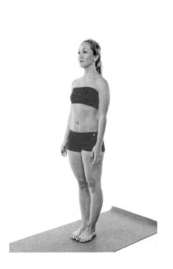

Sapta – inhala (una inhalación)

Astau – exhala (una exhalación)

Nava – inhala (una inhalación)

Samsthiti – exhala (inicia y concluye cada movimiento en esta postura)

Surya Namaskara B

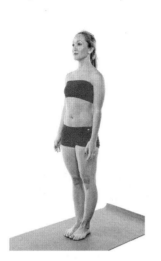
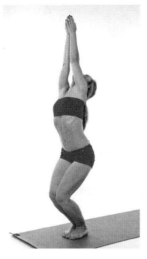
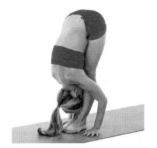
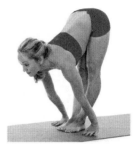

Samsthiti (sin respiración, inicia y concluye cada movimiento en esta postura)

Ekam – inhala (una inhalación)

Dve – exhala (una exhalación)

Trini – inhala (una inhalación)

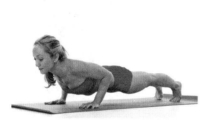
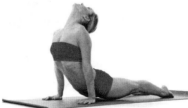
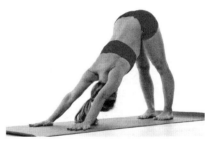

Catvari – exhala (una exhalación)

Panca – inhala (una inhalación)

Sat – exhala (una exhalación)

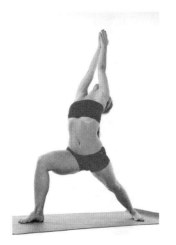
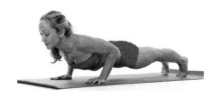
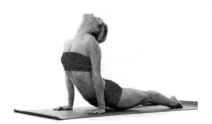

Sapta – inhala (una respiración)

Astau – exhala (una respiración)

Nava – inhala (una respiración)

Surya Namaskara B

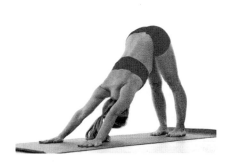

Dasa – exhala (una respiración)

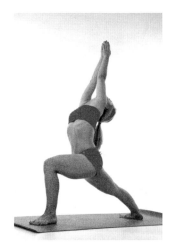

Ekadasa – inhala (una respiración)

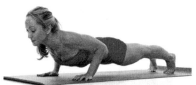

Duadasa – exhala (una respiración)

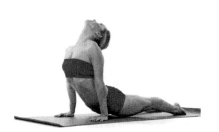

Trayodasa – inhala (una respiración)

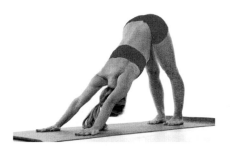

Caturdasa – exhala (y mantén la postura cinco respiraciones)

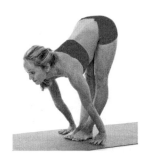

Pancadasa – inhala (una inhalación)

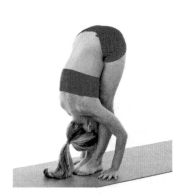

Sodasa – exhala (una exhalación)

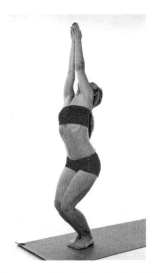

Saptadasa – inhala (una inhalación)

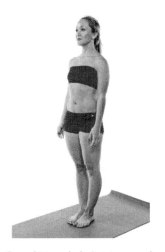

Samsthiti – exhala (inicia y concluye cada movimiento en esta postura)

5

POSTURAS DE PIE

Las posturas de pie son parte integral de la práctica diaria de Ashtanga yoga. Como practicante de la serie intermedia, deberías conocer profundamente estas posturas fundamentales gracias a tu experiencia previa con la primera serie. Tu mayor tentación acaso sea realizar rápidamente estas importantísimas posturas con la intención de conservar la energía para las asanas más complicadas que vienen a continuación. Sin embargo, es aconsejable valorarlas y practicarlas con la mayor conciencia posible. Todas las posturas de yoga están conectadas y si te concentras en su interrelación, llegarás a conocer más profundamente el método Ashtanga yoga. Por lo general, cualquier dificultad que tengas con una postura puede reflejarse en otra asana más básica que puedes realizar mucho más fácilmente.

Siempre que tuve oportunidad de reunirme con mis maestros Sri K. Patthabi Jois y R. Sharath Jois para practicar la serie intermedia bajo su guía, observé que algunos estudiantes pasaban mucho tiempo en las posturas de pie. De los practicantes de la serie intermedia se esperaba que fueran capaces de mantener estas posturas durante periodos más largos y con mayor facilidad que los alumnos de las clases de la primera serie. Mantener la postura durante más tiempo no significa necesariamente hacer más respiraciones. Un paso natural para profundizar la práctica es alargar las inhalaciones y exhalaciones en cada postura a medida que empieces a sentirte más cómodo en ella. Aunque resulte tentador pasar rápidamente por las posturas más fáciles, deberías tomarte tu tiempo y respirar profunda y lentamente a fin de que la práctica deje de ser puramente física y esté más orientada hacia el cuerpo sutil.

Una nota práctica: si estás realizando la serie intermedia agregando las posturas de la primera serie antes de las flexiones hacia atrás, continúa con la primera serie hasta llegar al final antes de iniciar las asanas de la serie intermedia. Pero si estás practicando únicamente la serie intermedia, más allá de que la hagas entera o no, pasa directamente a Pasasana después de la última postura de pie del método indicado en este capítulo.

En *La fuerza del Ashtanga yoga* presenté un análisis detallado de la alineación en cada una de las posturas de pie, y aquí incluyo otro que tiene como objetivo guiar tu práctica diaria. Además de las instrucciones que presento a continuación, te reto a llevar a cabo el trabajo interior y buscar las relaciones existentes, no solo entre las posturas de pie de la serie intermedia sino también entre todas las posturas del método Ashtanga yoga. Recuerda que la lección principal de esta serie es dominar los diferentes estados del sistema nervioso, los modelos pránico y apánico. Observa tu forma de realizar las posturas de pie para detectar de qué forma tus patrones naturales se acentúan debido a tus tendencias habituales. Por ejemplo, acaso adviertas que en determinadas posturas tiendes a extender exageradamente la espalda y utilizar los músculos que producen una extensión espinal en un esfuerzo por profundizar la postura. Esta propensión a producir una extensión espinal puede basarse en un patrón postural que utiliza más

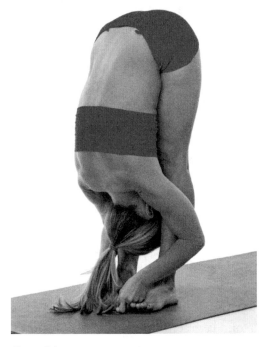

Figura 5.1

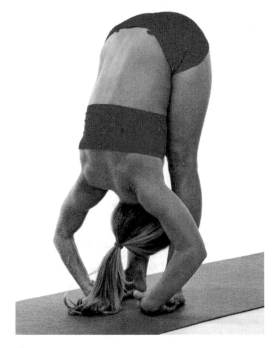

Figura 5.2

los músculos de la espalda que los músculos centrales del cuerpo; dicho de otra manera, el estado pránico se impone sobre el estado apánico o neutral. Si utilizas esta asana como un espejo, podrás reconocer tus tendencias posturales, emocionales y neurológicas básicas. Recurre a estas posturas para generar equilibrio entre los dos estados y tener una mente serena.

Cuando adoptes *Padangusthasana* (postura del dedo gordo del pie; figura 5.1) y *Padahastasana* (postura de las manos en los pies; figura 5.2), lleva las caderas hacia delante, controla tu cuerpo desde el suelo pélvico y aprende a producir el movimiento desde la parte posterior del cuerpo. Esto te permite ser totalmente consciente de la fuerza que mueve las caderas y el sacro hacia delante procedente del suelo pélvico, un factor decisivo para la práctica.

Me gusta pensar en las caderas como si fueran el volante del cuerpo, porque en ellas se asienta el centro de gravedad. Sin embargo, no puedes agarrar el volante con las manos como cuando conduces un coche, pero lo que sí puedes hacer es sujetar el centro de gravedad de tu cuerpo con los músculos del suelo pélvico y aprender a conducir

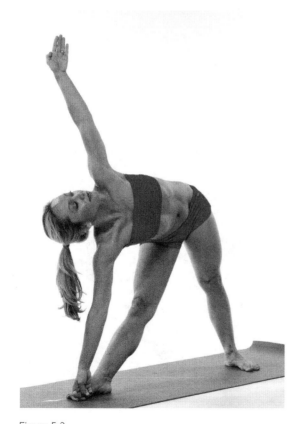

Figura 5.3

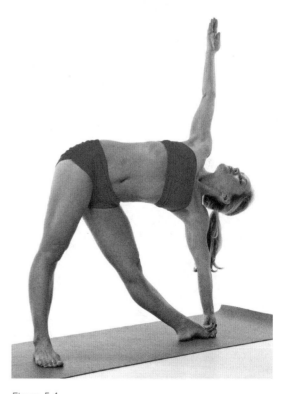

Figura 5.4

tu cuerpo basándote en la conciencia sensorial. Si comienzas realizando flexiones simples hacia delante, empezarás a desarrollar una relación con tu suelo pélvico que más adelante te permitirá realizar inversiones más complicadas, como son *Pinchamayurasana*, *Karandavasana* y las diversas variantes de *Sirsasana* (postura sobre la cabeza). La flexibilidad que adquieres gracias al estiramiento adicional de los tendones de las corvas, que se produce mientras te inclinas hacia delante, también te ayudará a aumentar tu flexibilidad para adoptar posturas en las que las piernas se colocan detrás de la cabeza, como por ejemplo *Eka Pada Sirsasana* (postura del pie detrás de la cabeza) y *Tittibhasana*. En *Trikonasana* A y B (postura del triángulo extendido) las caderas se pueden flexionar más profundamente y el movimiento de la cápsula y la cavidad de la articulación resulta más fácil. En *Trikonasana* A (figuras 5.3 y 5.4) se produce una rotación externa de la articulación de la cadera que es común a todas las asanas en loto y medio loto, como *Parighasana* (postura de la puerta) y todas aquellas en las que las piernas se colocan detrás de la cabeza.

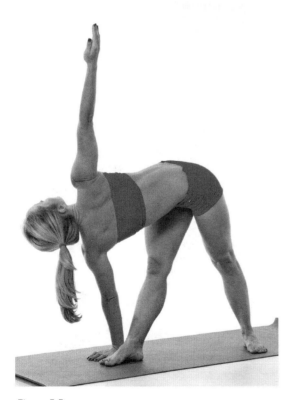

Figura 5.5

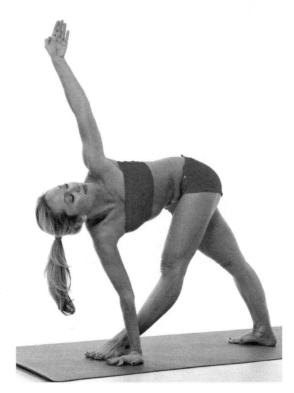

Figura 5.6

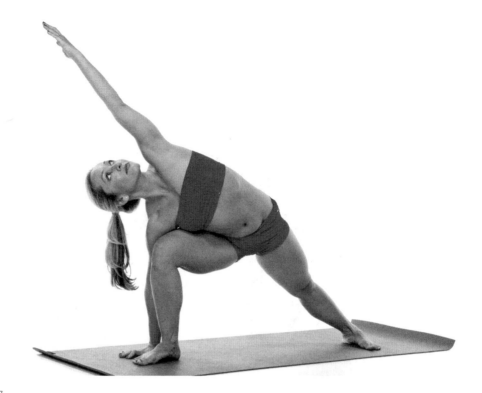

Figura 5.7

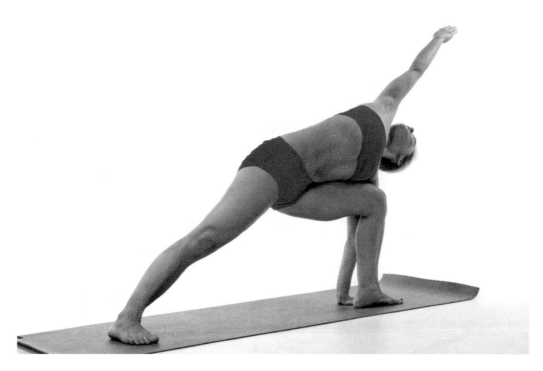

Figura 5.8

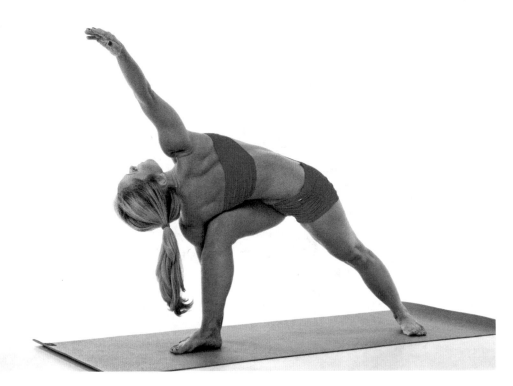

Figura 5.9

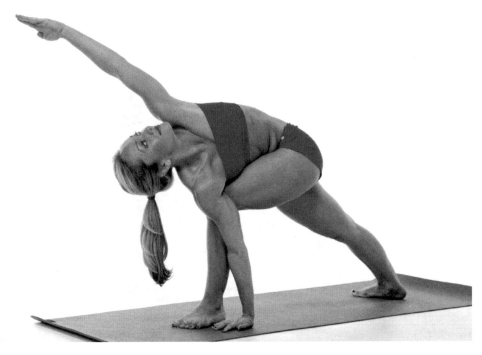

Figura 5.10

En *Trikonasana* B (figuras 5.5 y 5.6) se produce una suave rotación interna de la articulación de las caderas que abre el espacio interior de la pelvis, facilitando así las flexiones hacia atrás y las torsiones más profundas.

Parsvakonasana A (postura del ángulo lateral extendido; figuras 5.7 y 5.8) requiere una rotación externa de la articulación de las caderas y una torsión del tronco en torno al muslo, movimientos esenciales para posturas más complicadas donde las piernas se colocan detrás de la cabeza. *Parsvakonasana* B (postura del ángulo lateral con torsión; figuras 5.9 y 5.10) es una de las posturas más importantes para realizar correctamente

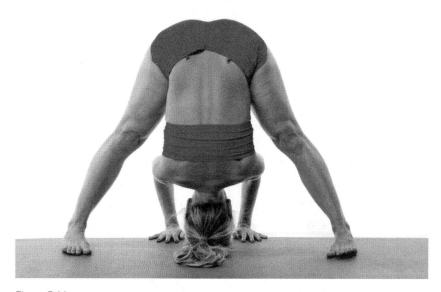

Figura 5.11

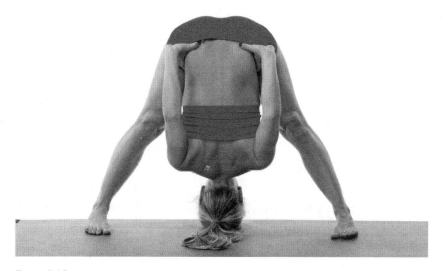

Figura 5.12

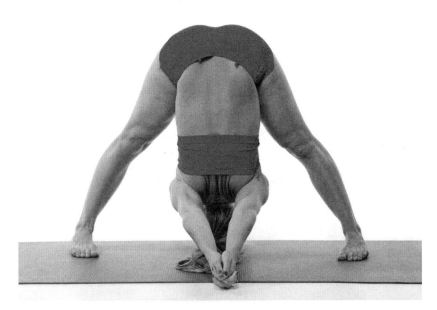

Figura 5.13

Pasasana y todas las demás asanas con torsión de la serie intermedia. La rotación interna del muslo es la base para hacer la torsión. Se establece una especie de unión entre el hombro y la rodilla que pone en marcha los mismos mecanismos físicos que son necesarios para adoptar Pasasana y otras posturas de torsión sin correr ningún riesgo. Para girar el cuerpo sobre el muslo es preciso ahuecar primero la parte inferior del abdomen, aplicar los *bandhas* en profundidad y entrar en el espacio interior de la pelvis. El patrón para iniciar el movimiento indicado para las torsiones te permitirá avanzar a través de toda la serie intermedia, de modo que puedes tomarte todo el tiempo que necesites para organizarla correctamente. En primer lugar ocúpate de crear una buena base y luego estírate lateralmente antes de girar el torso en torno al muslo. Contrae la parte inferior del abdomen y ahueca la pelvis para generar un espacio más amplio antes de flexionar y girar el cuerpo. Estira el brazo hacia delante y apóyate en la rotación interna de la cadera que está por delante para producir la torsión en torno al muslo y la rodilla. Finalmente, en esta postura es preciso flexionar el tobillo que está delante del cuerpo para abrir los tobillos a fin de conseguir que la postura en cuclillas en *Pasasana* sea más profunda.

Prasarita Padottanasana A (flexión hacia delante con las piernas separadas; figura 5.11), B (figura 5.12) y D (figura 5.13) son posturas perfectas para trabajar la flexión profunda de las caderas. Te aconsejo que no te detengas en la zona donde te sientes cómodo. Por el contrario, practica hasta conseguir deslizar el torso entre los muslos como una preparación para *Tittibhasana*.

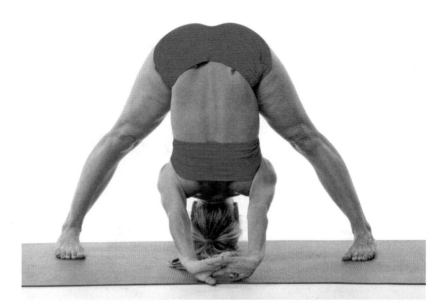

Figura 5.14

Este movimiento refuerza también tu capacidad para moverte desde la parte posterior de tu cuerpo mientras mantienes el equilibrio del suelo pélvico, lo que es de gran ayuda en todas las posturas de inversión.

Debes prestar atención a la posición de los hombros en *Prasarita Padottanasana* C (figuras 5.13 y 5.14). Girar las manos hacia fuera para facilitar la rotación interna de los hombros ayuda a crear espacio en sus articulaciones.

Esta espaciosa rotación interna es un patrón de movimiento inicial saludable que se repite en *Pasasana*, *Danurasana* (postura del arco), *Ustrasana* (postura del camello), *Ardha Matsyendrasana* (postura del Señor de los peces), *Tittibhasana* y muchas otras asanas. En lugar de forzarte a llegar hasta el suelo, intenta ser más sutil con respecto al punto focal y percibir el movimiento de rotación interna que se produce en la articulación del hombro. *Parsvottanasana* (postura de estiramiento lateral intenso; figura 5.16) aísla la rotación interna del muslo que está delante del cuerpo y activa más profundamente el suelo pélvico para prepararlo para *Pasasana*, *Krounchasana* (postura del héroe), *Bekhasana* (postura de la rana), *Tittibhasana* y *Gomukhasana* (postura de la cara de vaca).

Cada vez que encuentres alguna dificultad durante la práctica de la serie intermedia, busca las respuestas y las soluciones en las posturas de pie; así te encaminarás hacia una práctica integrada. Mantén tu mente abierta para descubrir nuevas conexiones entre las posturas a fin de que tu práctica se renueve cada día. La descripción de las asanas de pie que presento a continuación incluye fotos del lado derecho e izquierdo cuando considero que es útil para mostrar claramente la forma correcta de realizar la postura.

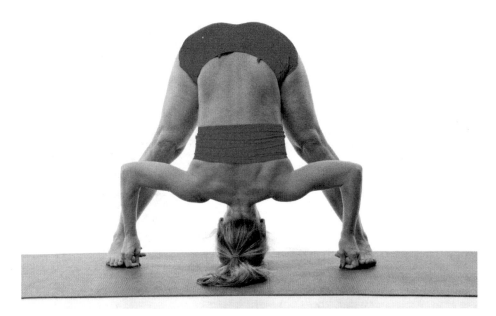

Figura 5.15

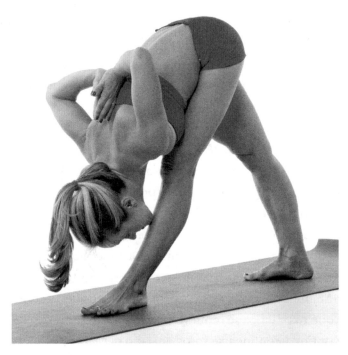

Figura 5.16

PADANGUSTHASANA (cinco respiraciones)

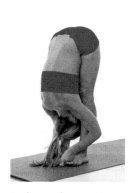
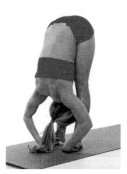
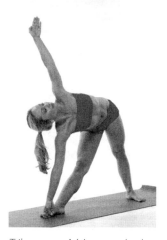
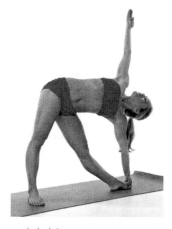

Padangusthasana (cinco respiraciones)

Padahastasana (cinco respiraciones)

Trikonasana A (cinco respiraciones en cada lado)

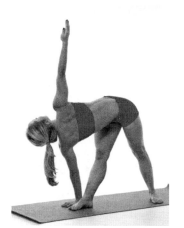
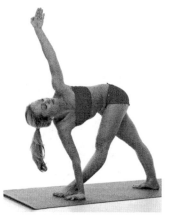
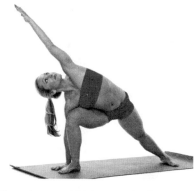

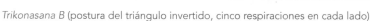

Trikonasana B (postura del triángulo invertido, cinco respiraciones en cada lado)

Parsvakonasana A (cinco respiraciones en cada lado)

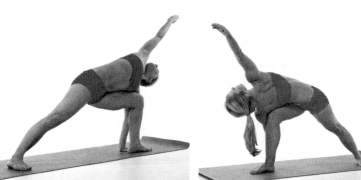

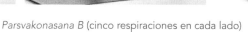

Parsvakonasana B (cinco respiraciones en cada lado)

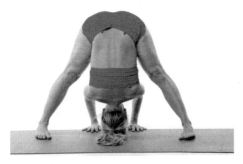

Prasarita Padottanasana A (cinco respiraciones)

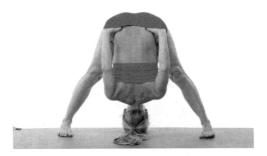

Prasarita Padottanasana B (cinco respiraciones)

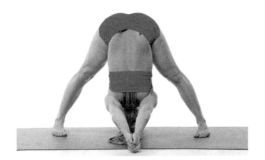

Prasarita Padottanasana C (cinco respiraciones)

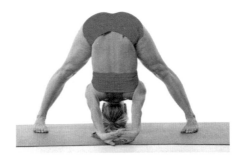

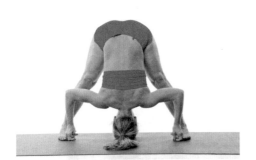

Prasarita Padottanasana D (cinco respiraciones)

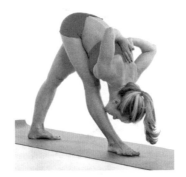

Parsvottanasana (cinco respiraciones en cada lado)

6

VALIENTES FLEXIONES
HACIA ATRÁS

Muchos alumnos de yoga que empiezan a practicar la serie intermedia la consideran como un obstáculo insalvable y piensan que acaso necesiten toda la vida para llegar a dominarla. La prueba más difícil para muchos de ellos son las flexiones hacia atrás de esta serie. Ashtanga yoga utiliza estas difíciles posturas para que afloren patrones negativos profundamente arraigados, en un esfuerzo por volver a entrenar la respuesta del sistema nervioso frente al estrés. En otras palabras, las mismas posturas están destinadas a despertar sensaciones de malestar agudizadas con el fin de que aprendas a equilibrar tu mente y aceptar el placer y el dolor con serenidad. La práctica física del yoga está diseñada para crear escenarios en los que experimentes miedo, estrés y otras emociones fuertes para que puedas desarrollar el corazón valiente de un yogui y afrontar las situaciones que te producen temor sin perder la calma.

La dificultad para respirar y las emociones intensificadas no siempre están vinculadas con el dolor físico. Algunos practicantes que tienen una facilidad natural para realizar muchas de estas asanas también experimentan la intensidad emocional que despierta el trabajo interior de las flexiones hacia atrás. Hay personas con un don natural para pasar fácilmente de una a otra asana; sin embargo, también para ellas representa un desafío repetir las posturas regularmente como parte de su práctica diaria.

La dinámica del trabajo interior de las flexiones hacia atrás busca elevar la energía a través de *sushumna nadi* para despertar completamente el cuerpo espiritual. Algunos estudiantes lo perciben como un temblor o una sacudida a lo largo de la columna vertebral, o como emociones intensas o sensaciones de calor en todo el cuerpo. Los que practican por primera vez las profundas flexiones hacia atrás experimentan sueños intensos y son incapaces de dormir toda la noche mientras están adaptándose a este estado de conciencia agudizado. Casi todos los alumnos experimentan dolores musculares mientras realizan un trabajo que fortalece los músculos de la espalda. Activando el suelo pélvico puedes crear una raíz firme que estimula tu energía sutil y enfoca tu mente en el momento actual. Luego recoges esa energía desde la raíz de la columna vertebral y, con la ayuda de extensiones espinales intensas, elevas la energía hasta que alcance la parte superior de la cabeza.

Cuando realizas diariamente la primera parte de la serie intermedia, al principio te parece estar en la «semana del infierno» del riguroso entrenamiento para convertirse en un SEAL, es decir, un miembro de la unidad de élite de la marina estadounidense. Esa semana, que es el periodo más brutal del entrenamiento, puede desanimar a los candidatos más idóneos; una de las pruebas incluye *privar a los reclutas del suministro de aire en una piscina de buceo*. Ese momento es crítico porque entrena a los aspirantes para que desarrollen la habilidad de combatir bajo el agua. Al enfrentarse a la falta de oxígeno y la incapacidad para respirar, la mayor parte del entrenamiento recibido no sirve para nada, ya que entre los reclutas cunde el pánico y son incapaces de seguir las instrucciones. Cuando hay dificultades para respirar, el cerebro produce una respuesta de pánico, se instala el miedo y entran en juego una gran cantidad de reacciones bioquímicas que minan la capacidad mental para mantener la concentración en las tareas actuales. Aunque el yoga no forma parte del entrenamiento de esta élite, las personas que entregan su vida a las fuerzas armadas merecen respeto, y su entrenamiento puede enseñar a los practicantes de yoga a hacer un trabajo mental cuando tienen que realizar posturas difíciles que restringen la respiración.

Las profundas flexiones hacia atrás de la serie intermedia han sido diseñadas para desafiar a tu sistema nervioso; provocan una sensación de ahogo para que se ponga en marcha la respuesta de luchar o huir y vuelvas a poner a prueba tus reacciones frente a las situaciones difíciles de la vida que desencadenan la misma respuesta neurológica. La postura *Kapotasana* ha abatido el ego de muchos alumnos de Ashtanga yoga y, al mismo tiempo, ha abierto una humilde puerta hacia el cuerpo interior. La lección emocional contenida en casi todas las flexiones hacia atrás es que consigas relajarte cuando sientas que tienes que luchar contra algo. El gobierno estadounidense estudió los efectos de la «semana del infierno» y los científicos identificaron cuatro herramientas que ayudan a los candidatos a pasar esta prueba extenuante y que a lo largo de tu viaje por Ashtanga yoga pueden servirte de ayuda para realizar las flexiones hacia atrás de la segunda serie. Estas cuatro herramientas son:

- Diálogo interno.
- Visualización/ensayo mental.
- Fijar objetivos.
- Controlar la respiración.

La primera herramienta sugerida a los SEAL durante su entrenamiento es el diálogo interno, lo que significa mantener instrucciones precisas durante todo el ejercicio e inclinarse hacia lo positivo sin perder la conexión con la realidad. Un diálogo interno sereno basado en la lógica estimula la corteza prefrontal, que ayuda a mitigar la respuesta de luchar o huir. En otras palabras, tienes que ser tu propio *coach* y hablar amablemente contigo mismo mientras realizas la tarea que tienes entre manos; al mismo tiempo debes mantener tu diálogo interno enfocado en las instrucciones establecidas y evitar los diálogos negativos. La segunda herramienta, el ensayo mental o la visualización de la actividad actuando conjuntamente con un estado emocional positivo, prepara tu sistema nervioso para que se mantenga sereno mientras tú te ocupas de tu trabajo. La tercera herramienta, establecer objetivos pequeños y alcanzables, te permite medir tu éxito y encontrar tu propio ritmo durante el movimiento. Por último, la cuarta herramienta consiste en dominar tu estado emocional a través del control consciente de la respiración, lo que te otorga poder sobre tu mente. Los alumnos de Ashtanga yoga que afrontan su «semana del infierno» al iniciar la parte de la serie intermedia que corresponde a las flexiones hacia atrás deberían considerarse como un miembro de los SEAL y aplicar diligentemente las cuatro herramientas.

Esta guía para entrenar la mente puede ayudarte a mantener la concentración frente a las dificultades que te presenta la práctica. Cada vez que te sientas perdido dentro de tu propio cuerpo o a punto de sentir miedo, solo debes recordar la cuarta herramienta y ponerla en práctica. Habla contigo mismo de forma clara y serena y concéntrate en los aspectos técnicos y anatómicos de la postura. Es aconsejable que consultes con tu profesor o con un manual de referencia, como puede ser este libro, si no tienes claro cómo realizarla. Intenta localizar un punto de referencia anatómico o técnico en el que puedas centrar tu atención y repítelo mentalmente mientras realizas los movimientos que te resultan más complicados. Esto calmará tu mente y aumentará tu capacidad física para adoptar la asana.

Visualiza la postura que representa tu mayor obstáculo, sea directamente antes de practicarla o fuera de la práctica a modo de meditación. Déjala pasar como una película frente al ojo de tu mente, analiza cada fase y encuentra la forma de realizarla. Allí donde tu visualización se torne confusa y te sientas perdido, habrás topado con el movimiento de la postura que te resulta especialmente difícil. En tu visualización también debes incluir las emociones positivas que asocias a la ejecución final del movimiento. Todo lo que tienes que hacer para fijar tu objetivo para una asana en particular es atenerte a las indicaciones del método Ashtanga yoga de mantener cada postura durante cinco respiraciones antes de seguir adelante. Si cinco respiraciones te parecen demasiadas, puedes plantearte empezar por una respiración y aumentarlas lentamente hasta llegar a las cinco que indica el método.

Por último, el control de la respiración es un componente fundamental del método Ashtanga yoga. Ocúpate de que las inhalaciones y las exhalaciones tengan la misma duración aplicando la respiración de Ashtanga yoga basada en *ujjayi pranayama*; así conseguirás que tu mente permanezca en calma. Si quieres mantenerte en el momento presente, debes ser consciente de tu respiración.

PASASANA
Postura del lazo o de la cuerda
Drishti: * *parsva* (lateral)

Si ya has hecho las posturas de pie y estás a punto de iniciar la serie intermedia, comienza en *Samsthiti*. Inhala, eleva las manos por encima de la cabeza y presiona las palmas igual que en *Surya Namaskara* A. Exhala y flexiona el cuerpo hacia delante, colocando las manos cerca de los pies. Inhala, mira hacia arriba y estira la columna mientras contraes la parte inferior del abdomen. Exhala y adopta *Chaturanga Dandasana* dando un pequeño salto hacia atrás. Inhala y eleva la columna para adoptar *Urdhva Mukha Svanasana*, luego exhala y retrocede apoyándote sobre los dedos de los pies para ir a *Adho Mukha Svanasana*.

Si quieres agregar las posturas de la serie intermedia a tu práctica diaria después de completar la primera serie, comienza desde la última postura de dicha serie, *Adho Mukha Svanasana*, y luego adopta *Setu Bandhasana* en lugar de *Samsthiti*. Desde *Adho Mukha Svanasana* inhala inmediatamente una vez más mientras das un pequeño salto hacia delante para ponerte en cuclillas y prepararte para la postura.

Manteniéndote en cuclillas, alinea tus pies de manera que los dedos gordos estén ligeramente en contacto, así como los huesos de los tobillos. Coloca los talones firmemente sobre el suelo mientras utilizas el suelo pélvico para elevar ligeramente la pelvis y presiona con firmeza hacia los metatarsos. Una postura en cuclillas con un apoyo sólido es la base de *Pasasana*. Si te parece difícil mantener la postura sin elevar los talones, puedes

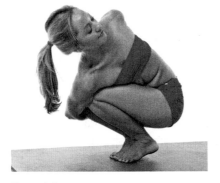

Figura 6.1

* Punto hacia el que enfocar la vista.

hacer una pausa para consolidar la posición en cuclillas antes de intentar adoptar la postura final. Para hacerlo, levanta ligeramente las caderas, lo suficiente como para que los talones entren en contacto con el suelo, mientras extiendes los brazos hacia delante paralelos al suelo; mantén la postura durante cinco respiraciones. Trata de que los talones presionen contra el suelo mientras bajas nuevamente la pelvis. Si los talones se elevan, continúa en esta posición para adoptar la postura pero ten en cuenta que podrías desestabilizarte porque no tienes la base sólida que necesitas para realizarla (figura 6.1).

Si mientras estás en cuclillas tus talones se separan ligeramente del suelo, es importante que mantengas la mayor conexión posible entre ellos y el suelo y que flexiones los tobillos todo lo que puedas. Debes distribuir tu peso corporal entre la parte anterior y posterior de los pies, mientras los tobillos y las espinillas trabajan diligentemente para sostener tu cuerpo. Intenta no dejar caer tu peso corporal sobre los dedos de los pies, los metatarsos ni un apoyo exterior. En cambio, apóyate sobre los talones, aunque no estén completamente en contacto con el suelo, flexionando los tobillos y activando las espinillas lo máximo posible para que los tendones de Aquiles lleguen a aflojarse y los talones puedan llegar hasta el suelo. Si tienes una lesión en un tobillo o un equilibrio muy inestable, puedes colocar una toalla o un bloque debajo de los talones.

Mientras mantienes la postura, sea con los talones ligeramente separados del suelo o firmemente apoyados, exhala mientras inicias el movimiento con una torsión hacia la izquierda, con las manos agarradas por detrás del cuerpo (figura 6.2). Todas las torsiones implican un estiramiento lateral y una torsión espinal. La base para iniciar *Pasasana* es una elongación lateral profunda, pero si estiras demasiado la espina dorsal perderás la conexión entre los brazos y las piernas que sostiene tu cuerpo en la versión completa de la postura. Para sentir el estiramiento lateral, contrae intensamente el lado derecho de la parte inferior del abdomen, recurre a los *bandhas* para ahuecar la pelvis y generar espacio dentro de ella y desplaza el torso hacia la izquierda. Luego contrae las costillas inferiores para orientarlas hacia el centro de tu cuerpo y mueve todo el torso hacia el lado izquierdo. Por último, inclina todo el cuerpo hacia la izquierda, iniciando el movimiento desde el suelo pélvico hasta llegar a los hombros. Una vez consolidado el estiramiento lateral, exhala profundamente mientras giras el torso hacia la articulación de la cadera izquierda. Debes realizar una rotación interna con la articulación de la cadera con el fin de crear el espacio necesario para que el torso se desplace a su alrededor. No levante el cuerpo; lo que debes hacer es inclinarlo lateralmente para que el torso y la cintura queden alineados con el eje central del cuerpo y se genere espacio en torno a la pelvis; a continuación utiliza dicho espacio para iniciar la postura. En cuanto se haya consolidado el estiramiento lateral profundo, exhala mientras estiras el hombro derecho hacia delante y hacia abajo, efectuando una rotación interna con la articulación del hombro mientras flexionas el codo derecho para rodear ambas espinillas. Tu mano derecha está ahora en la posición adecuada para recibir a la izquierda. Manteniendo todos los puntos de alineación indicados previamente, levanta la mano izquierda por detrás de la espalda en dirección al muslo derecho; este movimiento provoca que el peso corporal recaiga sobre el suelo pélvico y que las espinillas y los tobillos se fortalezcan. Exhala mientras giras el hombro derecho hacia fuera; abre la parte izquierda del pecho y la caja torácica, une las manos junto a la parte externa del muslo derecho y agárrate una de las muñecas o los dedos (figura 6.3). Mira por encima del hombro izquierdo y mantén la postura durante cinco respiraciones.

Exhala y relájate, inhala y gira hacia la derecha para repetir el mismo estiramiento lateral, que termina con una torsión espinal para trabajar con el otro lado. Mira por encima del hombro derecho y mantén la postura durante cinco respiraciones. Exhala y relájate. Coloca las manos a ambos lados de los pies e inhala mientras las caderas se elevan ligeramente al inclinarte hacia delante; mantén los brazos rectos, activa intensamente la parte central de tu cuerpo y separa los pies del suelo (figura 6.4). Si no puedes elevar ambos pies, lleva las rodillas hacia el pecho manteniéndolos en contacto con el suelo o levanta un pie en dirección a la pelvis (figuras 6.5 y 6.6). Exhala mientras flexionas los codos y pasas a *Chaturanga Dandasana* dando un pequeño salto hacia atrás, inhala para pasar a *Urdhva Mukha Svanasana* y exhala mientras adoptas *Adho Mukha Svanasana*.

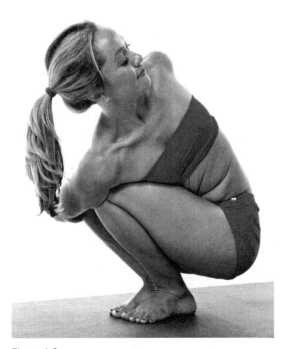

Figura 6.2

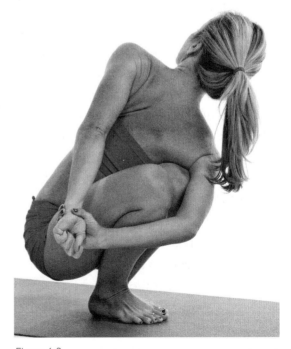

Figura 6.3

Si te resulta imposible unir las manos, puedes utilizar una toalla para lograr la ligadura, o intenta rodear una rodilla en lugar de las dos para poder experimentar las sensaciones que ofrece la postura. Las mujeres embarazadas deben evitar las torsiones profundas porque comprimen la parte inferior del abdomen y también deben abrir las piernas y unir las manos solamente en torno a una de ellas, dejando espacio para la zona abdominal. Por ejemplo, cuando se gira hacia la izquierda, la pierna izquierda está abierta y las manos se unen en torno a la pierna derecha, dejando espacio para el abdomen y facilitando la torsión, pues de esta forma hay menos compresión del torso.

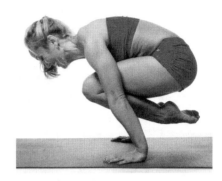

Figura 6.4

Pasasana limpia profundamente el sistema digestivo, abre los hombros para prepararte para las flexiones profundas hacia atrás que tendrás que hacer próximamente y despierta el sistema nervioso para el trabajo de limpieza de la serie intermedia. La mayoría de las torsiones comienzan en el lado derecho; sin embargo, en esta ocasión la primera torsión se realiza hacia el lado izquierdo. En *Pasasana* las rodillas giran hacia el interior, los hombros se abren, los pies forman una base sólida y el suelo pélvico está hueco y espacioso. Esta primera postura de la serie intermedia es complicada, de manera que tómate todo el tiempo que necesites para trabajar en ella hasta que puedas integrarla plenamente en tu práctica antes de seguir adelante. No tengas prisa por dejar atrás los escollos. Considera la posibilidad de repetir la postura dos o tres veces al día hasta que seas capaz de unir las manos más fácilmente. Pasa a la siguiente postura cuando consigas mantener la estabilidad en esta asana.

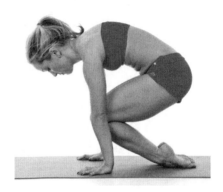

Figura 6.5

Beneficios

- Estira y fortalece los tobillos.
- Mejora la digestión y la eliminación.
- Abre el pecho, los hombros y la parte baja de la espalda.
- Activa el suelo pélvico.
- Promueve la toma de tierra a través de las piernas y la rotación interna de las caderas.

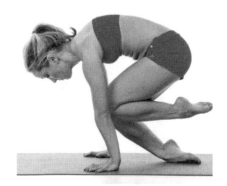

Figura 6.6

KROUNCHASANA
Postura del héroe
Drishti: padayoragra (dedos de los pies)

Pasa a esta postura directamente desde la anterior, *Adho Mukha Svanasana*. Inhala mientras das un pequeño salto hacia delante entre los brazos para adoptar una posición sedente con las piernas rectas. Flexiona la rodilla derecha hacia atrás mientras haces una rotación interna con el muslo derecho. Alinea el talón con el borde externo de la articulación de la cadera y mantén los dos isquiones en contacto con el suelo. Separa la pierna izquierda del suelo y apunta los dedos del pie hacia el cielo raso (si fuera necesario puedes flexionar primero la rodilla o mantenerla estirada todo el tiempo); agárrate una de las muñecas por detrás de la planta del pie izquierdo (solo si llegas fácilmente, no debes forzar el cuerpo para lograrlo). Estira los brazos y mantén los omóplatos lo más bajos posibles. Presiona los muslos uno contra otro para crear una rotación interna y mira hacia arriba (figura 6.7). Si tienes habilidad para saltar entre las piernas y hacer rotaciones internas, puedes pasar directamente a esta postura preliminar con un salto.

Exhala mientras flexionas los codos y lleva la pierna izquierda hacia la barbilla, empujando suavemente hacia abajo en dirección a la articulación de la cadera (figura 6.8). Alinea la parte central del esternón y el hueso púbico con la pierna izquierda. Mantén ambos muslos girados hacia el interior y las caderas hacia delante. En esta postura existe una tendencia a redondear la parte baja de la espalda y proyectar la cabeza hacia delante mientras se intenta acercar el mentón a la espinilla. En lugar de llevar la columna hacia abajo, debes proyectarla hacia arriba utilizando la parte central del cuerpo para estirarte hacia delante y hacia arriba, a lo largo del eje central. No recurras a las manos para forzar la apertura de los tendones de las corvas y las pantorrillas; utiliza los brazos para encajar la cabeza del fémur izquierdo en su cavidad con la intención de que la flexión de la cadera izquierda sea más profunda y para activar un poco más el suelo pélvico y facilitar que ambos muslos se mantengan girados hacia el interior. El trabajo en esta postura es concentrarse en la pelvis; si sientes que los brazos están demasiado tensos, relájalos y vuelve a conectar con la pelvis, el centro de la fuerza. Lo ideal sería que la pierna izquierda tuviera la fuerza y la estabilidad necesarias para sostenerse en alto por sí misma en lugar de tener que levantarla con la ayuda de las manos. Si visualizas la cavidad de la pelvis en torno a la articulación de la cadera izquierda, podrás encontrar la fuerza necesaria. Gira los muslos uno contra otro para involucrar el suelo pélvico en la postura;

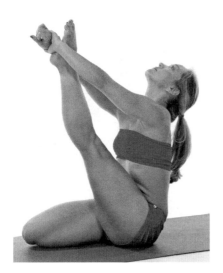

Figura 6.7

esto te ofrecerá mayor estabilidad. Mantén la postura durante cinco respiraciones y luego inhala mientras estiras los brazos y miras hacia arriba, haciendo una pausa en la postura preparatoria (figura 6.7). Exhala para establecer los *bandhas*.

Coloca las manos sobre el suelo a cada lado de las caderas e inhala para elevarte. Exhala y da un salto hacia atrás para adoptar *Chaturanga Dandasana*. Inhala y pasa a *Urdhva Mukha Svanasana*. Exhala y adopta *Adho Mukha Svanasana*. Da un pequeño salto mientras inhalas y repite la postura con el lado derecho, coordinando la respiración y el movimiento (figura 6.9).

Deshaz la postura si sientes algún pinchazo o molestia en la rodilla que tienes flexionada, pues esto puede ser una señal de una lesión potencial. Sentirás alivio sentándote sobre una toalla o un bloque para elevar la pelvis; no obstante, la mejor solución es estirar los músculos cuádriceps facilitando así la rotación interna necesaria para flexionar la rodilla sin correr ningún riesgo. El estiramiento de los cuádriceps que se produce en esta postura facilita la rotación interna y es un componente esencial de las próximas flexiones hacia atrás profundas. Si esta postura te resulta difícil, quizás sea útil

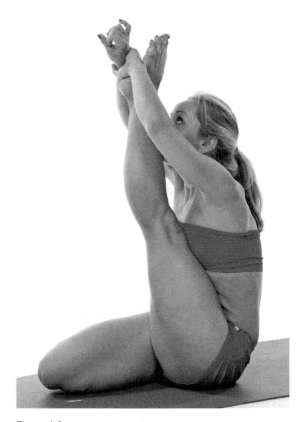

Figura 6.8

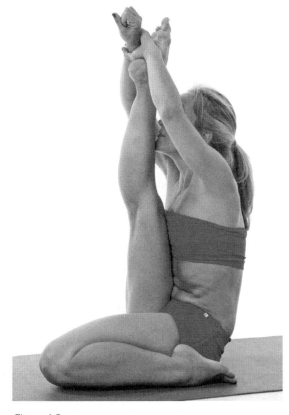

Figura 6.9

invertir un poco más de tiempo en estudiar la rotación interna de la cadera que expliqué para *Tiryang Mukha Ekapada Paschimattanasana* (postura de flexión hacia delante con la cara sobre una de las tres extremidades), de la primera serie. Si no eres capaz de realizar fácilmente Krounchasana, detente y dedica un tiempo a trabajar con los diferentes elementos de la postura antes de seguir adelante con las próximas asanas.

Beneficios

- Provoca la rotación interna de los muslos.
- Activa el suelo pélvico.
- Abre el sacro.
- Estira los tendones de las corvas y las pantorrillas.
- Alivia los síntomas de la ciática.

SHALABHASANA A Y B
Postura del saltamontes
Drishti: nasagra (nariz)

Comienza por *Adho Mukha Svanasana*. Exhala mientras bajas a Chaturanga Dandasana. Mantén la postura durante unos instantes, activando la fuerza central del cuerpo y afirmando los hombros y el pecho. Al comienzo de *Shalabhasana*, y de las tres posturas siguientes, hay que mantener momentáneamente *Chaturanga Dandasana*. Siempre que tuve la posibilidad de asistir a las clases grupales de la serie intermedia de Guruji, noté que ponía un énfasis especial en ese momento específico en el que se mantiene la postura. Si alguno de los practicantes seguía adelante, Guruji detenía a todo el grupo hasta que la persona en cuestión volviera a *Chaturanga Dandasana*. La lección que aprendí con él fue no apresurarme en *vinyasa* para pasar rápidamente de una a otra postura. Si te concentras en la fuerza mientras haces *Chaturanga Dandasana*, conseguirás activar la parte central del cuerpo y estabilizarte para realizar las flexiones hacia atrás intensas que comienzan a continuación.

Después de consolidar la postura durante un momento, exhala profundamente y relájate sobre el suelo tumbándote bocabajo. Lleva los hombros hacia delante, estira los brazos a los lados del cuerpo y alinea las manos con las caderas. Gira las palmas hacia arriba, presiona la parte superior de cada mano contra el suelo y abre suavemente los dedos mientras presionas las puntas de los dedos contra el suelo. Activa el suelo pélvico para darle un soporte adecuado a tu columna vertebral y contrae intensamente la parte inferior del abdomen. Inhala mientras presionas los huesos frontales de la pelvis contra el suelo para abrir las articulaciones de las caderas y producir un movimiento de nutación del sacro. La nutación sacral es un movimiento sutil en el cual el borde anterior del sacro, junto a la articulación sacroilíaca, se inclina hacia delante y se eleva en dirección al espacio interior de la pelvis, permitiendo así que la articulación sacroilíaca funcione más como un proceso espinal. Sin este pequeño movimiento el sacro se bloquea en su sitio y la parte baja de la espalda puede llegar a comprimirse cuando se realizan las profundas flexiones hacia atrás. Sube el pecho para separarlo del suelo y luego eleva el esternón para proyectarlo ligeramente hacia delante, estirando el cuerpo y haciendo la postura *Shalabhasana* A completa.

Mantén las piernas completamente rectas y siente cómo se activan los muslos mientras los separas del suelo (figura 6.10). Debes conseguir que los cuádriceps participen en el movimiento y hacer especial hincapié en la activación del músculo vasto medial. No debes flexionar las rodillas en un intento por elevar más los pies; simplemente siente cómo las crestas ilíacas presionan contra el suelo mientras levantas los muslos lo más alto posible. Proyecta la energía hacia afuera a través de los dedos gordos y arquea los pies de manera que las bases de los dedos apunten hacia los talones y viceversa, evitando presionar un pie contra otro. Haz una rotación interna con los muslos para crear más espacio en el sacro. Mantén una sensación de alargamiento en todo el cuerpo mientras activas los músculos de la espalda.

Después de respirar cinco veces, deja las piernas en la misma posición y cambia las manos a la postura que adoptan en *Chaturanga Dandasana*, alineando la palma

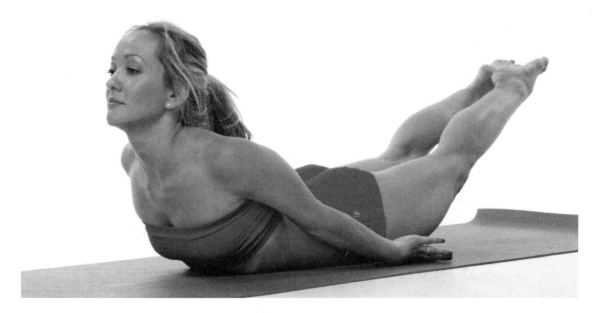

Figura 6.10

de cada mano con la cintura y los dedos con las costillas para pasar a *Shalabhasana* B (figura 6.11). Permanece en la postura durante otras cinco respiraciones. Ten cuidado de no presionar demasiado fuerte los brazos contra el suelo pues si activas demasiado el pecho, correrás el riesgo de forzar los músculos de la espalda. Simplemente utiliza la posición alternativa de las manos para comprobar la resistencia de la espalda y la parte central del cuerpo.

Los músculos de la espalda trabajan intensamente mientras mantienes las dos versiones de esta postura durante un total de diez respiraciones. Si permaneces con la pelvis activa y la parte inferior del abdomen profundamente contraído para proteger la columna vertebral y darle apoyo, y evitas levantar demasiado el pecho, no correrás ningún riesgo de lesionarte la espalda. Los muslos deben estar muy firmes durante todo el movimiento y la respiración debe ser profunda y regular. No presiones el hueso púbico contra el suelo; empuja hacia abajo las crestas ilíacas manteniendo el coxis tenso y proyectando el hueso púbico hacia atrás. Observa que este movimiento pélvico inclina el borde anterior del sacro hacia la pelvis para favorecer la nutación sacral y, de este modo, facilita las flexiones hacia atrás más profundas. Tomar conciencia de los principios que rigen las flexiones hacia atrás mientras trabajas en *Shalabhasana* determina la base técnica completa para las flexiones hacia atrás más profundas. Todas las flexiones hacia atrás buscan alargar la espina dorsal y crear más espacio entre las vértebras para facilitar la flexión. La idea es estirarte hacia fuera y ligeramente hacia delante desde la

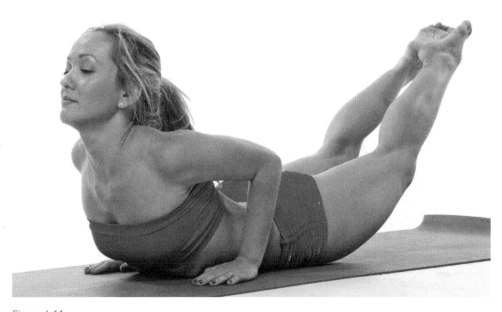

Figura 6.11

parte superior de la cabeza y simultáneamente estirarte hacia atrás y suavemente hacia fuera a través de los dedos de los pies con el fin de generar una larga línea de energía que recorra todo el cuerpo. No comprimas la columna vertebral. Si sientes una especie de crujido en la parte inferior de la espalda, baja las piernas para colocarlas más cerca del suelo y activa más intensamente el suelo pélvico. Si observas que el torso se eleva y cae con cada respiración, es muy probable que no hayas contraído el abdomen lo suficiente como para proteger la región lumbar.

Después de un total de diez respiraciones profundas, inhala y levanta el cuerpo para pasar directamente a *Urdhva Mukha Svanasana*. Exhala y vuelve a *Adho Mukha Svanasana* para prepararte para la siguiente asana.

Beneficios

- Fortalece la espalda, los muslos y el suelo pélvico.
- Trata el dolor crónico de espalda.
- Ayuda a aliviar los síntomas de las hernias de disco (si la asana se realiza suavemente).

BHEKASANA
Postura de la rana
Drishti: nasagra (nariz)

Comienza en *Adho Mukha Svanasana*. Exhala mientras bajas a *Chaturanga Dandasana* y mantén la postura unos instantes activando los músculos centrales al tiempo que afirmas los hombros y el pecho. Exhala una vez más y túmbate en el suelo bocabajo. Presiona las crestas ilíacas contra el suelo y activa el suelo pélvico mientras giras los muslos hacia el interior y flexionas las rodillas. Abre los pies a una distancia un poco mayor de la que hay entre las caderas y flexiona un poco más las rodillas. Si no quieres sufrir lesiones ni restringir la amplitud de tus movimientos, no intentes forzar las rodillas; por el contrario, flexiónalas suavemente mientras alineas los talones con los bordes externos de las articulaciones de la cadera. Levanta la parte superior de la espalda, separándola del suelo, mientras comienzas a hacer *Shalabhasana* A, luego estírate hacia atrás y sujeta los bordes internos de los pies. Rodea los dedos gordos con los pulgares y los índices, y orienta los dedos de los pies hacia el cielo raso para prepararte para la postura principal (figura 6.12).

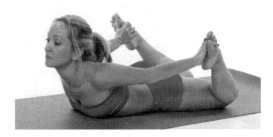

Figura 6.12

Separa los pies y las rodillas a una distancia ligeramente mayor de la que hay entre las caderas para que los pies estén en la posición idónea para hacer *Bhekasana*. Levanta los codos y coloca los dedos de las manos sobre la parte superior de los pies para iniciar la postura; presiona simultáneamente las crestas ilíacas contra el suelo para elevar los muslos y flexiona las rodillas para que los pies se estiren hacia el suelo junto con las articulaciones de la cadera (figura 6.13). Dirige la mirada hacia la nariz para que tu mente se oriente hacia el interior. A medida que inicias el movimiento para levantar el pecho del suelo, cambia la dirección de las manos y los dedos para que apunten hacia delante. Presiona suavemente sobre la parte superior de los pies para que los dedos se acerquen al suelo y al mismo tiempo los cuádriceps se estiren y las piernas se separen de la pelvis.

Orienta los dedos de los pies hacia delante y hacia el suelo, próximos a las caderas. No conseguirás una alineación correcta si los dedos de los pies apuntan hacia las nalgas, porque los pies necesitan espacio para estirarse hacia el suelo sin ningún riesgo. Desplaza los omóplatos en dirección a la columna, acerca ligeramente los codos entre sí y presiona los pies hacia abajo. Mantén presionadas las crestas ilíacas en dirección al suelo con el fin de elevar más los muslos y crear más espacio para las rodillas. Desplaza las rodillas hacia atrás para alejarlas del torso de manera que el sacro pueda oscilar y siga habiendo un espacio amplio en la parte inferior de la espalda. También debes sostener la rotación interna de los muslos para facilitar la flexión de las rodillas.

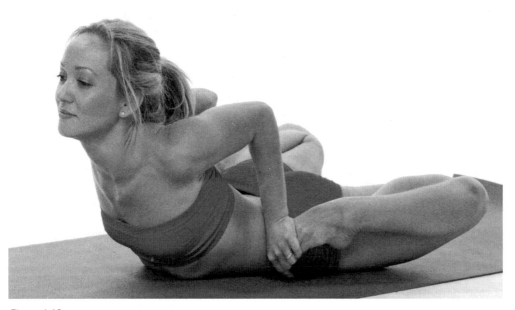

Figura 6.13

Si sientes un pinchazo en la rodilla, debes deshacer inmediatamente la postura; a continuación intenta percibir la elongación a través de los muslos y los cuádriceps. Mantén la postura durante cinco respiraciones, luego inhala y eleva el cuerpo para pasar directamente a *Urdhva Mukha Svanasana*. Exhala y vuelve a *Adho Mukha Svanasana* para prepararte para la siguiente postura.

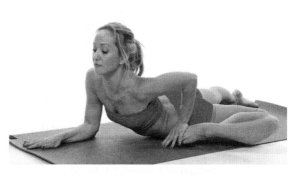

Figura 6.14

Yo lo pasé bastante mal con esta asana cuando empecé a integrarla en mi práctica diaria. No podía aceptar que fuera completamente seguro flexionar las rodillas de este modo, y esa idea me creó un obstáculo mental importante para practicar la postura. A pesar de mis reservas mentales, no tuve ningún dolor; es bastante común que los alumnos de yoga experimenten malestar físico y obstáculos mentales cuando se enfrentan a esta asana. Realizar *Bhekasana* suele ser uno de los mayores desafíos de la práctica porque muchos estudiantes no consiguen comprender ni ejecutar el giro de las manos que es necesario para situar los pies en la posición correcta.

Una técnica que ayuda a superar los obstáculos físicos y mentales para realizar esta postura es hacer una versión modificada en la que solo se flexiona una rodilla (figura 6.14). Debes seguir las mismas indicaciones técnicas y anatómicas que se ofrecen para la postura completa, aunque adaptadas para realizar el movimiento con un solo lado del cuerpo. La pierna que permanece estirada actúa como un estabilizador, de manera que conseguirás equilibrar la pelvis si presionas firmemente los dedos de los pies de esa pierna contra el suelo. Respira cinco veces, tanto con el lado derecho como con el izquierdo, antes de hacer la postura completa. Trabajar el movimiento individualmente con cada lado del cuerpo te ayudará a identificar el patrón de movimiento específico más efectivo para practicar la versión completa de Bhekasana. Por último, cuando observes que ya te sientes cómodo en esta postura, podrás adoptarla directamente sin necesidad de realizar las fases preparatorias.

DANURASANA
Postura del arco
Drishti: nasagra (nariz)

Comienza en *Adho Mukha Svanasana*. Exhala mientras bajas hacia el suelo para adoptar *Chaturanga Dandasana* y mantén la postura, activando la fuerza central del cuerpo mientras al mismo tiempo afirmas los hombros y el pecho. Luego exhala otra vez y túmbate sobre el suelo en posición prona. Inhala mientras presionas las crestas ilía-cas contra el suelo y produces un movimiento de nutación del sacro. Eleva los muslos y flexiona las rodillas, extiende la parte superior de la espalda, lleva los hombros ha-cia delante y estira las manos hacia atrás en dirección a los tobillos para sujetarlos con firmeza.

Una vez que los dedos hayan rodeado los tobillos, presiona las crestas ilíacas más firmemente contra el suelo para aumentar la nutación del sacro. Activa los músculos de la espalda para que sirvan de apoyo a la columna mientras contraes la parte inferior del abdomen y afirmas el suelo pélvico. Presiona la parte lateral de los dedos gordos entre sí y gira ligeramente los muslos hacia el interior para liberar el sacro. Siempre que te resulte posible, evita aplastar las nalgas al inicio de la postura. Lleva las piernas hacia atrás y luego tira de ellas hacia delante, aplicando la misma fuerza con los brazos y el pecho para pasar a *Danurasana* (figura 6.15). Dirige la mirada hacia la nariz y mantén la postura durante cinco respiraciones. La técnica para iniciar *Danurasana* de este modo requiere un alto nivel de control neuromuscular; sin embargo, te prepara para que seas capaz de alinear tu cuerpo en la postura de la forma más sana.

Si lo pasas mal intentando realizar esta asana, flexiona un poco las rodillas para acercar más los tobillos a las manos, pero trata de mantener los muslos separados del suelo. Las rodillas deben estar separadas a una distancia que no sea mayor de la que hay entre las caderas. Lo ideal es mantenerlas juntas durante toda la postura. Este es un movimiento complejo que es mejor comenzar con un patrón de movimiento cohesio-nado. No obstante, puedes descomponer el movimiento en diferentes fases si te resulta absolutamente necesario.

Los alumnos que tienen menos flexibilidad acaso necesiten comenzar separando los muslos del suelo, activando de forma consciente la nutación sacral. Realizando este movimiento resulta más fácil estirar la mano derecha hacia atrás para agarrar el tobillo derecho, y luego hacer lo mismo con la mano izquierda y el tobillo izquierdo. Aunque esta forma de ejecutar la postura pueda parecer más sencilla, no es recomendable a me-nos que sea estrictamente necesario. El movimiento asimétrico que se realiza al sujetar un tobillo antes que otro puede desestabilizar potencialmente la columna y acentuar el estiramiento más de un lado que del otro. Siempre que sea posible, es mejor iniciar el movimiento de un modo simétrico para que la fuerza y la flexibilidad sean iguales en ambos lados del cuerpo.

El «arco» de esta postura se crea mediante una activación equitativa y simultánea de los brazos y las piernas. Es muy útil pensar en esta asana como si fuera el arco de un arquero, pero también como el hermoso arco que forma un arco iris.

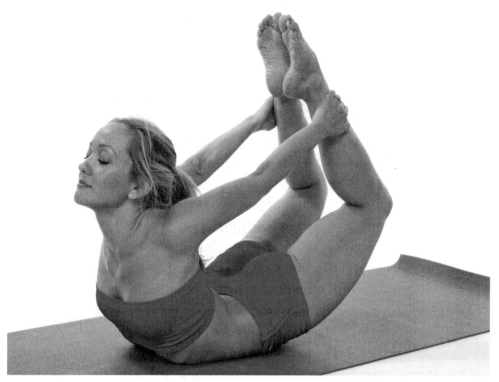

Figura 6.15

Afirma los muslos mientras separas completamente las piernas del suelo y las llevas hacia atrás en diagonal, apartándolas de la cabeza. Tira de las piernas hacia delante y hacia abajo con los brazos mientras giras los hombros hacia el interior para equilibrar la activación. No te balancees hacia adelante y hacia atrás. La fuerza equilibrada de los brazos y las piernas crea un arco que se distribuye por todas las vértebras. Extiende la columna vertebral para crear espacio entre las articulaciones de las vértebras con cada inhalación, y luego utiliza el espacio que has generado para producir flexiones más profundas durante la exhalación. Continúa extendiendo suavemente la columna mientras fomentas que la energía ascienda hacia la parte superior de la cabeza para continuar el arco de la espina dorsal. Mirar hacia arriba quizás te ayude a poner la cabeza y el cuello en la posición correcta, y una vez que te sientas estable en la postura, debes dirigir la mirada hacia la nariz.

Esta asana es una preparación esencial para las flexiones hacia atrás profundas porque enseña a utilizar las piernas y distribuir el trabajo de la flexión hacia atrás por todo el cuerpo. Si favoreces una zona de la columna vertebral, o de los brazos o las piernas, tenderás a utilizar exageradamente esa zona. Las flexiones hacia atrás son seguras y sanadoras a largo plazo, siempre que el trabajo de la postura recaiga en todo el cuerpo. Una indicación de que la postura es correcta es que sientas que todo el cuerpo está participando activamente (incluyendo los muslos, los brazos, la espalda y el suelo pélvico), que tu respiración es regular y tu mente está en calma. Dicho esto, es bastante común que los alumnos de yoga tengan una sensación de ardor o quemazón en los muslos cuando practican *Danurasana*; es un signo de que las piernas están intensamente activadas y no debería interpretarse como una contraindicación.

Después de respirar cinco veces, inhala y cambia a *Urdhva Mukha Svanasana*. Exhala y vuelve a *Adho Mukha Svanasana*.

Beneficios

- Mejora la digestión.
- Alivia el estreñimiento.
- Fortalece la columna vertebral y la espalda.
- Desarrolla resistencia mental.
- Calma la ansiedad.
- Ayuda a aliviar dolores leves en la parte baja de la espalda.
- Estira y abre la parte anterior del cuerpo, incluyendo el corazón.
- Mejora la función cardiovascular.

PARSVA DANURASANA
Postura del arco lateral
Drishti: nasagra (nariz)

Comienza en *Adho Mukha Svanasana*. Exhala mientras bajas a *Chaturanga Dandasana*. Mantén la postura activando la fuerza central del cuerpo mientras afirmas los hombros y el pecho. Exhala otra vez y túmbate bocabajo sobre el suelo. Inhala mientras elevas el cuerpo para adoptar *Danurasana* (figura 6.15) siguiendo el mismo patrón de movimientos que describí para la postura anterior. Permaneciendo en Danurasana, desplaza todo el cuerpo hacia la derecha con la siguiente exhalación, de manera que el lado derecho quede sobre el suelo y el arco gire hacia ese lado (figura 6.16). Respira cinco veces en la postura y luego inhala y vuelve a *Danurasana*. Exhala y gira hacia la izquierda, llevando la postura hacia el lado izquierdo; mantenla durante cinco respiraciones (figura 6.17). Inhala, vuelve a *Danurasana* y respira cinco veces más en la postura (figura 6.15).

Debes tener en cuenta que al final de estas quince respiraciones te sentirás cansado. Las dos batallas que libramos en *Parsva Danurasana* son la resistencia y la alineación. Es difícil mantener la misma alineación cuando estás tumbado sobre un lado del cuerpo. Sin embargo, es imperativo que prestes mucha atención a los detalles en esta

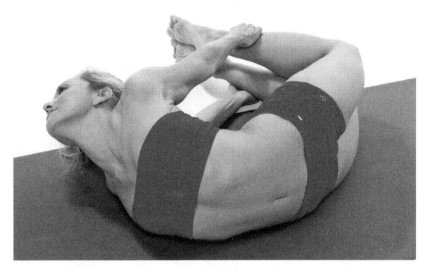

Figura 6.16

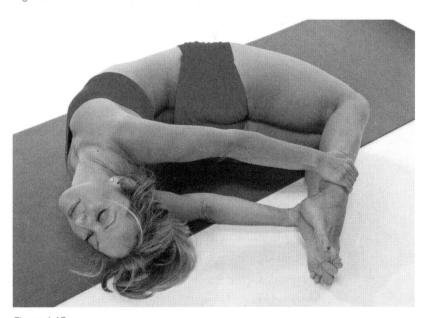

Figura 6.17

asana, tal como has hecho en la postura original, para proteger la columna y potenciar sus propiedades curativas. Es un verdadero desafío mantener *Parsva Danurasana* durante quince respiraciones cuando estoy un poco fuera de práctica. Utiliza las sensaciones de ardor o quemazón en los muslos para afirmar tu decisión de permanecer en la postura.

Cuando gires a derecha e izquierda, inicia el movimiento desde lo más profundo del suelo pélvico, contrae la parte inferior del abdomen y desplaza lateralmente el centro de tu cuerpo de manera que los hombros, el pecho y las piernas sigan su movimiento. Deja que tu cabeza caiga hacia atrás para continuar la extensión natural de la columna. No apoyes la cabeza en el suelo ni la gires a la derecha o a la izquierda.

El trabajo real de la postura comienza cuando la parte lateral de tu cuerpo toca el suelo. Estírate hacia delante con el lado del cuerpo en el que las costillas y el hombro están en contacto con el suelo. Inclina la cabeza hacia atrás para que su parte superior quede orientada hacia los pies, sin dejar de mirarte la nariz. Coloca firmemente la parte lateral de la pelvis sobre el suelo porque es el soporte del cuerpo en esta postura. Mientras estiras la columna debes producir un movimiento de nutación sacral. Separa los pies y los muslos de las caderas para estirar la parte inferior de la espalda y abrir las articulaciones de la cadera. Mantén las rodillas y los pies juntos. Evita elevar demasiado la rodilla que tienes en alto; de lo contrario, puedes forzar innecesariamente la articulación. Lo ideal es que sientas un estiramiento un poco más intenso a lo largo de la parte elevada de la pelvis, la espalda, los hombros y el pecho.

Después de respirar cinco veces, inicia el movimiento para volver a *Danurasana* desde la parte elevada de la pelvis, orientando hacia el suelo la cresta ilíaca que está suspendida en el aire. Desplaza el centro de tu cuerpo hacia atrás hasta conseguir una posición erguida comenzando el movimiento en el espacio interior de la pelvis e implicando luego al resto del cuerpo. Debes estar muy atento para mantener los pies y las rodillas relativamente juntos durante toda la transición; si no lo haces así, puedes correr el riesgo de sufrir una lesión en las rodillas. Cuando vuelvas por última vez a *Danurasana* y respires cinco veces en la postura, te habrás puesto a prueba física y mentalmente. Conserva la alineación que he descrito previamente, sigue manteniendo conscientemente un diálogo interior positivo. Deberías notar que los muslos y la espalda han trabajado intensamente, e incluso experimentar una sensación de ardor o quemazón en ellos. Si sientes que los músculos están trabajando relajadamente y no te duelen las articulaciones, puedes seguir adelante. Si, por el contrario, sientes un pinchazo o una molestia aguda en la espalda, debes deshacer la postura de inmediato.

Respira cinco veces en *Danurasana* y seguidamente pasa a *Urdhva Mukha Svanasana* mientras inhalas. Exhala y ve a *Adho Mukha Svanasana*.

Beneficios

- Mejora la digestión.
- Alivia el estreñimiento.
- Fortalece la columna vertebral y la espalda.
- Desarrolla resistencia mental.
- Calma la ansiedad.

- Ayuda a aliviar dolores leves en la parte baja de la espalda.
- Estira y abre la parte anterior del cuerpo, incluyendo el corazón.
- Mejora la función cardiovascular.

USTRASANA
Postura del camello
Drishti: nasagra (nariz)

Ustrasana es una de las flexiones hacia atrás más sanadoras y terapéuticas de todo el método Ashtanga yoga. Esta postura se encuentra en casi todos los estilos de yoga; tiene el potencial de sanar al organismo y su práctica te prepara para próximas flexiones que son aún más profundas. Mi maestro R. Sharath Jois siempre ha descrito *Ustrasana* como una postura fácil; si así fuera, quizás sería la única de toda la serie intermedia. Como Ustrasana es ligeramente menos compleja que algunas de las otras asanas de la serie, puede resultar tentador pasarla por alto. No obstante, la práctica diligente de esta postura te ayudará a comprender mejor el trabajo interior del yoga.

Desde *Adho Mukha Svanasana*, inhala y salta hacia delante para adoptar una postura sobre las rodillas. Apóyate en el suelo lo más suavemente posible, manteniendo las rodillas lo más cerca que puedas del torso y activando la parte central del cuerpo. Alinea las caderas, el torso, los hombros y la cabeza directamente por encima de las rodillas, como si estuvieras «de pie» sobre ellas, y mantén la barbilla orientada hacia el pecho. Exhala y coloca las manos en la cintura para prepararte para la postura, pero no empieces todavía a desplazarte hacia atrás (figura 6.18). Inhala otra vez para crear espacio entre las vértebras, contrae el estómago, avanza la pelvis y afirma las piernas sobre el suelo.

Debes realizar lentamente esta fase preparatoria que es esencial para adoptar la postura. Si te limitas a desplazar el cuerpo hacia atrás sin crear primero espacio para el movimiento y un apoyo seguro, te arriesgas a comprimir las articulaciones de la columna vertebral. Todas las flexiones hacia atrás tienen el objetivo de crear espacio durante la inhalación para facilitar luego el movimiento durante la exhalación. Con las manos en la cintura, dedica unos instantes a percibir cómo se eleva la energía a lo largo del eje central del cuerpo con cada inhalación. Deja que ese flujo energético tire de la parte inferior del abdomen en dirección a la columna de forma natural, eleva

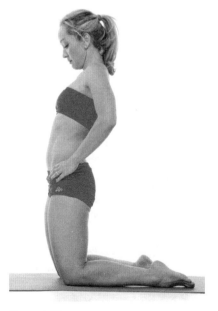

Figura 6.18

103

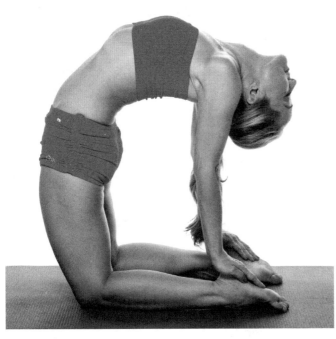

Figura 6.19

la caja torácica y el esternón. Solo debes completar la postura después de sentir que has creado espacio suficiente como para realizar esta asana sin riesgo de lesionarte.

Si la fase preparatoria te parece complicada, no deberías esforzarte por realizar la postura más profundamente. En cambio, puedes practicarla con las manos apoyadas en la cintura hasta que desarrolles la fuerza y la flexibilidad de la columna vertebral que se necesitan para adoptar *Ustrasana* completa.

Exhala mientras utilizas el espacio que has creado para flexionar el cuerpo hacia atrás. Orienta las caderas hacia delante, deja caer la cabeza hacia atrás, extiende la espina dorsal y acerca las manos a los talones de los pies, orientando los dedos de las manos hacia los dedos de los pies para realizar la postura (figura 6.19). Intenta mover las dos manos al unísono y evitar girar la columna, o los hombros, con la intención de llegar antes a un pie que al otro.

Si sientes que la parte baja de la espalda y el cuello están comprimidos, es recomendable que inicies la postura más despacio. En lugar de estirarte directamente hacia atrás para adoptar *Ustrasana*, coloca los pulgares sobre el sacro en la posición inicial, luego desplaza las caderas hacia delante, lleva la cabeza hacia atrás y acerca los codos entre sí (figura 6.20). Utiliza las manos como apoyo para la parte baja de la espalda. Si no te sientes cómodo en esta posición, puedes optar por mantener simplemente la postura inicial; la práctica te permitirá desarrollar la fuerza suficiente como para poder completar el movimiento.

Permanece en *Ustrasana* y flexiona las caderas abriendo la parte anterior de sus articulaciones y, al mismo tiempo, contrae la zona de la cintura. Arquea la columna hacia atrás y evita flexionar las rodillas para llegar mejor hasta los pies. Intenta mantener los muslos perpendiculares al suelo y las rodillas separadas a la misma distancia que las caderas.

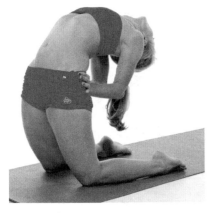

Figura 6.20

Una vez que tus manos entren en contacto con las plantas de los pies, lleva los hombros hacia delante realizando una rotación interna y presiona activamente las manos contra los pies. Mantén unidos los dedos de las manos y relaja el cuello para dejarlo caer un poco más hacia atrás. Empuja la pelvis hacia delante produciendo la nutación del sacro para abrir la parte anterior de la pelvis. Desplaza el coxis hacia delante pero no lo contraigas, pues de lo contrario la zona lumbar se aplanará y se producirá una flexión espinal cuando el objetivo de *Ustrasana* es crear una extensión espinal. Solo deberías considerar contraer el coxis para evitar el movimiento de la parte inferior de la espalda si tienes una lesión en la región lumbar o tus articulaciones sacroilíacas están mal alineadas.

Si tu pelvis guarda la alineación correcta y no tienes problemas con la parte baja de la columna, es seguro y quizás también necesario aprender a conectarse con la flexibilidad natural de esta zona del cuerpo. Al producir una nutación sacral y activar los músculos de la espalda, estás creando espacio entre las vértebras, y es precisamente ese espacio el que te permite flexionar tu cuerpo hacia atrás sin ningún riesgo. Te ruego que prestes mucha atención con el fin de activar el suelo pélvico y crear un buen apoyo para el sacro y la columna. Gracias a la activación consciente de la zona conocida como *mula bandha* esta postura es segura, y además curativa, para el área lumbar.

Gira los muslos hacia el interior y relaja las nalgas para crear un espacio todavía mayor en la parte baja de la espalda y el sacro. Cada vez que inhales percibirás que el centro del esternón se eleva, los omóplatos se separan, la parte anterior del cuerpo se estira, la parte posterior del cuerpo sirve de apoyo y la pelvis se desplaza un poco más hacia delante. Eleva equitativamente ambos lados de la caja torácica y ten cuidado de que las costillas flotantes no sobresalgan demasiado. Deja caer la cabeza hacia atrás para continuar la extensión espinal.

Evita la tensión en el cuello. La rotación interna de los hombros debe servir de apoyo para el cuello en extensión. Si tienes una sensación de compresión en él, es probable que se deba a una mala alineación de los hombros.

Presiona los bordes internos de las rodillas contra el suelo para acentuar la rotación interna de los muslos. Empuja con suavidad la parte superior de los dedos de los pies contra el suelo para mantener los pies activos. Después de respirar cinco veces, inhala mientras llevas las manos a la cintura. Vuelve a la posición preparatoria comenzando el movimiento desde las caderas y dejando luego que todo el cuerpo se sume a él, subiendo la cabeza en último lugar. Si inicias el movimiento con la cabeza, puedes comprimir el cuello o bloquear la respiración. Si fuera posible, vuelve a la posición inicial durante una inhalación manteniendo las manos en la cintura. Si necesitas un apoyo para la parte baja de la espalda, puedes conseguirlo presionando los pulgares contra el sacro, tal como hicimos en la postura preparatoria modificada (figura 6.20). Exhala con las manos en la cintura para asentarte en la postura y activar el suelo pélvico.

Coloca las manos sobre el suelo alineadas con las rodillas. Inhala y levanta las rodillas en dirección al pecho, gira los muslos un poco más hacia el interior, deja que los pies se separen del suelo, comprime los talones contra la pelvis, activa los músculos abdominales y estabilízate durante una respiración (figura 6.4). Si no puedes mantener el peso de tu cuerpo separado del suelo en esta posición «elevada», modifícala llevando ambas rodillas hacia el pecho y levantando un pie del suelo igual que en el procedimiento indicado para *Pasasana* (figura 6.6). Practicar la postura «elevada» después de las flexiones hacia atrás ayuda a recolocar la columna y relajar la parte baja de la espalda. No te preocupes si no eres capaz de elevarte completamente; la práctica regular te ayudará a desarrollar la fuerza de los músculos centrales para proteger tu espalda de lesiones potenciales.

No pases por alto esta fase; si te sientes frágil, debes hacer especial hincapié en ella y trabajar para acumular fuerza en la parte central del cuerpo lenta y regularmente. Después de elevarte lo máximo que puedas, exhala y vuelve a *Chaturanga Dandasana*. Inhala y avanza hasta *Urdhva Mukha Svanasana*, luego exhala y desplázate hacia atrás para adoptar *Adho Mukha Svanasana*.

Beneficios

- Ayuda a aliviar los síntomas de trastornos respiratorios leves.
- Mejora la digestión.
- Mejora la circulación.
- Fortalece la función cardiovascular.
- Fortalece y estira la espalda.

LAGHUVAJRASANA
Postura del rayo (o del diamante)
Drishti: nasagra (nariz)

Ustrasana es una postura relativamente sencilla; sin embargo, *Laghuvajrasana* es todo lo contrario. Todas las flexiones hacia atrás expuestas anteriormente trabajan lentamente para abrir la columna vertebral y calentar la espalda, las caderas, los muslos y los hombros. Laghuvajrasana desarrolla la fuerza y la estabilidad necesarias para las flexiones hacia atrás. Esta postura no está destinada a estirar los músculos sino a fortalecerlos, y es importante que pienses en ella en esos términos. La práctica regular pondrá a prueba tu resistencia física y mental.

Inhala en *Adho Mukha Svanasana* y luego salta hacia delante para ponerte de rodillas. Realiza el movimiento lo más suavemente posible, girando las rodillas hacia dentro junto al torso y activando la parte central del cuerpo. Coloca las caderas, el torso, los hombros y la cabeza alineados por encima de las rodillas (como si estuvieras de pie sobre ellas), manteniendo el mentón orientado hacia el pecho. Exhala y coloca las manos sobre la cintura para prepararte para la postura, pero no comiences todavía a flexionar el cuerpo hacia atrás. Inhala una vez más para crear espacio entre las vértebras, contrae el abdomen, proyecta la pelvis hacia delante y afirma sólidamente las piernas sobre el suelo. Arquea ligeramente la espalda como si fueras a hacer *Ustrasana* y flexiona las rodillas mientras afirmas los cuádriceps; a continuación sujétate los tobillos manteniendo las rodillas separadas a la misma distancia de las caderas.

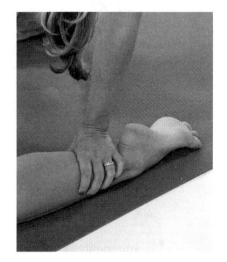

Figura 6.21

Alinea las manos de modo que los pulgares estén orientados hacia dentro y los dedos hacia fuera. Ejerce presión sobre las muñecas para aplanarlas lo máximo posible, de manera que las palmas de las manos se deslicen hacia el borde interior de los talones (figura 6.21). Si agarras los tobillos de otra forma, te resultará muy difícil alinear el cuerpo al comenzar la postura y no serás capaz de mantener los brazos estirados al final.

Presiona las muñecas hacia abajo mientras sujetas los tobillos con la punta de los dedos, pero evita tirar de ellos con los dedos o los brazos. En cambio, empuja hacia abajo con los brazos y las manos y lleva los hombros hacia delante para producir una rotación interna y crear el espacio que necesitas para llevar el cuerpo hacia atrás. Cuando hayas conseguido la posición correcta de las manos y los hombros, flexiona las rodillas mientras afirmas los cuádriceps para moverte hacia atrás en diagonal. En lugar de arquear la columna más intensamente de lo que permite su curvatura natural, ocúpate de estirar el cuerpo hacia atrás recurriendo a la fuerza de los muslos y del suelo pélvico. Mantén los codos completamente rectos y exhala mientras colocas suavemente la cabeza sobre el suelo (figura 6.22)

La posición correcta para las manos es que estén ligeramente giradas hacia las pantorrillas; sin embargo, no debes colocarlas demasiado cerca de las corvas ni dejar que los codos se doblen. Utiliza la fuerza de los cuádriceps y de los músculos centrales del tronco para controlar el movimiento mientras echas el cuerpo hacia atrás y haz todo lo posible para no hacer un *aterrizaje forzoso*. Cuando la cabeza entre en contacto con el suelo, no te des por vencido dejándote caer sobre la espalda; mantén la fuerza y la integridad estructural de tu alineación con el fin de estabilizarte en la postura. Intenta no

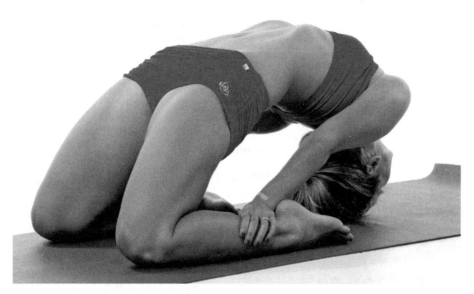

Figura 6.22

separar las rodillas del suelo, pero si así sucediera, acércalas y presiónalas hacia abajo en cuanto la cabeza toque el suelo para mantener controlada la alineación de la postura.

Si lo pasas mal intentando controlar el movimiento hacia atrás, procura realizar solamente la mitad del recorrido y mantenerte en la posición durante cinco respiraciones, con el propósito de desarrollar la fuerza de las piernas, la espalda y la parte central del cuerpo que necesitas para adoptar la postura completa (figura 6.23). Esta es una buena forma de practicar el movimiento para deshacer la postura; puedes trabajar para aprender a acercarte al suelo progresivamente hasta que seas capaz de controlar el movimiento descendente de la cabeza. Una vez que domines dicho movimiento, tendrás el poder y la fuerza para hacer *Laghuvajrasana* completa.

Otra forma de desarrollar la fuerza necesaria para acometer la postura completa es bajar directamente (incluso aunque tomes contacto con el suelo de forma un poco abrupta) y mantener la asana durante quince respiraciones. Esto ayuda a desarrollar la resistencia mental y física, y con el paso del tiempo adquirirás la fuerza necesaria para hacer y deshacer la postura de forma controlada.

En realidad la parte fácil de la postura es echar el cuerpo hacia atrás y la verdadera prueba de fuerza consiste en deshacerla. Incluso cuando puedes realizar la postura lenta y controladamente, resulta muy tentador dejarse caer en cuanto la cabeza llega al suelo. Si abandonas el apoyo de las piernas y el suelo pélvico, te resultará extremadamente difícil elevar el cuerpo para deshacer la postura. Cuando te dejas caer completamente sobre el suelo, por lo general la mente se distrae del trabajo. En esta postura no puedes abandonarte, ni siquiera cuando te parece imposible seguir adelante. Tienes que aprender a recurrir a la fuerza y aplicar la técnica, aun cuando estés convencido de que no serás capaz de obtener el resultado deseado. Recuerda que estás desarrollando el corazón valiente que se necesita para hacer las flexiones hacia atrás y que debes realizar un trabajo que es fundamental para desarrollar fuerza. *Laghuvajrasana* potencia la resistencia mental y también la fuerza física.

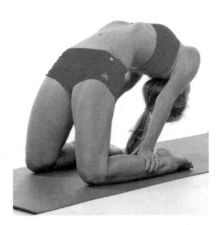

Figura 6.23

Cuando seas capaz de hacer esta postura de forma regular, comprenderás qué significa practicar sin apego. Si al tocar el suelo con la cabeza sientes que no tienes ninguna probabilidad de completar el movimiento, debes olvidarte de ello e intentarlo de todos modos. Sigue la técnica indicada para aprender a bajar el cuerpo utilizando los apoyos durante todo el movimiento para no caerte hacia atrás. Debes seguir teniendo la sensación de estar elevado, incluso mientras mantienes la asana durante cinco respiraciones.

La técnica para deshacerla comienza recordando que *Laghuvajrasana* es una postura para fortalecerse. No flexiones el cuerpo hacia atrás con la intención de llevar la cabeza cerca de los pies ni arquear más profundamente la columna vertebral. Los cuádriceps y el suelo pélvico se activan para servir de apoyo a las caderas y la parte baja de la espalda. Los muslos giran hacia el interior para liberar el sacro. Los músculos de los glúteos se aflojan ligeramente.

El primer paso para deshacer la postura es pensar que el cuerpo se va a mover hacia delante y no hacia arriba. Empieza a afirmar los muslos mientras mantienes la postura y moviliza al mismo tiempo los bordes internos de las rodillas para que tomen contacto con el suelo. Visualiza el coxis y activa el suelo pélvico. Luego inhala y desplaza las caderas y el coxis hacia delante, aprovechando el apoyo sólido de las piernas. Presiona las palmas de las manos contra los tobillos y deja que el cuerpo siga el movimiento del coxis hacia delante.

En cuanto las caderas estén situadas por encima de las rodillas y la columna se desplace hacia la posición erguida se producirá un movimiento natural. En ese momento la cabeza debe seguir el movimiento y ser la última en llegar a la posición vertical. Tal como sucede en *Urdhva Danurasana*, la cabeza se encargará de dirigir el movimiento si intentas «incorporarte», y esto creará pesadez y tensión. Utiliza el impulso natural de cambiar el peso corporal hacia delante para que recaiga sobre las piernas de modo que la columna produzca una serie de movimientos. Inicia una sucesión de dichos movimientos presionando las rodillas y los pies contra el suelo, afirmando los muslos y el suelo pélvico, desplazando luego las caderas y el coxis hacia delante y, por último, levantando la columna y la cabeza para volver a la posición inicial de la asana.

No flexiones los codos ni recurras a la fuerza de los brazos para llevar el torso a la posición vertical; de lo contrario, perderás la conexión con tu cuerpo a lo largo de esta cadena de movimientos. Lo que sucede cuando los alumnos flexionan los codos es que de inmediato intentan levantar el cuerpo utilizando las manos y los dedos. Este movimiento está mal planteado y casi siempre conduce al fracaso, además de producir dolor de espalda y tensión en el cuello. En lugar de estar pendiente del objetivo de incorporarte, debes abandonarte al trabajo interno de la postura y practicar para desarrollar la fuerza y la resistencia que se requieren para efectuar correctamente el movimiento antes de seguir adelante.

Si el movimiento completo te resulta difícil, no te empeñes en hacerlo. Es posible que la parte central de tu cuerpo todavía no esté lo suficientemente fuerte como para las flexiones hacia atrás tan profundas. Repite este movimiento entre tres y cinco veces al día hasta que consigas realizarlo y sigue practicando las flexiones hacia atrás después de haber repetido varias veces *Laghuvajrasana*.

Los practicantes flexibles deberían ser especialmente conscientes de esta postura y no caer en la tentación de evitar el difícil trabajo que plantea y continuar con las siguientes asanas. Si sigues adelante sin haber conseguido la estabilidad que confiere *Laghuvajrasana*, te arriesgas a lesionarte la espalda o los hombros, porque esta postura es una especie de prueba para aprender a desarrollar fuerza y recurrir a la fuerza de las piernas y la parte central del cuerpo para pasar a la siguiente postura, que es una profunda e intensa flexión hacia atrás. La práctica de Ashtanga yoga está diseñada para, con el paso del tiempo, entrenar tu cuerpo sistemáticamente para la realización de movimientos complejos. No tengas prisa.

Después de respirar cinco veces en la postura de rodillas, inhala mientras llevas las manos a la cintura. Exhala mientras te asientas en la asana. Coloca las manos sobre el suelo, alineadas con las rodillas. Inhala y levanta las rodillas en dirección al pecho, gira los muslos un poco más hacia el interior, deja que los pies se eleven del suelo, comprime los talones contra la pelvis y estabilízate en la postura durante una respiración (figura 6.4), modificándola si fuera necesario tal como he indicado anteriormente. Después de elevar el cuerpo lo máximo posible, exhala y pasa suavemente a *Chaturanga Dandasana*. Inhala y desplaza el cuerpo hacia delante para ir a *Urdhva Mukha Svanasana*, luego exhala y desplázate hacia atrás para adoptar *Adho Mukha Svanasana*.

Beneficios

- Mejora la circulación.
- Fortalece la función cardiovascular.
- Fortalece la parte central del cuerpo, los muslos y la espalda.
- Prepara el cuerpo para las flexiones profundas hacia atrás.
- Relaja el sacro.
- Desarrolla una fuerte determinación mental.

KAPOTASANA A Y B
Postura de la paloma
Drishti: nasagra (nariz)

El mero hecho de pensar en algunas posturas da miedo. Si tu columna no es naturalmente flexible, simplemente imaginar que deberás hacer una postura como *Kapotasana* puede despertar todo tipo de emociones, que abarcan desde la negación, la evitación y la ansiedad hasta la tristeza, la vulnerabilidad y el pánico. Los practicantes que son naturalmente flexibles también tienen dificultades para adoptar esta postura con la alineación correcta que enseña el método Ashtanga yoga.

Algunos alumnos me han preguntado por qué tenemos que hacer algo tan extremo como parte del camino espiritual hacia la conciencia interior. Cuando *Kapotasana* se realiza con una técnica sana y segura, y se practica con paciencia y desapego, representa un viaje hacia el fondo del pozo de tu propia mente subconsciente; por lo tanto, si dominas esta asana adquirirás un determinado nivel de maestría sobre ti mismo.

Cuando una postura es tan difícil como *Kapotasana*, la primera lección que se debe aprender es que no puedes luchar contra tu cuerpo para practicarla en profundidad; has de mantener una actitud clara y serena mientras renuncias a tu coraza mental y liberas la tensión acumulada en tu cuerpo. Muy pocas posturas ofrecen un espejo tan claro para los obstáculos internos que todos tenemos. Una de las lecciones básicas de Ashtanga yoga es que en lugar de escapar de las dificultades aprendes a ser valiente aunque el mundo se derrumbe a tu alrededor. El objetivo de *Kapotasana* es ofrecerte un laboratorio donde puedas ponerte a prueba bajo un nivel máximo de estrés. Si no has sentido todavía que la serie intermedia es la «semana del infierno», con esta postura empezarás a percibirlo. Si tienes la impresión de que estás descendiendo a los lugares más oscuros de tu cuerpo y tu mente, y de que el viaje te está produciendo muchas emociones negativas y sensaciones físicas muy intensas, no te quepa la menor duda: te encuentras en el buen camino.

En una clase guiada de la segunda serie sentí que Sri K. Pattabhi Jois «pulsaba todos mis botones». Aunque normalmente cada postura se mantiene durante cinco respiraciones, ese día en particular Guruji decidió que mantuviéramos *Kapotasana* durante un tiempo extraordinariamente largo. Comencé a contar mi respiración y cuando llegué a diez empecé a sentir ansiedad porque no sabía cuánto tiempo tendríamos que mantener la postura. Cuando ya había respirado veinte veces, comencé a considerar la posibilidad de disminuir la intensidad. A las treinta respiraciones estaba completamente ansiosa e incluso había entrado en pánico, mi respiración se había disparado y sentía mucho calor en el cuerpo. Al llegar a las cuarenta y cinco respiraciones mi mente se instaló en el espacio oscuro del derrotismo y estuve a punto de abandonar la postura. Sin embargo, persistí en mantenerla, seguramente por el respeto que me inspiraba mi maestro, y poco después los dolores desaparecieron y volví a respirar sin dificultad.

La lección que aprendí es que precisamente en el otro lado de la negatividad hay una fuerza ecuánime que tiene la habilidad de ayudarte a superar los desafíos. Aunque mi malestar físico era real (en otras palabras, hacer la postura no me resultaba nada fácil), a través del calidoscopio de emociones muy intensas mi mente conservó la suficiente claridad como para comprender que el dolor físico que sentía no iba a provocarme una lesión. La lección de *Kapotasana* es el recorrido espiritual que te transporta desde la duda hasta el coraje, desde la ansiedad hasta la paz. Es tu epopeya heroica personal a través de tu propio campo de minas interior. Al final del camino se encuentra la suave y sólida fuerza de la sabiduría, el amor y la compasión.

No es coincidencia que esta sea la primera de las posturas que sirven de entrada a la serie intermedia. *Kapotasana* requiere un profundo nivel de flexibilidad combinado con la fuerza suficiente como para poder sostener el cuerpo en esta intensa postura. Algunos alumnos la han practicado durante diez años para perfeccionar la alineación y la energética del movimiento antes de seguir adelante con otras asanas. Incluso los practicantes que tienen una flexibilidad natural consideran que se requiere un alto nivel de destreza y dedicación para realizar esta postura como parte de una práctica de seis días a la semana. No tengas prisa en realizar esta postura ni trates de evitar las intensas emociones o sensaciones físicas que despierta, ya que son completamente normales y forman parte de las propiedades de purificación y desintoxicación de la práctica. Las sensaciones de ardor o quemazón de los músculos también forman parte del trabajo realizado para establecer los límites de la fuerza y la flexibilidad.

A pesar de que es necesario aceptar que el trabajo es intenso, nunca debes llegar a hacerte daño ni lesionarte. En cuanto experimentes una sensación aguda o un pinchazo en las articulaciones, especialmente en torno a la columna o los hombros, debes deshacer de inmediato la postura. Dicha sensación no es una señal de que debes trabajar más profundamente, sino una indicación de que no estás aplicando la técnica adecuada. No trabajes demasiado intensamente ni fuerces tu cuerpo, ya que podrías mermar el grado de sensibilidad que necesitas desarrollar para percibir tu cuerpo interior. Tu mente debe estar clara y atenta para poder identificar correctamente el dolor que precede a una lesión. Las posturas más intensas de yoga, incluida *Kapotasana*, requieren la paciente determinación de mantenerte en el camino sin lesionarte, independientemente del tiempo que necesites para conseguirlo.

En este punto de la serie intermedia comenzará a producirse un cambio radical en la calidad de la práctica diaria porque ya habrás empezado a aumentar el flujo energético a lo largo de tu columna vertebral. Esta carga de energía que se añade al sistema nervioso eleva la tasa metabólica en reposo y también la vibración espiritual del cuerpo y de la mente. No te preocupes si tienes problemas para dormir durante un breve periodo de tiempo, suele suceder mientras te adaptas al incremento del flujo energético. Por otra parte, tu práctica será más prolongada y requerirá más energía, de modo que no debes sorprenderte si te sientes especialmente cansado a lo largo del día.

Asumiendo que lo que te he contado sobre mis batallas con *Kapotasana* no te ha inducido a abandonar el viaje sino, por el contrario, te ha servido de estímulo para aceptar el desafío, ya estamos listos para comenzar. Desde *Adho Mukha Svanasana*, inhala y salta hacia delante para ponerte de rodillas. Toma contacto con el suelo lo más suavemente posible, acercando las rodillas al torso todo lo que puedas y activando la región central del cuerpo. Coloca las caderas, el torso, los hombros y la cabeza directamente por encima de las rodillas como si estuvieras «de pie» sobre ellas. Exhala y lleva las manos a la cintura como fase preparatoria, sin iniciar todavía la flexión hacia atrás. Inhala una vez más para generar espacio entre las vértebras, contrae el estómago, lleva la pelvis hacia delante y afirma las piernas sobre el suelo. Arquea ligeramente la espalda para iniciar *Ustrasana*. Coloca las manos en posición de oración junto al esternón, desplaza los hombros hacia delante, eleva el pecho, deja caer la cabeza hacia atrás y afirma un poco más las piernas (figura 6.24).

La forma más tradicional y avanzada de empezar *Kapotasana* es arquear el cuerpo hacia atrás mientras respiras suave y relajadamente, girar los hombros hacia el exterior, sujetar los talones con las manos, bajar los hombros al suelo, girar los muslos hacia el interior, activar los cuádriceps, afirmar el suelo pélvico y mantener el espacio creado entre las vértebras (figura 6.25). Muy pocos practicantes pueden hacer este movimiento satisfactoriamente y ningún alumno que sea principiante debería probar este procedimiento. Si estás empezando a aprender el método o tu espalda no es muy flexible, necesitarás dividir el movimiento en varios pasos.

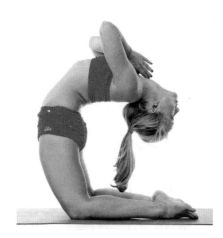

Figura 6.24

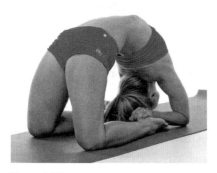

Figura 6.25

La forma más sencilla de hacer *Kapotasana* es ralentizar el movimiento y hacer más respiraciones durante el mismo para ofrecer a tu cuerpo y mente el espacio necesario para abrirse y fortalecerse. Si te apresuras solo conseguirás aumentar las posibilidades de comprimir la columna o alterar el sistema nervioso, incluso aunque tu espalda sea naturalmente flexible. Comienza por la fase preparatoria y ponte de rodillas para crear espacio entre las vértebras y estirar el cuerpo, y luego exhala mientras flexionas los codos, llevas los hombros hacia delante y presionas los pulgares contra el sacro (figura 6.20). Respira algunas veces y comienza a moverte únicamente cuando sientas que tu cuerpo y mente están relajados y tu respiración es regular.

Si te sientes cómodo, junta las manos en posición de oración cerca del esternón, como ya hemos indicado, y respira entre tres y cinco veces para abrir la columna (figura 6.24). Si quieres proteger tu espalda en esta profunda extensión espinal, es esencial que tengas la fuerza necesaria para servir de apoyo a la flexibilidad. La siguiente serie de movimientos pone a prueba la resistencia física, de modo que te aconsejo especialmente que no tengas ninguna prisa. Si estás preparado para trabajar más profundamente, inhala mientras acercas los codos entre sí, extiende los brazos por encima de la cabeza, déjala caer ligeramente hacia atrás, proyecta las caderas un poco más hacia delante y afirma los músculos (figura 6.26). Si no puedes respirar bien, activa conscientemente una respiración más profunda recurriendo a la respiración profunda con sonido que es la esencia del método Ashtanga yoga. Mantén la flexión hacia atrás durante dos a cinco respiraciones con el fin de abrir los hombros y favorecer que la flexión hacia atrás se distribuya por todo el cuerpo. Estira las manos en dirección a los talones y mira los dedos de los pies.

Si sientes un pinchazo en alguna de las vértebras, debes deshacer inmediatamente la postura y volver a colocar los pulgares sobre el sacro a modo de apoyo. Las sensaciones agudas en torno a las articulaciones de la columna indican que todavía no tienes la fuerza necesaria para realizar el movimiento. Prolonga un poco más las posturas preparatorias para desarrollar fuerza antes de seguir adelante. Si sientes que los músculos de la espalda y los muslos trabajan intensamente y el corazón y los hombros se abren, has encontrado la esencia del movimiento y puedes seguir adelante con toda tranquilidad.

Si eres capaz de mirarte los pies, es muy probable que también puedas colocar las manos directamente sobre los talones (figura 6.27). Estira el cuerpo para llegar hasta los talones manteniendo la rotación externa de los hombros y los codos girados hacia dentro durante toda la postura. No sigas adelante si los hombros se desplazan hacia los lados mientras intentas agarrarte los talones, porque con el paso del tiempo podrías correr el riesgo de sufrir lesiones. Si deseas sujetarte los talones directamente desde el aire y controlar la rotación de los hombros mientras presionas intensamente las caderas hacia delante, antes tienes que crear espacio entre las vértebras y mantenerlo. Los alumnos avanzados deberían hacer *Kapotasana* de esta forma y utilizar el mismo método para profundizar la postura. Algunas veces la ayuda de un maestro puede ser muy beneficiosa para realizar la transición y comenzar la postura directamente desde el aire.

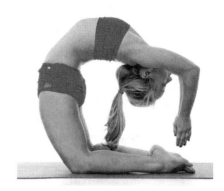

Figura 6.26

No obstante, la mayor parte de los alumnos no pueden ver sus talones cuando tienen el cuerpo suspendido en el aire (figura 6.26) y, por lo tanto, tampoco son capaces de colocar las manos encima de los talones. En este caso se debe proceder de diferente manera para conseguir adoptar la postura completa. Si logras ver la esterilla de yoga, puedes llevar las manos directamente hasta el suelo desde la posición suspendida (figura 6.28), y para hacerlo necesitas toda la fuerza que has desarrollado en *Laghuvajrasana*. Exhala mientras desplazas las caderas hacia atrás lo suficiente como para que tus manos lleguen al suelo. Mantén activadas la pelvis y las piernas, igual que en *Laghuvajrasana*. Si no puedes ver la esterilla de yoga, no sigas adelante porque llegarás al suelo con un movimiento brusco y correrás el riesgo de comprimir la columna.

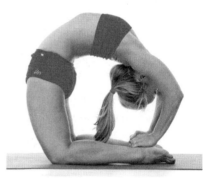

Figura 6.27

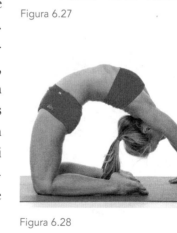

Figura 6.28

El verdadero trabajo comienza cuando entras en contacto con la esterilla. Es tentador dejar caer el peso corporal sobre las manos; sin embargo, debes sostenerlo con las piernas. Es preciso que el suelo pélvico permanezca firmemente activado para que las caderas se eleven hacia delante; de lo contrario, la parte baja de la espalda se acortará y soportará una intensa presión. Mantén los brazos relativamente rectos, con una mínima flexión de los codos. Avanza con la punta de los dedos de las manos hacia los pies, proyectando el peso corporal hacia delante y manteniendo la rotación externa de los hombros y la cabeza separada del suelo. Si tu cabeza entra en contacto con el suelo, no serás capaz de ir más lejos en la postura; si necesitas un apoyo y percibes que los muslos y la espalda empiezan a cansarse, es recomendable descansar durante una respiración con la parte superior de la cabeza apoyada en el suelo (figura 6.29).

Sin embargo, no intentes avanzar con las manos hacia los pies desde esta posición pues para hacer ese movimiento y profundizar la postura tienes que proyectar intensamente las caderas hacia delante, levantar la cabeza del suelo y llevar las caderas hacia adelante otra vez antes de desplazar las manos en dirección a los pies. Puedes repetir este paso (es decir, elevar el cuerpo, caminar con las manos y apoyar la cabeza sobre el suelo) tantas veces como tu fuerza te lo permita.

En algún punto comenzarás a ver o sentir los dedos de tus pies, y aquí te enfrentas con la segunda tentación. No intentes subir las manos por encima de las plantas de los pies hacia los talones porque los pies son resbaladizos y no ofrecen un buen agarre; al intentar alcanzar así los talones puedes perder el apoyo de la pelvis. Lo que debes hacer es desplazar las manos para colocarlas junto al borde externo de los pies hasta que los dedos de las manos queden alineados con los tobillos (figura 6.30). Solo entonces es seguro colocar las manos sobre los talones. Cuando intentes sujetar los

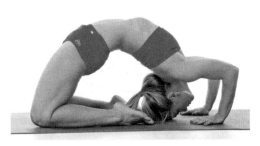

Figura 6.29

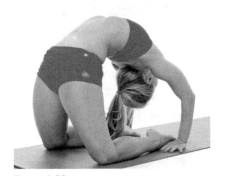

Figura 6.30

talones, debes proyectar la pelvis un poco más hacia delante, presionar los dedos de los pies contra el suelo y caminar con los dedos de la mano derecha, como lo haría una araña, hasta la cresta del tobillo derecho para sujetar el talón. Tienes que mantener las caderas orientadas hacia delante y elevadas. Tan pronto como consigas agarrar el tobillo derecho, rodéalo con los dedos y sujétalo lo más firmemente posible mientras empujas la palma de la mano contra él.

A continuación camina con los dedos de la mano izquierda imitando los movimientos de una araña hasta llegar a la cresta del tobillo izquierdo y repite todo el procedimiento anterior hasta que consigas sujetar ambos talones, mientras mantienes la cabeza separada del suelo y los codos ligeramente flexionados (figura 6.27). Respira en esa posición para consolidar la activación del suelo pélvico y profundizar la extensión espinal. Exhala mientras bajas lentamente la cabeza hacia el suelo, produces una rotación interna con los muslos, proyectas la pelvis hacia delante, mantienes activo el suelo pélvico e intentas acercar los codos entre sí para facilitar la rotación interna. Mantén la postura durante un mínimo de cinco respiraciones.

Si no llegas a los talones, haz la postura como puedas y repítela tres veces por día hasta que seas capaz de adoptar la postura completa. Controla tu estado emocional aplicando las tres herramientas del método Tristhana: respiración, postura y punto focal. Mientras permaneces en *Kapotasana* tu sistema nervioso puede experimentar cierto grado de tensión, lo que se manifiesta a través de una respiración más corta o acelerada, sensaciones de ansiedad o claustrofobia, emociones negativas e intensas o temblores en las extremidades. Si experimentas alguna de esas sensaciones, no pierdas la calma e intenta conservar la claridad mental. Bajo ninguna circunstancia te apresures a deshacer la postura sin seguir la técnica adecuada, o te arriesgarás a sufrir algún tipo de lesión. Si notas tensión en el sistema nervioso y tu mente empieza a descentrarse, abandona lenta y conscientemente la postura para descansar unos instantes antes de intentarlo otra vez.

Los practicantes muy avanzados que dominan *Kapotasana* pueden acometer la postura de una forma mucho más profunda. Una vez que seas capaz de sujetar los talones desde el aire, aplica las mismas técnicas que ya he descrito para avanzar con las manos a lo largo de la parte posterior de las pantorrillas en dirección hacia las rodillas. Cuando los dedos de las manos estén lo más cerca posible de las corvas, exhala y apoya los codos sobre el suelo (figura 6.31). Nunca deberías intentar hacer esta postura antes de ser capaz de sujetarte los tobillos en *Urdhva Danurasana*. Si no estás familiarizado con este movimiento, no se te ocurra probar esta versión más profunda de la asana; al

no tener el apoyo de los talones te resultará todavía más difícil estabilizarte en la postura. Necesitarás activar más la parte central del cuerpo y las piernas mientras alargas el espacio que hay entre las vértebras para poder adoptar *Kapotasana* más profundamente.

Después de asentarte en la postura durante cinco respiraciones, suelta los talones mientras mantienes la alineación de los hombros. Estira los brazos y presiona las manos contra el suelo lo más cerca posible del borde externo de los pies (figura 6.32). Orienta los dedos de las manos hacia los pies mientras estiras los brazos

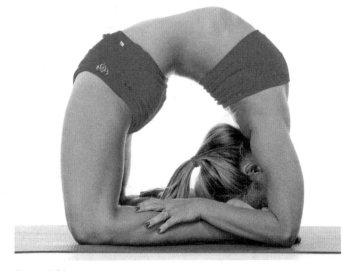

Figura 6.31

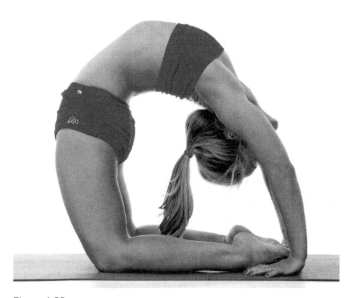

Figura 6.32

y proyecta la pelvis intensamente hacia delante. Toma especial conciencia de la rotación externa de los hombros gracias a la cual los codos permanecen girados y orientados hacia las orejas. Lleva los muslos hacia el interior mientras empujas las rodillas contra el suelo. Mantén los pies activos y eleva la columna para separarla del suelo pélvico. Proyecta las caderas hacia delante para elevar el cuerpo, de la misma forma que en *Laghuvajrasana*. Esta segunda fase de *Kapotasana* es tan difícil como la primera y no deberías pasarla por alto ni ejecutarla rápidamente. Debes mantener la postura durante cinco respiraciones, como mínimo, e inhalar mientras llevas las manos hasta la posición de oración (figura 6.24).

Si necesitas un apoyo suplementario para salir de la postura, presiona los pulgares contra el sacro antes de llevar las manos nuevamente a la posición de oración (figura 6.20). Si tienes la espalda fuerte, inhala mientras vuelves a la posición de oración junto al esternón, para colocar luego las manos directamente sobre la cintura (figura 6.18). Exhala para asentarte en la postura. Coloca las manos sobre el suelo alineadas con las rodillas. Inhala y acerca las rodillas al pecho, gira los muslos un poco más hacia el interior, deja que los pies se levanten del suelo, comprime los talones contra la pelvis y busca el equilibrio en la postura durante una respiración completa (figura 6.4), haciendo las modificaciones necesarias, como he indicado previamente. Después de elevarte lo máximo posible, exhala y vuelve a *Chaturanga Dandasana*. Inhala y avanza hasta *Urdhva Mukha Svanasana*, luego exhala y desplázate hacia atrás para adoptar *Adho Mukha Svanasana*.

A pesar de que este *vinyasa* tradicional puede parecer extremadamente difícil después de realizar una flexión profunda hacia atrás, es fundamental recolocar la columna vertebral para liberar cualquier tensión que pueda haberse acumulado en torno al sacro y en la parte baja de la espalda. Si necesitas un poco más de tiempo para recuperarte, puedes descansar en *Balasana* (postura del niño, figura 6.33) y recuperar la respiración antes de seguir adelante. Si no puedes

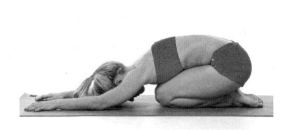

Figura 6.33

completar esta postura, no debes avanzar con las siguientes asanas; vuelve inmediatamente a las flexiones hacia atrás y a las secuencias de las posturas finales.

Beneficios

- Ayuda a aliviar los síntomas de ansiedad, depresión y pánico.
- Mejora la digestión y la eliminación.
- Mejora la circulación.
- Fortalece la función cardiovascular.
- Fortalece y estira la espalda, los hombros y el músculo psoas.
- Fortalece el sistema nervioso.

SUPTA VAJRASANA
Postura del diamante, o del rayo, tendido
Drishti: nasagra (nariz)

Desde *Adho Mukha Svanasana* salta hacia delante entre los brazos para adoptar una posición sedente con las piernas rectas. Exhala y flexiona las piernas para hacer *Padmasana* (postura del loto) empezando por el pie derecho. En la posición del loto pasa los brazos por detrás de la espalda y agárrate el pie izquierdo con la mano izquierda y el pie derecho con la mano derecha (figura 6. 34) para hacer la postura con ligadura. Debes empezar por el pie izquierdo y luego arquear la espalda para que las manos puedan acercarse más a los pies. No te inclines hacia delante (como en la postura *Yoga Mudra*) porque necesitas hacer una profunda extensión espinal para adoptar *Supta Vajrasana*. Abre el pecho, gira los hombros hacia fuera, dobla el cuerpo desde la articulación de las caderas y produce una nutación sacral para tener una base estable.

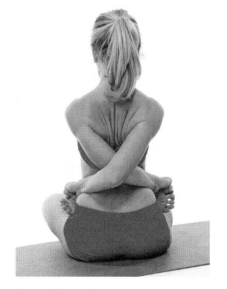

Agarrarte los pies en *Padmasana* es solo el comienzo; debes presionar firmemente las manos contra los pies y orientar los dedos de los pies hacia delante para estabilizarte en la postura. Arquea profundamente la espalda para poder cruzar los codos uno sobre el otro y lograr una rotación interna con los hombros mientras elevas el pecho. Estarás listo para comenzar una vez que hayas flexionado completamente el cuerpo en la postura del loto. A pesar de que técnicamente la posición inicial de *Supta Vajrasana* es la postura del loto con ligadura (a veces conocida también como *Baddha Padmasana*), aquí el movimiento y

Figura 6.34

119

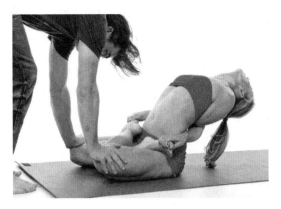

Figura 6.35

la activación muscular se inician de una forma totalmente diferente de la que se utilizó en la postura final, que vincula *Baddha Padmasana* y Yoga Mudra.

Si este movimiento te parece complicado, puede servirte de ayuda sentarte en *Baddha Padmasana* y respirar cinco veces antes de comenzar. Si sientes los pies resbaladizos, puedes envolverlos con una toalla antes de probar nuevamente a realizar la postura. Si esta es la primera vez que estás haciendo esta asana, no sigas adelante si no eres capaz de ejecutar *Padmasana*. Si la dominas pero una lesión te impide adoptarla correctamente, puedes modificarla cruzando las piernas y estirando luego las manos en dirección a los muslos. Si puedes hacerla pero no consigues unir los pies, debes trabajar diligentemente para conseguir que se junten antes de realizar la postura completa.

Se puede iniciar más fácilmente *Supta Vajrasana* con la ayuda de un asistente que te sujete las piernas (figura 6.35). Si no tienes a nadie que pueda ayudarte, otra opción es colocar las rodillas debajo de un banco, un sofá o cualquier otro elemento que sea lo suficientemente fuerte como para sujetar tu peso corporal sin ejercer demasiada presión sobre las rodillas. Si eres muy flexible, seguramente podrás hacer el movimiento completo por tus propios medios (figura 6.36). Una vez estabilizadas las rodillas, inhala para generar espacio entre las vértebras, elevar el esternón y afirmar el suelo pélvico. Exhala y apóyate en el espacio que has creado para llevar la parte superior de la cabeza hacia el suelo. Presiona las manos hacia abajo mientras haces la flexión hacia atrás. Si es posible, mantén los codos separados del suelo durante todo el movimiento.

Si eres capaz de unir las manos con los pies pero no consigues mantenerlos juntos mientras te desplazas hacia atrás, hay algunas opciones que pueden resultarte útiles.

En primer lugar, baja únicamente hasta donde te resulte posible mientras te sujetas los pies y presionas las rodillas contra el suelo. Una segunda técnica consiste en mantener la ligadura de las manos y los pies y, al mismo tiempo, elevar las rodillas únicamente lo necesario como para mantener los pies y las manos unidos mientras te mueves hacia abajo y hacia arriba. La tercera forma es utilizar una correa o toalla para ayudarte a establecer la ligadura o iniciar la postura con la ayuda de un asistente que te sujete las manos.

Permanece en la postura durante cinco respiraciones mientras ejerces una firme presión sobre los pies y orientas los dedos de los pies hacia delante. Si aflojas la sujeción de los dedos gordos de los pies, las manos se deslizarán de la posición y te resultará más difícil deshacer la postura. A continuación, inhala y vuelve a desplazarte hacia arriba

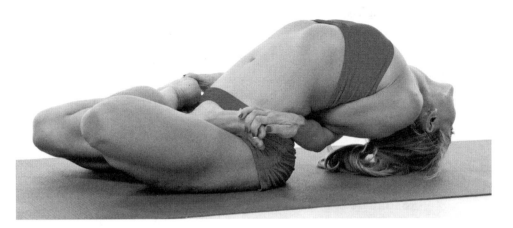

Figura 6.36

manteniendo la ligadura y estirando la espina dorsal hacia arriba desde la base y hasta la coronilla. Exhala y deja caer la cabeza hacia el suelo y luego vuelve inmediatamente hacia arriba. Repite este movimiento tres veces seguidas sin hacer pausas entre las respiraciones. A continuación exhala y deja caer la cabeza hacia el suelo; mantén la postura una vez más durante cinco respiraciones. Inhala y levanta la columna para volver a *Baddha Padmasana*. Exhala y asiéntate en la postura. Libera los pies. Inhala y separa *Padmasana* del suelo. Exhala y salta hacia atrás para adoptar *Chaturanga Dandasana*. Inhala y pasa a *Urdhva Mukha Svanasana*, luego exhala y vuelve hacia atrás para ir a *Adho Mukha Svanasana*.

Hacer esta asana al final de la intensa serie de flexiones hacia atrás que da comienzo a la serie intermedia permite liberar suavemente la columna vertebral mediante el patrón de la extensión espinal, lo que se contrapone a activarla con el mismo patrón utilizado en las posturas anteriores. La rotación interna de los hombros se realiza para estirarlos y relajarlos después del intenso movimiento que requiere *Kapotasana*. Practicar *Supta Vajrasana* también prepara tus caderas para que estén más fuertes y al mismo tiempo abiertas, activas y giradas hacia el exterior. Dominar este movimiento de las caderas y la parte central del cuerpo te prepara para las posturas más avanzadas que vienen a continuación, como por ejemplo *Karandavasana*. La flexión hacia atrás en la posición del loto estira el músculo psoas y recoloca la parte central de tu cuerpo. No subestimes la importancia de unir las manos y realizar la postura completa. Ten en cuenta que algunos estilos de yoga consideran que *Supta Vajrasana* es una variación de *Supta Virasana*. En la práctica de Ashtanga yoga, *Supta Vajrasana* se realiza únicamente con una postura del loto con ligadura completa. La postura del rayo tumbado (el rayo era el arma de Indra) es una imagen potente que sugiere la fuerza que requiere esta asana.

Beneficios

- Estabiliza la columna vertebral.
- Estira los hombros.
- Activa los pies y los dedos de las manos.
- Ayuda a aliviar los síntomas de trastornos respiratorios leves.
- Mejora la digestión.

BAKASANA A

Postura de la grulla A

Drishti: Nnasagra (nariz)

Bakasana representa una transición hacia la siguiente sucesión de posturas de la serie intermedia. Desempeña una función crucial porque realinea la espina dorsal y prepara tu cuerpo para las siguientes posturas. En el método Ashtanga yoga se utiliza este equilibrio básico sobre los brazos para realizar las transiciones en las cuatro series que forman parte de mi práctica diaria. No obstante, la postura se mantiene por sí sola durante cinco respiraciones exclusivamente en la segunda serie. En cuanto domines la combinación de la fuerza central del cuerpo y la sólida base estructural de la cintura escapular que esta postura requiere, serás capaz de realizar fácilmente otras asanas en las que el equilibrio sobre los brazos es más complicado. Practicar *Bakasana* directamente después de hacer las flexiones profundas hacia atrás es como hacer un *Balasana* activo mientras mantienes el equilibrio sobre los brazos. Activar la parte central del cuerpo mientras redondeas la espalda y presionas los hombros hacia arriba produce la flexión de las caderas y la rotación interna de los muslos y permite que el sacro se relaje.

Desde *Adho Mukha Svanasana*, inhala mientras saltas hacia delante para quedar en cuclillas, manteniendo en contacto la base de los dedos gordos de los pies. Consolida los brazos y coloca las manos a la misma distancia que los hombros. Tradicionalmente, en esta postura la mirada se dirige a la nariz pero mientras la aprendes quizás te resulte más conveniente mirar un punto sobre el suelo que esté ligeramente por delante de los dedos. Extiende los hombros, afirma los deltoides, activa los músculos pectorales menores y el músculo dorsal ancho y coloca los dedos de las manos suavemente sobre el suelo. Eleva las rodillas hasta colocarlas junto a las axilas e inclínate hacia delante sobre la base sólida que te ofrecen los brazos (figura 6.37). Evita llevar todo el peso corporal sobre los brazos y aplanar la espalda. Debes sostener tu peso con la fuerza de los hombros y la parte central del cuerpo, elevándote mientras te desplazas hacia delante en el espacio. Contrae las costillas inferiores hacia el centro del tronco y visualiza cómo se extiende a través de la contracción muscular de las costillas inferiores mientras activas el serrato anterior. Afirma el suelo pélvico, contrae los abdominales, flexiona las rodillas y las caderas. Redondea la parte alta de la espalda a medida que te inclinas hacia delante sin dejar que los deltoides sobrepasen demasiado las puntas de los dedos de las manos. Inhala y separa los pies del suelo mientras movilizas los dedos de los pies en dirección a la pelvis, llevando al mismo tiempo el coxis hacia abajo (figura 6.38). Acerca las bases de los dedos gordos y mantén los talones en contacto. Permanece en la postura durante cinco respiraciones. Con cada respiración elévate un poco más mientras empujas intensamente las manos contra el suelo, como si quisieras apartarlo de ti. Presiona las rodillas contra las axilas, desplazando el hueso púbico hacia el ombligo para activar los abdominales inferiores.

Imagina que estás en lo alto de un rascacielos y que al empujar hacia abajo desplazas el último piso del edificio hasta el suelo; de este modo, tu fuerza muscular aprovechará la fuerza natural del eje gravitacional terrestre. Después de llegar al centro de la Tierra, tu energía rebota y retorna a tu cuerpo y tú experimentas una sensación de elevación. Cuanto más conectados estén tus movimientos con las líneas energéticas naturales de la vida, más fácil te resultará la postura. No utilices la fuerza bruta; deja que tu cuerpo se organice en torno a su línea central natural y usa los músculos cada vez que sientas que te estás alejando del centro, no solamente para empujar hacia fuera sino también para dirigirte hacia el centro energético de tu cuerpo.

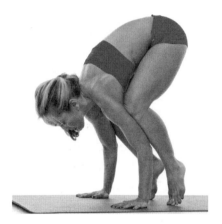

Figura 6.37

En las transiciones de la primera serie no es necesario diferenciar entre el cuervo y la grulla, pues en ese nivel de la práctica se pueden utilizar de forma intercambiable. Sin embargo, es fundamental que comprendas la diferencia entre estas dos asanas a medida que progresas hacia la segunda serie. Algunas veces se define a *Bakasana* como la postura del cuervo. En realidad se trata de dos posturas diferentes. *Bakasana* se refiere a una postura en la que los brazos están estirados y su nombre se traduce como postura de la grulla (figura 6.38). *Kakasana* (postura del cuervo) se refiere a la versión con los codos flexionados, es más fácil y se realiza más cerca del suelo (figura 6.39). A los alumnos que son menos fuertes por naturaleza les resulta prácticamente imposible adoptar *Bakasana*. Una alternativa es hacer *Kakasana* hasta desarrollar la fuerza de la región central del cuerpo, la estabilidad de los hombros y la flexibilidad de las muñecas, tres requisitos que son indispensables para adoptar *Bakasana*.

Cuando trabajes con Kakasana, las rodillas deben estar alineadas junto a los bordes externos de los brazos, y no junto a las axilas como es el caso en Bakasana. Flexiona los

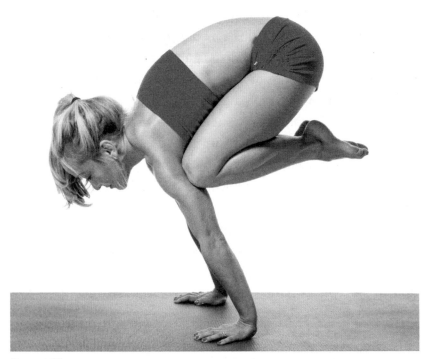

Figura 6.38

codos, alineándolos con las muñecas, y empuja las piernas una contra otra manteniendo la estabilidad sobre el apoyo que ofrecen los brazos. Lleva el peso corporal hacia delante mientras ejerces presión sobre la base de la postura. Evita que los codos se abran demasiado hacia los lados; debes dirigirlos activamente hacia el interior para mantener su alineación con las muñecas. Al tener los codos flexionados, la parte superior de los brazos forma una especie de estante donde pueden descansar tus espinillas. Esto es un beneficio y a la vez una desventaja de la postura. Si dependes demasiado de la fricción proporcionada por la alineación de *Kakasana*, los hombros participarán activamente en la postura y no conseguirás desarrollar la fuerza necesaria para realizar *Bakasana*. Los hombros, el pecho, el torso y la región central del cuerpo deben estar igualmente activos, tal como se indicó para *Bakasana*. Cuando te sientas estable en *Kakasana*, debes ejercer una intensa presión sobre el suelo a través de las manos utilizando la fuerza del suelo pélvico; prueba a estirar los brazos lo máximo posible mientras contraes los abdominales y elevas las caderas para transformar *Kakasana* en *Bakasana* (esto puede requerir varios años de práctica).

Cuando comiences a practicar *Bakasana*, es muy probable que sientas que las muñecas se cansan enseguida. Empieza despacio para poder llegar a realizar la postura completa con el paso del tiempo. Si experimentas alguna sensación aguda o un pinchazo en cualquiera de las articulaciones de la mano, debes deshacer la postura de inmediato, comprobar la alineación de las manos y descansar antes de seguir adelante. Debes prestar particular atención a la posición de las manos y los dedos. Mantén los dedos de las manos apuntando hacia delante y activos, y las muñecas perpendiculares al torso y alineadas con el hueso púbico. Los dedos deben estar en una posición neutral, ni demasiado juntos ni demasiado separados. Imagina que el centro de las palmas de las manos es el punto central de un reloj tradicional. Coloca el pulgar derecho indicando las diez y el meñique señalando las dos; repite esta posición con la mano izquierda. No gires las manos hacia fuera ni separes demasiado los de-

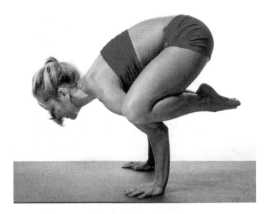

Figura 6.39

dos porque esto significaría que las muñecas y los tendones de los dedos tendrían que soportar un esfuerzo excesivo. Coloca los dedos de las manos y las muñecas alineados con la línea central del cuerpo, pues esto te permitirá distribuir tu peso corporal más fácilmente.

Si utilizas pantalones largos porque confías en que la fricción del material te ayudará a mantener el cuerpo en la postura correcta, prueba a usar pantalones cortos para aprender a sostener tu peso en el aire recurriendo a tu fuerza corporal. Emplear pantalones cortos es todavía más efectivo cuando estás sudado, porque el esfuerzo que se requiere para evitar que los brazos se deslicen es la forma más rápida de desarrollar la fuerza central del cuerpo, necesaria para conectar con tu propio centro y elevarte de una manera más enérgica. Otro modo de desarrollar fuerza y estabilidad físicas y mentales es respirar una mayor cantidad de veces en la mejor versión de la postura, tanto durante la práctica diaria como durante las transiciones. Aunque es tentador pasar rápidamente por las posturas de equilibrio sobre los brazos, es mejor practicarlas pacientemente, pues te ayudará a perfeccionar tu práctica. Permanece más tiempo en las posturas difíciles, y se transformarán en tu mejor maestro. Aprender a aceptar la adversidad te hará más fuerte. Si eludes el desafío de *Bakasana*, lo más probable es que tengas que volver a ella una y otra vez porque es una postura fundamental que enseña cuál es la alineación correcta y sana de los hombros y desarrolla la fuerza central del cuerpo. Es mucho mejor afrontar el desafío y desarrollar la valentía sobre la marcha.

Después de respirar cinco veces, como mínimo, inhala mientras te inclinas un poco más hacia delante sobre los brazos, ejerces una mayor presión sobre el suelo, activas un poco más la región central del cuerpo y elevas ligeramente los brazos. Flexiona los brazos únicamente si es necesario para trasladar tu peso corporal un poco más hacia delante, pero permanece con los hombros estables y los codos alineados con las muñecas. Exhala mientras contraes las costillas inferiores para llevarlas hacia el centro del cuerpo, después comprime los muslos uno contra otro y desplaza las piernas hacia atrás para ir a *Chaturanga Dandasana*. Inhala y adopta *Urdhva Mukha Svanasana* y a continuación exhala y vuelve atrás para hacer *Adho Mukha Svanasana*. El salto hacia atrás de *Bakasana* se aprende generalmente durante las transiciones posteriores a *Bhujapidasana* (postura de presión sobre los hombros) y *Supta Kurmasana*, dos asanas de la primera serie. Es incluso más sencillo saltar directamente hacia atrás desde *Bakasana* que hacerlo desde los movimientos de transición. Si te sientes completamente bloqueado mientras mantienes el cuerpo en el aire sobre los brazos, una forma excelente de generar el impulso para saltar hacia atrás es bajar un poco sobre los hombros y luego empujar el suelo como si quisieras apartarlo de ti, desplazando las caderas hacia arriba y las piernas hacia atrás. No debes continuar si no eres capaz de saltar hacia atrás desde la postura. Es mejor esperar pacientemente a tener suficiente fuerza; quizás deberías hacer más hincapié en desarrollar fuerza a lo largo de toda tu práctica.

Algunas veces el miedo es el único obstáculo real para saltar hacia atrás desde *Bakasana*. Si este es el caso, necesitas aprender a desplazar tu peso corporal hacia delante de forma segura. Una manera de superar el miedo de caerte hacia delante es iniciarla inclinándote hacia el frente hasta que la parte superior de tu cabeza esté sobre el suelo, como si estuvieras en la postura sobre la cabeza *Mukta Hasta Sirsasana* (postura del trípode). Llegar tan lejos será una gran ayuda para que tu cuerpo y tu mente aprendan que inclinar el cuerpo hacia delante, una condición necesaria para saltar hacia atrás, no implica ningún riesgo.

Beneficios

- Libera el sacro.
- Desarrolla la fuerza de la región central del cuerpo.
- Fortalece las muñecas, los hombros y el pecho.
- Aumenta la confianza en uno mismo.

BAKASANA B
Postura de la grulla B
Drishti: nasagra (nariz)

Si saltar hacia atrás desde *Bakasana* puede despertar miedos o incertidumbre, saltar para adoptar Bakasana te va a parecer un truco mágico que únicamente pueden hacer los miembros del Circo del Sol. Este movimiento no solo me generó una gran incertidumbre sino que también puso a prueba mis creencias sobre lo que la fuerza significaba realmente para mí y para mi práctica. Si separamos los elementos clave del movimiento, puedo afirmar con rotundidad que si eres capaz de saltar hacia atrás desde *Bakasana*, también puedes saltar para adoptar esta postura. Trabajando con constancia y entregándote a la experiencia sin tener la necesidad imperiosa de realizar la postura en un periodo de tiempo determinado, conseguirás efectuarla mucho antes de lo que te imaginas. El primer truco es ser lo suficientemente humilde como para ponerte a trabajar dondequiera que estés. No abordes la postura con la intención de flotar hacia ella como si planearas; siéntete satisfecho con cualquier versión de *Bakasana* B que puedas realizar aunque aterrices abruptamente en el suelo, y empieza por ahí. ¡Eso es exactamente lo que yo hice!

Desde *Adho Mukha Svanasana*, la forma más avanzada y tradicional de entrar en *Bakasana* B es saltar directamente hacia la postura durante una inhalación prolongada (figura 6.38). Esto requiere confianza emocional, control físico y disciplina mental. Si cuentas con todas las herramientas necesarias para hacer la postura, serás capaz de saltar y adoptar directamente *Bakasana*. Mira hacia delante, a un punto intermedio entre los dedos de las manos. Presiona las manos contra el suelo, iniciando el movimiento desde la parte central del cuerpo. Afirma los deltoides, consigue que el dorsal ancho intervenga en el movimiento y activa el suelo pélvico. Flexiona profundamente las rodillas para desplazarte hacia atrás y generar impulso, tal como harías para dar un salto con el propósito de adoptar una posición sedente. Luego salta hacia delante y desplaza la pelvis, el pecho y los hombros hacia delante mientras empujas el suelo con mayor intensidad, manteniendo los brazos rectos y llevando el peso corporal hacia el centro de tu cuerpo. Comprime las rodillas contra el pecho y siente que el peso corporal descansa sobre los brazos (figura 6.40). Comienza a redondear la espalda en cuanto las rodillas estén en contacto con el pecho. No saltes demasiado alto ni intentes hacer una postura sobre las manos; limítate a saltar hacia delante en un ángulo aproximado de cuarenta y cinco grados en relación con el suelo y continúa con el movimiento hasta que llegues al suelo sobre los brazos. Exhala mientras los abdominales participan del movimiento, lleva los hombros hacia delante y baja lentamente las caderas hasta llegar a *Bakasana*. Intenta no entrar en contacto con el suelo apoyando la parte posterior de los brazos. Resiste la urgencia de bajar el cuerpo mientras las rodillas se desplazan hacia los brazos. Presiona todo el tiempo los hombros hacia arriba y permanece en la postura durante cinco respiraciones.

Si te parece imposible saltar para adoptar *Bakasana*, hay algunos pasos sencillos que pueden facilitar el movimiento. Acorta la distancia del salto avanzando con los pies en dirección a las manos. En lugar de saltar desde *Adho Mukha Svanasana*, intenta hacerlo desde una distancia menor iniciando el movimiento a unos quince centímetros de los

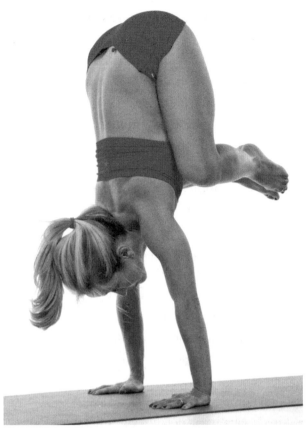

Figura 6.40

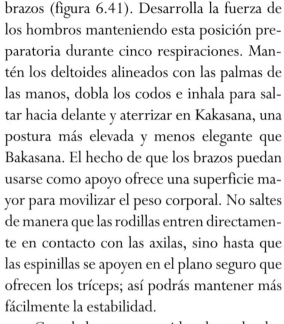

brazos (figura 6.41). Desarrolla la fuerza de los hombros manteniendo esta posición preparatoria durante cinco respiraciones. Mantén los deltoides alineados con las palmas de las manos, dobla los codos e inhala para saltar hacia delante y aterrizar en Kakasana, una postura más elevada y menos elegante que Bakasana. El hecho de que los brazos puedan usarse como apoyo ofrece una superficie mayor para movilizar el peso corporal. No saltes de manera que las rodillas entren directamente en contacto con las axilas, sino hasta que las espinillas se apoyen en el plano seguro que ofrecen los tríceps; así podrás mantener más fácilmente la estabilidad.

Cuando hayas conseguido saltar sobre los brazos desde una distancia corta durante un mes, comienza a separar los pies dos centímetros y medio cada mes, y aproximadamente al cabo de un año serás capaz de saltar para adoptar *Bakasana* directamente desde *Adho Mukha Svanasana*. Si logras saltar a *Kakasana*, intenta ejercer presión sobre tu propia base mientras elevas las caderas y estiras los brazos lo máximo posible. Un detalle adicional que a veces sirve de ayuda es colocar una almohada grande en el lugar donde tu cabeza tocaría el suelo si cayeras hacia delante. El mero hecho de saber que vas a caer sobre algo suave y blando te ayudará a desarrollar la confianza necesaria para saltar y adoptar directamente *Bakasana*.

Por último, practica caer hacia delante y apoyar la cabeza sobre el suelo en la postura *Mukha Hasta Sirsasana*. Enfrentarte a lo que te produce miedo sin lesionarte genera confianza. Prueba al menos tres veces, pero no más de cinco, cada día. Si no lo consigues después de cinco intentos, practica el desapego y abandona. Permanece en tu mejor versión de *Bakasana* durante cinco respiraciones, como mínimo, después exhala y

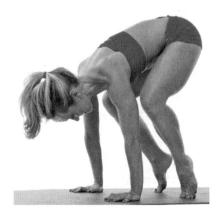

Figura 6.41

da un salto hacia atrás para ir a *Chaturanga Dandasana*. Inhala y pasa a *Urdhva Mukha Svanasana* y luego vuelve hacia atrás a *Adho Mukha Svanasana*.

Muchos practicantes no consiguen saltar y adoptar directamente Bakasana porque ellos mismos crean sus propios obstáculos mentales para la postura, sea haciendo demasiado hincapié en ella o abandonando en algún punto del camino que es preciso recorrer para adquirir fuerza. Encuentra el equilibrio perfecto entre el esfuerzo y la relajación, y un día conseguirás flotar hacia delante para realizar *Bakasana*. El propósito de este movimiento no es necesariamente bajar hasta el suelo con el mismo grado de control de un gimnasta. Por el contrario, debes aprender dos cosas: en primer lugar, a transferir el peso corporal hacia delante sobre la sólida base que forman tus brazos y la parte central de tu cuerpo, y en segundo lugar, a confiar en la posibilidad de iniciar el movimiento hacia delante desde la parte posterior de tu cuerpo. Como no puedes ver hacia dónde se dirigen tus caderas, saltar para realizar *Kakasana* requiere que desarrolles una especie de fe y confianza ciegas. El objetivo no debe ser que la postura quede bonita, sino sentirte conectado y fuerte. Tampoco interesa en qué medida la haces bien; lo realmente importante es cuánto te empeñas en lograrlo. No tengas prisa por desarrollar fuerza porque correrás el riesgo de generar tensión durante la postura. Limítate a hacerlo lo mejor posible y abandona tu apego a cualquier resultado en particular. Si te concentras en la técnica, tu cuerpo será más fuerte después de varios años de práctica.

Beneficios

- Libera el sacro.
- Desarrolla la fuerza de la región central del cuerpo.
- Fortalece las muñecas, los hombros y el pecho.
- Aumenta la confianza en uno mismo.
- Prepara el cuerpo para las posturas sobre las manos.

BHARADVAJASANA
Postura dedicada a Bharadvaja
Drishti: parsva (lateral)

Esta postura está dedicada a Bharadvaja, uno de los siete *rishis* legendarios que compusieron los himnos de los Vedas. Se dice que estas posturas, que reciben el nombre en honor a los grandes sabios de la India, sintonizan al practicante con el estado espiritual de ese sabio en particular. Bharadvaja es uno de los siete grandes *rishis* conocidos como *Saptarishis*. Es descendiente de Rishi Angirasa y se le atribuye la composición

espina dorsal sobre la línea central, manteniendo alineados el esternón y el hueso púbico. Estira el brazo izquierdo hacia delante y gira el hombro hacia el interior mientras llevas a cabo la torsión. Presiona la palma de la mano izquierda con firmeza por debajo de la rodilla derecha mientras agarras suavemente los dedos, que empiezan a orientarse hacia la rodilla izquierda; adopta la postura *Bharadvajasana* completa mientras exhalas (figura 6.42). Se requiere un alto nivel de flexibilidad para bajar la mano sin estirar demasiado la columna a la derecha ni levantar las caderas. Haz todo lo que puedas para reducir cualquiera de estos movimientos compensatorios, dirigiendo la torsión hacia la línea central del cuerpo. Si es absolutamente necesario, puedes respirar unas cuantas veces manteniendo las caderas en contacto con el suelo pero sin colocar la mano izquierda en la posición final. Respira varias veces más con la mano izquierda sobre el suelo y los isquiones ligeramente elevados. Si estos siguen estando en contacto con el suelo, debes generar espacio en cada inhalación y utilizarlo para realizar una torsión cada vez que exhalas.

Después de respirar cinco veces en *Bharadvajasana*, inhala mientras colocas las manos sobre el suelo, cruzas los pies y te elevas. Exhala y salta hacia atrás para hacer *Chaturanga Dandasana*. Inhala y desplázate hacia delante para adoptar *Urdhva Mukha Svanasana*. Por último, exhala y vuelve hacia atrás para ir a *Adho Mukha Svanasana*.

Inhala, salta entre los brazos, estira las piernas y siéntate. Exhala y adopta *Bharadvajasana* con el lado izquierdo aplicando las mismas instrucciones anatómicas ya mencionadas (figura 6.43). Después de cinco respiraciones, inhala mientras colocas las manos en el suelo, cruzas los pies y te elevas. Exhala y salta hacia atrás para adoptar *Chaturanga Dandasana*. Inhala y desplázate hacia delante para hacer *Urdhva Mukha Svanasana*. Finalmente exhala y vuelve hacia atrás para ir a *Adho Mukha Svanasana*.

En cuanto la energía de la postura se haya integrado en la línea central del cuerpo, *prana* (la energía vital) se desplazará en sentido ascendente por el *nadi sushumna*. Las flexiones profundas hacia atrás despiertan una carga eléctrica poderosa que recorre tu sistema nervioso. Girar hacia el centro de tu cuerpo te permite dirigir la energía en sentido ascendente a lo largo de la línea central. A medida que *prana* se eleva por la columna vertebral sentirás que una corriente eléctrica enciende los centros energéticos que hay en ella. Es importante mantener la columna alineada y lo más recta posible, de manera que la energía pueda recorrerla libremente y no quede inhibida por ningún bloqueo. Cuando seas capaz de mantener la estabilidad y la alineación en *Bharadvajasana*, sentirás un potente flujo de energía elevándose desde la base de la columna junto al coxis hasta llegar a la coronilla.

Bharadvajasana y la postura siguiente, *Ardha Matsyendrasana*, activan *samana prana vayu*, el *prana* armonizador que descansa en la cavidad abdominal. Cuando se activa *samana*, la digestión mejora y el cuerpo y la mente están en calma y son neutrales. *Samana* es una forma sutil de *agni*, el fuego de la purificación que en primera instancia se origina como un fuego físico y luego progresa hasta convertirse en la luz de la conciencia espiritual. Si practicas *Bharadvajasana* y *Ardha Matsyendrasana* después de las profundas flexiones hacia atrás que inician la serie intermedia, puedes dirigir *samana* hacia el canal central para producir el despertar espiritual con el propósito más puro y superior, el albor de la luz de la conciencia pura.

Beneficios

- Alinea la columna vertebral y el sacro.
- Abre los hombros y el pecho.
- Alivia el estrés.
- Estimula la digestión.
- Activa *samana*.

ARDHA MATSYENDRASANA
Postura del Señor de los peces
Drishti: parsva (lateral)

Matsyendrasanath es uno de los ochenta y cuatro *Mahasiddhas* (grandes *siddhas*). Su nacimiento y origen se han establecido sobre la base de los mitos de la tradición esotérica hindú. El nombre Matsyendrasanath se traduce como «mitad pescado y mitad Indra, el Señor de los cielos», una deidad de la tradición hindú. Una leyenda afirma que fue tragado por un pez y el dios Shiva le enseñó su mantra mientras estaba en su interior. El mantra sagrado lo salvó de la muerte y él siguió practicando durante once años hasta que el pez lo dejó libre. Otra leyenda afirma que fue creado a partir de un pez para unificar el elemento agua con el elemento divino de Indra, un gobernante supremo. Y existe una tercera leyenda que dice que el mismo Shiva creó a Matsyendrasanath a partir de los cinco elementos de la vida para que fuera indestructible y se convirtiera en el receptáculo perfecto para las enseñanzas de Shiva.

Swami Svatmarama lo mencionó en el *Hatha Yoga Pradipika*, describiéndolo como uno de los grandes *siddhas* que se liberaron de los lazos del tiempo a través de la práctica de Hatha yoga, consiguiendo la libertad total (HYP, 1.9). También es conocido como el maestro del renombrado yogui Gorakshanath, y la relación entre ambos representa el trato ideal entre maestro y discípulo, un vínculo sagrado y reverenciado en la tradición del yoga.

Finalmente, los budistas tántricos del Tíbet y Nepal (Andrews, 1993) conocen a Matsyendrasanath como uno de los *siddhas* Vajrayana identificados con Avalokitesvara. Como ya he mencionado, practicar posturas que reciben el nombre de grandes sabios sirve para alinear la energía del practicante con la del sabio correspondiente. El hecho de que esta potente asana se sitúe inmediatamente después de las flexiones profundas hacia atrás que potencian *prana* (la energía vital) indica la importancia de estas dos torsiones como parte transformadora de la serie intermedia.

Comenzando en *Adho Mukha Svanasana*, inhala mientras saltas entre los brazos, estiras las piernas y te sientas. Manteniendo la pelvis estable como base para la postura, flexiona la rodilla izquierda mientras realizas una suave rotación externa con la cadera del mismo lado. Desliza la rodilla hacia la línea central del cuerpo, de manera que quede alineada con el hueso púbico y el talón izquierdo esté situado junto al borde externo de la cadera derecha. No te sientes sobre el pie izquierdo; por el contrario, debes mantenerlo activo y estirarte desde la base del dedo gordo durante toda la postura. Dobla la rodilla derecha sobre la pierna izquierda y haz una suave rotación interna con la articulación de la cadera derecha, manteniendo la pelvis estable. Presiona el borde exterior del tobillo derecho contra el borde superior interno de la rodilla izquierda. Alinea la rodilla derecha con el esternón. Si encuentras que es incómodo permanecer sentado en esta postura, puedes respirar varias veces en la posición y trabajar con la alineación de las piernas y la pelvis antes de seguir adelante.

Para iniciar la postura exhala mientras contraes la parte inferior del abdomen todo lo que puedas; después eleva la espina dorsal para crear espacio entre las vértebras y gira el torso hacia la derecha. Inicia el movimiento de torsión contrayendo el lado izquierdo de la parte inferior del abdomen contra el espacio interno de la pelvis y utilizando esta activación para inclinar el torso hacia la derecha y hacia el interior, en dirección a la articulación de la cadera del mismo lado. Contrae la parte izquierda de la caja torácica, desplázala ligeramente hacia la derecha y luego dirígela activamente hacia la línea central. Utiliza este movimiento para doblar el cuerpo y realizar una rotación interna con la articulación de la cadera derecha. A continuación lleva el hombro izquierdo hacia delante y hacia dentro y estira la mano derecha en dirección al pie derecho junto al borde exterior de la pierna derecha. Sujeta el pie derecho alineando el pulgar con la base del dedo pequeño del pie y el índice con la base del dedo gordo. Alinea el músculo deltoides izquierdo con el borde exterior de la rodilla derecha y presiónalos uno contra el otro. Si no logras agarrar el pie izquierdo, no sigas adelante. Tendrás que dedicarte simplemente a trabajar en esta parte del movimiento hasta que consigas estabilizarlo.

Si estás listo para completar la postura, levanta el brazo derecho, baja el omóplato, gira hacia fuera el hombro derecho y estira la mano del mismo lado para rodear la espalda con la intención de llegar hasta el muslo izquierdo. En cuanto lo consigas, ro-déalo con los dedos lo más firmemente posible mientras presionas activamente el torso hacia abajo para que la cadera esté en contacto con el suelo y diriges el movimiento de torsión hacia el eje central del cuerpo. Finalmente, gira la cabeza a la derecha y mira en esa dirección para adoptar la postura *Ardha Matsyendrasana* completa (figuras 6.44 y 6.45). Si no llegas al muslo izquierdo, estírate lo máximo que puedas; llegará un día en que tus hombros, tu columna y tus caderas se abrirán lo suficiente como para realizar la postura completa.

Al hacer la postura no dejes de crear espacio durante las inhalaciones y utilizarlo durante las exhalaciones para realizar torsiones más profundas en dirección a la línea central de tu cuerpo. Siente la energía que asciende por la columna vertebral hasta llegar a la parte superior de la cabeza. Deja que el movimiento recorra toda la espina dorsal mientras contraes firmemente las costillas inferiores. *Ardha Matsyendrasana* continúa promoviendo el *samana* de la postura anterior. El sacro debe relajarse en la postura después de que hayas realizado las flexiones profundas hacia atrás, mientras preparas las caderas y la espalda para los movimientos de rotación externa que vienen

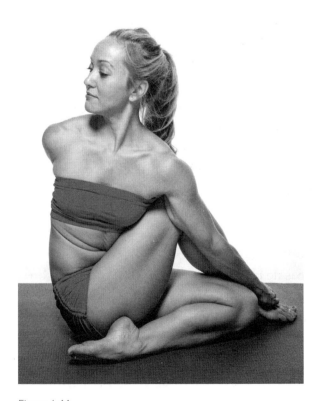

Figura 6.44

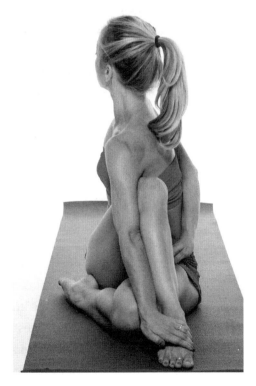

Figura 6.45

a continuación. Eleva activamente la columna como si quisieras apartarla de la pelvis mientras mantienes las caderas sobre el suelo. Evita girar la pelvis con la intención de ir más lejos en la postura. Mantén los isquiones presionados contra el suelo, aun cuando el sacro se redondee ligeramente, pero no dejes que el peso corporal recaiga sobre la parte inferior de la espalda. Debes encontrar el equilibrio perfecto entre mantener la pelvis en contacto con el suelo y elevar la base de las caderas para producir la torsión.

Cuando adoptes *Ardha Matsyendrasana*, evita hacer demasiada fuerza con los brazos; para ello debes iniciar el movimiento desde la raíz del suelo pélvico. Gira el torso hacia su eje central e inclínate lateralmente para facilitar la torsión. Si utilizas los brazos para poder adoptar la postura, solo conseguirás crear tensión cuando lo que necesitas es generar relajación. Utiliza únicamente la activación muscular adecuada y determina específicamente qué músculos y acciones son útiles para realizar esta postura. Los estudiantes avanzados serán capaces de fluir rápidamente a través de los movimientos que conducen a *Ardha Matsyendrasana* durante una exhalación fluida, después de saltar para adoptar la posición sedente. Debes trabajar de forma progresiva cada uno de los pasos concentrándote esmeradamente en tu respiración y en la alineación hasta que llegues a ese nivel de la práctica. No te precipites ni fuerces tu cuerpo para conseguir realizar rápidamente cualquier movimiento.

Después de respirar cinco veces en *Ardha Matsyendrasana*, inhala mientras colocas las manos en el suelo, juntas los pies y te incorporas. Exhala y salta hacia atrás para hacer Chaturanga Dandasana. Inhala y desplázate hacia delante para adoptar *Urdhva Mukha Svanasana*. Luego exhala y vuelve hacia atrás para ir a *Adho Mukha Svanasana*.

Inhala y salta entre los brazos, estira las piernas y siéntate. Exhala y pasa a *Ardha Matsyendrasana* con el lado opuesto, aplicando las mismas instrucciones anatómicas. Después de respirar cinco veces en la posición, inhala mientras colocas las manos en el suelo, cruzas los pies y te levantas. Exhala y salta hacia atrás para hacer *Chaturanga Dandasana*. Inhala y muévete hacia delante para adoptar *Urdhva Mukha Svanasana*. Finalmente exhala y vuelve hacia atrás hasta *Adho Mukha Svanasana*.

Beneficios

- Ayuda a aliviar los síntomas de la ciática y el asma.
- Alinea la columna vertebral y el sacro.
- Abre los hombros y el pecho.
- Alivia el estrés.
- Estimula la digestión.
- Activa *samana*.

ENERGÍA ASCENDENTE, ABRIR LAS CADERAS, COLOCAR LAS PIERNAS DETRÁS DE LA CABEZA

Colocar las piernas detrás de la cabeza puede parecer algo más cercano a un número de circo que a la práctica de yoga y, sin embargo, este movimiento ofrece muchos beneficios. Si practicas diariamente la serie intermedia, llegará el día en que este movimiento forme parte de tu rutina matinal, aunque al principio puede parecer un poco raro. Cuando comencé a practicar, no era capaz de colocar las piernas detrás de la cabeza, pero las enseñanzas que recibí y mi experiencia personal pusieron de manifiesto que prácticamente cualquier persona disciplinada y paciente puede realizar la rotación externa necesaria para realizar este movimiento. Si eres constante, las articulaciones de tus caderas llegarán a abrirse muy fácilmente.

Hablando en términos energéticos, las articulaciones de la cadera están relacionadas con el potente flujo de *prana* de la región pélvica. Las articulaciones deben estar totalmente abiertas para estimular tu fuerza vital. En mi práctica personal, el hecho de abrir las articulaciones de la cadera se asoció directamente al despertar de la energía en el centro de mi pelvis. Aunque esto no puede ser verificado por ningún medio científico, la rotación externa profunda que se produce en las caderas cuando colocas las piernas detrás de la cabeza genera un flujo de energía a lo largo de los *nadis ida* y *pingala* que no he conseguido lograr con ninguna otra postura.

El propósito del trabajo interior del yoga es despertar la energía durmiente en la raíz de la columna vertebral y luego desplazarla intensamente a través del eje central (*nadi sushumna*). La pierna que está detrás de la cabeza ejerce presión sobre la espina dorsal con la fuerza combinada de su propio peso y la tensión muscular de la articulación de la cadera. Si debido a esa presión pierdes el equilibrio y te caes, puedes llegar a lesionarte gravemente la columna (por ejemplo, una hernia de disco). Pero si utilizas la fuerza central del cuerpo para elevarte y luego empujas el torso hacia atrás contra la pierna, el movimiento activa la energía e incluso la proyecta hasta lo más alto de la columna.

Puedes observar cómo funciona este principio en un nivel puramente físico. Mientras tu pierna presiona hacia abajo y tú empujas hacia arriba se crea una resistencia a la presión. Después de respirar cinco veces en cada postura, relaja la pierna para que la energía creada por la resistencia a la presión pueda fluir libremente hacia delante y hacia arriba. Ese desplazamiento de la energía es necesario para mantener la pierna detrás de la cabeza. Además, en la parte posterior de la cabeza y sobre los hombros existen puntos energéticos que son similares a los puntos de acupuntura que en la tradición hindú se conocen como puntos *marma*. Las posturas en las que las piernas se colocan detrás de la cabeza tienen el propósito de estimular dichos puntos como si se tratara de un masaje de acupresión.

En la práctica de yoga, tener las articulaciones de las caderas fuertes y flexibles equivale fundamentalmente a tener salud. Colocar las piernas detrás de la cabeza pone de manifiesto la profunda rotación externa que se requiere para completar ese intenso movimiento. El hecho de no tener flexibilidad en las articulaciones de las caderas puede indicar que hay energía estancada (física, emocional o espiritual) en esa zona de tu cuerpo. El viaje que realizas hacia tu propio centro para descubrir esas articulaciones despertará nuevos aspectos de tu conciencia. A medida que aprendes a sentir cómo rotan, tu mente se expande para incluir nuevas partes de tu propio ser. No se trata únicamente de la postura, sino también de la conciencia interna y de tus sensaciones. Eso es lo realmente importante. Algunas personas tienen una flexibilidad natural pero una conciencia interna limitada. Otras pueden ser muy conscientes pero poco flexibles. Independientemente de cuál sea tu caso, no hay una lección que sea mejor que otra. La práctica corrige cualquier desequilibrio del cuerpo y la mente.

EKA PADA SIRSASANA
Postura del pie detrás de la cabeza
Drishti: padangustha (dedos de los pies)

Desde *Adho Mukha Svanasana*, inhala mientras saltas hacia delante; rodea el brazo derecho con la pierna derecha con esa rodilla flexionada y la pierna izquierda estirada entre los brazos; presiona firmemente contra la base utilizando la fuerza de los hombros y activa el suelo pélvico para controlar el descenso del cuerpo al suelo (figura 7.1).

No ignores el paso de saltar para realizar directamente la fase preparatoria de *Eka Pada Sirsasana*, porque te enseña la combinación de fuerza, flexibilidad y coordinación

que se requieren para hacer el resto de la serie intermedia. Si al principio necesitas modificar el movimiento, intenta saltar hacia delante mientras colocas el dedo gordo
del pie derecho sobre el suelo, ligeramente por delante de
la mano derecha, y mantienes la pierna izquierda extendida entre los brazos. Tener el apoyo suplementario de los
dedos del pie derecho puede ofrecerte un contacto con el
suelo que es suficiente para imaginar la forma de realizar
todo el movimiento. Ten en cuenta que aunque es posible
dar el salto y subir las caderas más arriba de los hombros,
no es necesario ni recomendable que lo hagas si todavía

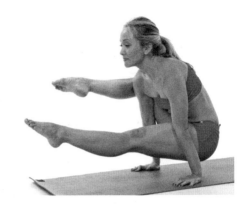

Figura 7.1

estás aprendiendo este movimiento. Es mejor que mantengas las caderas a una altura
que no supere los hombros y te concentres en saltar hacia delante para conseguir la base
que te ofrecen los hombros y trabajar con la fuerza de la región central del cuerpo. Te
resultará más fácil controlar el movimiento y también dominar el miedo a caerte si te
mantienes más cerca del suelo.

Si no eres capaz de hacer el movimiento, o si consigues saltar hacia delante y rodear el brazo con la pierna derecha pero no logras controlar la forma de bajar al suelo,
practica al menos para llegar a elevarte en la posición final durante una respiración (figura 7.1) a fin de desarrollar tanto la memoria neuromuscular como la fuerza. Aunque
este momento de contacto con el suelo se utiliza normalmente como una transición,
quizás te resulte útil mantener la postura durante varias respiraciones más para desarrollar fuerza.

Exhala y siéntate con los dos isquiones en contacto con el suelo mientras mantienes la pierna derecha alrededor del brazo derecho. Ahora estás preparado para colocar
la pierna detrás de la cabeza. Empieza flexionando la rodilla derecha lateralmente hasta
que la espinilla quede paralela al hueso púbico y la rodilla orientada hacia la derecha.
Toma nota de que en la fase inicial de la postura la cadera derecha sigue estando en
una posición paralela, con la rodilla apuntando hacia atrás a pesar de que el muslo se
encuentra situado junto a la parte superior del brazo. Para realizar el próximo paso es
necesario realizar una rotación externa con la articulación de la cadera, de modo que la
rodilla quede orientada lateralmente. Alinea el pie derecho con el hombro izquierdo.
Coloca ambas manos bajo el tobillo derecho, rodeando con las palmas la parte anterior
de este y entrelazando los pulgares alrededor de su borde externo mientras mantienes
las palmas unidas. Permanece con la espalda lo más recta posible, estírate a través de
la coronilla y dirige la mirada hacia los dedos del pie izquierdo. Ahora activa el suelo
pélvico, contrae las costillas inferiores y realiza una suave flexión espinal (figura 7.2).

En esta fase de la postura es imperativo que relajes la articulación de la cadera derecha lo máximo posible. Debes conseguir que el trabajo de sostener la pierna dependa del suelo pélvico, los músculos de la espalda y los brazos. Esta relajación es la clave para liberar espacio en lo más profundo de tu pelvis, con el fin de realizar una rotación externa completa con la articulación de la cadera. Antes de realizar cualquier movimiento que requiera flexibilidad debes crear espacio y relajarte. Tómate todo el tiempo que necesites para abrir las articulaciones de las caderas. Si sientes dolor en la rodilla o no eres capaz de hacer este movimiento, sigue trabajando con la apertura de las caderas en lugar de seguir adelante con las siguientes asanas. Intenta mantener esta posición preparatoria durante al menos veinte respiraciones.

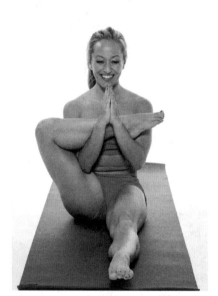

Figura 7.2

No trates de practicar ninguna otra asana de la serie intermedia hasta que puedas profundizar un poco más esta postura. Practica intensamente *Eka Pada Sirsasana* con el lado izquierdo y después continúa con las flexiones hacia atrás.

Si estás listo para continuar, mantén la espalda lo más recta posible y alineada con el eje central del cuerpo. Utilizando el espacio que has creado en la articulación de las caderas, alinea suavemente el pie derecho con el centro de tu cara mientras presionas la rodilla derecha un poco más hacia la derecha, separando el torso de la cadera derecha. Desplaza la rodilla todavía un poco más hacia la derecha mientras acercas el pie derecho hacia la oreja del mismo lado (figura 7.3). Mantén la espalda lo más recta posible e inicia el movimiento desde la articulación de la cadera derecha. Mientras acercas el pie a la oreja, deja que el hombro derecho se deslice hacia delante mediante una rotación interna en torno a la pantorrilla derecha. Esta nueva ubicación de la pantorrilla es crucial para que la alineación sea saludable cuando las piernas están situadas detrás de la cabeza. Mantener la parte inferior del abdomen contraído y el coxis ligeramente hacia dentro te ayudará a encontrar el apoyo del suelo pélvico para realizar este movimiento con la fuerza apropiada.

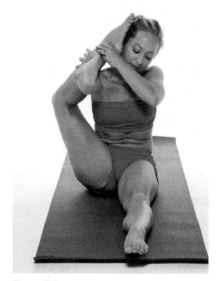

Figura 7.3

Si eres capaz de mantener esta postura, ya estás preparado para llevar una pierna detrás de la cabeza. Utiliza la fuerza central del cuerpo mientras mantienes la columna vertebral recta y deslizas ligeramente la cabeza hacia delante. Con la fuerza de los brazos, y no de la pierna derecha, empuja el pie derecho en dirección a la parte posterior de la cabeza. Deja de sujetar el tobillo con la mano derecha (pero sigue agarrándolo con la izquierda) mientras se desliza hacia atrás de la cabeza. Utiliza la mano izquierda para tirar del pie derecho hacia la izquierda y el codo derecho para ejercer presión sobre la parte posterior del muslo para alejarlo del torso. Mantén la rodilla orientada lateralmente lo máximo posible. Flexiona el brazo izquierdo mientras afirmas la cintura escapular y sujetas los dedos del pie derecho con las puntas de los dedos de la mano izquierda. Tira suavemente de los dedos del pie para deslizar la espinilla derecha hacia la izquierda junto a los hombros. Inclina la cabeza hacia abajo para crear espacio para la pierna. En cuanto la pierna se encuentre detrás de la cabeza, vuelve a levantar la cabeza y presiónala activamente contra la pierna para sujetarla. Transfiere el trabajo de los brazos a la cintura escapular, el cuello y la región central del cuerpo. Coloca las manos en posición de oración junto al esternón y dirige la mirada hacia el cielo raso para realizar la primera fase de *Eka Pada Sirsasana* (figura 7.4).

Evita orientar la rodilla derecha hacia la parte posterior del cuerpo. La dirección de la rodilla indicará la rotación de la articulación de la cadera. El hecho de que la rodilla apunte hacia la parte posterior del cuerpo indica que la articulación de la cadera se encuentra en una posición paralela; si la rodilla se orienta lateralmente, quiere decir que la cadera está en rotación externa. Para hacer *Eka Pada Sirsasana* con toda seguridad se necesita una profunda rotación externa. Si no consigues girar la articulación de la cadera hacia el exterior mientras intentas colocar la pierna detrás de la cabeza, puedes torcerte o lesionarte la rodilla. Practica prudente, paciente y diligentemente la rotación externa de la articulación de la cadera para facilitar el movimiento inicial de la postura.

Evita redondear demasiado la espalda al comenzar la postura para no comprimir la espina dorsal. Aunque tengas una hernia de disco en la columna, puedes trabajar igualmente la rotación externa de las articulaciones de la cadera y ofrecerle a la espalda el apoyo de los *bandhas*. De todos modos, no es recomendable que te esfuerces excesivamente con las flexiones espinales

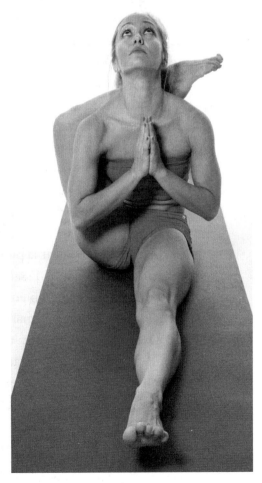

Figura 7.4

profundas. Sin embargo, no debes hacer esta postura si la hernia discal es importante, y además debes evitar dejar caer todo el peso sobre la cintura escapular.

Sigue adelante solo después de haberte asentado en la postura y de haber comprobado que estás utilizando la fuerza central del cuerpo y que te encuentras correctamente alineado. Si sientes que la espalda, el cuello y la rodilla derecha están cómodos, trata de sujetar la pierna que se halla detrás de la cabeza con la rotación externa de la articulación de la cadera derecha y utilizando la fuerza de la región central, la espalda y el cuello. Consigue que la articulación de la cadera derecha y la pierna del mismo lado participen en el movimiento, intenta acercar ligeramente los isquiones y flexiona activamente la rodilla derecha presionándola contra los hombros para que te ayude a sostener la pierna detrás de la cabeza.

Si la pierna empieza a resbalarse por el cuello, trata de mantener la posición ejerciendo presión sobre ella con los hombros, el cuello y la región central del cuerpo. Mantén contraídas las costillas inferiores en dirección a tu propio centro. Si consigues mantener la pierna detrás de la cabeza cuando utilizas las manos o alguien te ayuda, pero no tienes la fuerza suficiente como para que se quede en esa posición y la parte superior del torso se derrumba cuando estás haciendo la postura por tus propios medios, intenta usar las manos para ejercer presión sobre el mentón y contar así con un apoyo suplementario. Levanta la cabeza durante varias respiraciones y luego intenta sostener la postura colocando las manos nuevamente en posición de oración.

Aunque permanecer en *Eka Pada Sirsasana* con las manos en posición de oración es una postura avanzada, en este caso se trata únicamente de la mitad del movimiento. Los alumnos que están aprendiendo a colocar la pierna detrás de la cabeza se beneficiarán manteniendo la postura durante cinco a diez respiraciones antes de continuar con el resto de las asanas. Los practicantes avanzados que están habituados al movimiento pueden intentar colocar la pierna detrás de la cabeza durante una exhalación fluida inmediatamente después de saltar hacia delante y adoptar la posición preparatoria. Estos practicantes pueden también probar el método más tradicional para comenzar *Eka Pada Sirsasana*, que consiste en mantener esta postura preparatoria con las manos en posición de oración durante una sola respiración antes de seguir adelante.

Para profundizar la rotación externa de la cadera y el uso de la fuerza de la región central se requiere inclinar el cuerpo hacia delante sobre la pierna izquierda, manteniendo la pierna derecha detrás de la cabeza. Después de estabilizarte en la posición preparatoria, exhala mientras inclinas el torso para acercar el esternón a la rodilla izquierda con el propósito de alinear el hueso púbico con el eje central. Coloca la barbilla sobre la espinilla izquierda, dirige la mirada hacia los dedos del pie izquierdo y rodea el pie con las manos, sujetando la muñeca derecha con la mano izquierda (figura 7.5).

Esta es la postura completa de *Eka Pada Sirsasana*. Muchos practicantes observarán que la pierna derecha se desliza de su posición cuando comienzan a inclinarse hacia delante. Durante ese movimiento debes mantener la espalda lo más extendida posible, llevar el esternón hacia la rodilla izquierda, contraer intensamente la parte inferior del abdomen y presionar activamente los hombros, el cuello y la parte superior de la espalda contra la pierna derecha.

Si esto no funciona, intenta realizar la mitad de la flexión hacia delante para que los codos ejerzan presión sobre el suelo y puedas utilizar la base más consistente que te ofrece el suelo hasta que estés preparado para inclinarte completamente sobre la pierna. No relajes los hombros ni el cuello mientras desplazas el cuerpo hacia delante, ni tampoco cuando hayas llegado a la posición final. Mantén la postura activada para aumentar tu flexibilidad. Si no puedes acercar el mentón a la espinilla, intenta apoyar la frente y después trabaja para conseguir que la nariz llegue hasta la espinilla; con el paso del tiempo serás capaz de apoyar la barbilla. Activa la pierna derecha presionando el pie derecho contra el hombro izquierdo y haciendo que los seis músculos rotadores profundos de la cadera participen en el movimiento con el fin de estabilizar la rotación externa. Los seis músculos rotadores profundos de la cadera son: el piriforme (o piramidal), el gemelo superior,

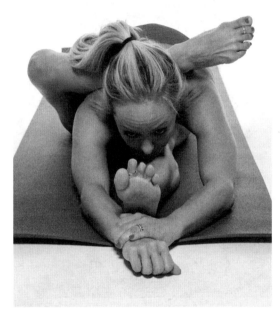

Figura 7.5

el obturador interno, el gemelo inferior, el obturador externo y el cuadrado femoral. Reciben ese nombre porque se encuentran en la zona más profunda del glúteo mayor; forman parte de un grupo de músculos que hay alrededor de la articulación de la cadera y que se encargan de su rotación y estabilización. Mantén la postura durante un mínimo de cinco respiraciones.

Inhala mientras vuelves a la posición sedente con la espalda recta y colocas las manos en posición de oración. Utiliza la fuerza de la cintura escapular y del cuello para sostener la pierna detrás de la cabeza mientras inhalas y vuelves a la primera repetición de *Eka Pada Sirsasana* (figura 7.4). Exhala para estabilizar el movimiento. Si la pierna se desliza de su posición detrás del cuello durante la transición a la posición sedente, utiliza las manos para volver a colocarla en su sitio. Si lo consideras necesario, puedes permanecer en esta posición durante unos instantes antes de seguir adelante.

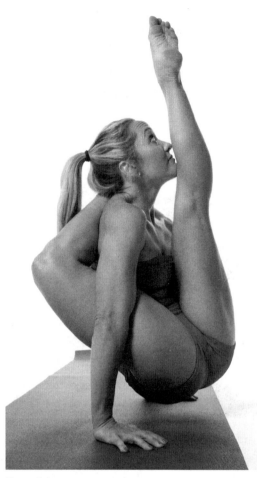

Figura 7.6

Si estás listo para hacer la transición y abandonar *Eka Pada Sirsasana*, sigue exhalando mientras colocas las manos sobre el suelo con los dedos orientados hacia delante en dirección a los dedos del pie izquierdo. Las manos deben estar a una distancia ligeramente mayor que la de los hombros, los pulgares descansan bajo los muslos y las palmas de las manos están alineadas con los bordes superiores de los muslos, ligeramente más adelante que las crestas ilíacas. Inhala mientras presionas contra la base utilizando la fuerza de los hombros, activas intensamente la región central del cuerpo, desplazas la cabeza del fémur izquierdo hacia su cavidad, subes la cabeza y separas el cuerpo completamente del suelo. Deja caer los hombros y el peso corporal levemente hacia delante para que recaiga sobre los dedos y las manos, mientras redondeas ligeramente la espalda. Eleva la región central del cuerpo con la ayuda de los hombros. Luego acerca la pierna izquierda a la espinilla derecha, desliza las caderas hacia delante y orienta los dedos del pie izquierdo hacia el cielo raso (figura 7.6). Mantén la rodilla derecha flexionada y la pierna del mismo lado fija en su sitio. Exhala mientras retiras el pie derecho de la parte posterior de la cabeza y lo colocas junto al brazo derecho; a continuación vuelve a la posición preparatoria inicial (figura 7.1).

Para iniciar el enérgico movimiento que te llevará nuevamente a *Chaturanga Dandasana*, flexiona ambas rodillas y alinea los dedos de ambos pies directamente por detrás de la mano derecha. Flexiona los codos mientras inclinas el pecho hacia delante (figura 7.7). Respira una vez más si lo consideras necesario, sin dejar que los dedos de los pies toquen el suelo. Exhala mientras ejerces presión sobre la base, recurre a la fuerza central del cuerpo y estira las piernas mientras saltas hacia atrás para volver a *Chaturanga Dandasana*.

Los practicantes avanzados serán capaces de fluir a través del movimiento realizado para elevar el cuerpo y saltar hacia atrás durante una exhalación fluida. No te precipites durante el proceso. Si no eres capaz de realizar el movimiento durante una respiración, respira tantas veces como sea necesario. No intentes «falsear» el movimiento permitiendo que los dedos de los pies entren en contacto con el suelo. Puedes dividir la transición en varios pasos pequeños y manejables hasta que consigas desarrollar más fuerza. *Eka Pada Sirsasana* es una postura que permite trabajar la fuerza y la resistencia necesarias para permanecer en la postura durante el movimiento completo, y además ayuda a desarrollar la flexibilidad que requiere esta asana.

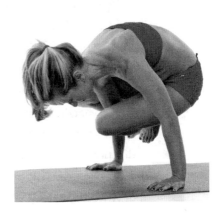

Figura 7.7

Después de adoptar *Chaturanga Dandasana*, inhala y desplázate hacia delante para ir a *Urdhva Mukha Svanasana*; luego exhala y vuelve a *Adho Mukha Svanasana*. Inhala y salta hacia el lado izquierdo. Ejecuta el mismo movimiento con ese lado hasta llegar nuevamente a *Adho Mukha Svanasana*. Quizás adviertas que una de tus caderas está más tensa que la otra. Esto es completamente normal y deberías permanecer más tiempo sobre el lado que está más tenso con el objetivo de alcanzar un mayor equilibrio corporal.

En el método Ashtanga yoga no existe ninguna modificación de las posturas que facilite colocar una pierna detrás de la cabeza. La lógica de la práctica es que si no puedes hacer este movimiento, te resultará cada vez más difícil progresar hacia las posturas en las que hay que colocar las dos piernas detrás de la cabeza. Si no eres capaz de realizar *Eka Pada Sirsasana* completa, trabaja paciente y diligentemente con la postura hasta que se abran las articulaciones de tu cadera. No sigas adelante y la pases por alto. El método Ashtanga yoga requiere que respetes cualquier obstáculo con el que te enfrentes durante la práctica, prestándole toda tu atención con la mayor humildad para poder escuchar a tu cuerpo, que terminará por abrirse de forma natural gracias al poder de la respiración, la postura y el punto focal.

Beneficios

- Fortalece el cuello.
- Activa los puntos energéticos clave de los hombros, el cuello y la parte superior de la espalda.
- Concentra y fortalece la mente.
- Alivia el dolor de espalda.
- Abre las articulaciones de la cadera para facilitar una rotación externa.

DWI PADA SIRSANANA
Postura de los pies detrás de la cabeza
Drishti: nasagra (nariz)

Colocar ambas piernas detrás de la cabeza es una de las posturas iniciales de la serie intermedia. La mayor parte de las personas que abandonan la disciplina de Ashtanga yoga lo hacen en una de esas asanas. Parte de la razón por la que *Dwi Pada Sirsasana* puede llegar a ser frustrante es que no hay ninguna modificación que facilite la postura: o puedes poner las piernas detrás de la cabeza o no eres capaz de hacerlo. Algunos alumnos se quedan detenidos en en la práctica de esta postura durante años, o incluso durante el resto de su vida. No menciono esto con la intención de desalentarte, sino para que tengas una perspectiva correcta de la dificultad que supone esta asana. La combinación de la rotación externa de la cadera, la fuerza central del cuerpo, el apoyo de la parte superior del torso y la resistencia física que requiere no es algo que pueda tomarse a la ligera. Esta postura merece el mayor respeto y atención. No es una especie de truco sino, por el contrario, un verdadero maestro de algunos de los valores más profundos del yoga, como son la paciencia, el desapego, el valor, la perseverancia y la entrega. Si enfocas esta postura desde una perspectiva puramente física, no tendrá el poder de transformarte. Tu intención de dejar que la práctica de esta asana transforme tu mente y tu espíritu es fundamental para el éxito de tu viaje por el yoga. Y en ningún sitio esto es más evidente que en las posturas iniciales.

Cuando colocas ambas piernas detrás de la cabeza, cualquier compensación que te haya permitido adoptar más fácilmente *Eka Pada Sirsasana* trabajará ahora en tu contra. Dado que hay que colocar ambas piernas detrás de la cabeza, las dos articulaciones de la cadera tienen que relajarse equitativamente mediante una profunda rotación externa mientras ambos lados de la pelvis han de ejercer la misma presión contra el suelo. Los dos hombros deben empujar con la misma intensidad sobre las piernas y el cuello debe hacer el doble de fuerza que en *Eka Pada Sirsasana*, porque aquí la cabeza no sostiene una pierna sino las dos. Los bloqueos emocionales más arraigados se asientan en la base de las articulaciones de la cadera, en lo más profundo de la pelvis. Debes tener un corazón valiente para poder abrir las caderas tan intensamente como requiere *Dwi Pada Sirsasana*. Esta postura puede llegar hasta los demonios que duermen dentro de tu pelvis y, debido a su intensidad, suele favorecer que el practicante experimente algunos de los obstáculos más poderosos que se pueden encontrar en la práctica de yoga, como pueden ser la duda, la frustración y la ira. Incluso los alumnos que son flexibles por naturaleza afirman que es una postura difícil; se requiere una gran fuerza física para mantener el equilibrio con las dos piernas detrás de la cabeza con el cuerpo separado del suelo. Tienes la opción de integrar Dwi Pada Sirsasana en tu práctica diaria como una búsqueda espiritual hacia el centro de tu propio ser. Si lo consideras de esta forma, el viaje por esta postura te transformará aunque ninguna de las piernas llegue a colocarse completamente por detrás de la cabeza.

Desde *Adho Mukha Svanasana* inhala mientras saltas hacia delante; luego rodea la parte superior de los brazos con los muslos, flexiona las rodillas y acerca los dedos gordos de los pies sin cruzar los tobillos (figura 7.8). Exhala mientras desplazas la pelvis hacia el suelo, manteniendo la pierna derecha sobre el brazo derecho, y seguidamente baja la pierna derecha hasta el suelo. No estires la pierna, debes mantenerla flexionada mediante una rotación externa suave, ya que esto te ayudará a percibir el equilibrio que hay entre los isquiones derecho e

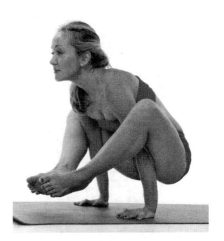

Figura 7.8

izquierdo, necesario para mantener *Dwi Pada Sirsasana*. Inhala mientras relajas los seis músculos rotadores profundos de la cadera izquierda y realizas una profunda rotación externa con la articulación de la cadera con el menor esfuerzo posible. Sujeta el pie izquierdo con ambas manos y coloca la pierna por detrás de la cabeza de la misma forma que en *Eka Pada Sirsasana*.

Ten en cuenta que comenzarás a hacer *Dwi Pada Sirsasana* con la pierna izquierda. Es crucial que los brazos asuman el trabajo de sostener la pierna y que los músculos de las piernas se relajen; así la articulación de la cadera tendrá una gama completa de movimiento. Debes mantener firmes los músculos de la región central durante toda la postura. En lugar de colocar las manos en posición de oración para tener mayor apoyo para la pierna, como en la postura anterior, el cuello y los hombros deben encargarse de hacer todo el trabajo por sí mismos. Una vez que la pierna izquierda esté cómodamente situada detrás de la cabeza, los hombros estén firmes, el cuello ejerza presión contra la espinilla izquierda y la mirada se dirija hacia arriba, estarás preparado para colocar la pierna derecha detrás de la cabeza. Ahora tienes que activar los seis músculos rotadores de la cadera izquierda para ayudar a mantenerla allí. Flexiona activamente la rodilla izquierda y estira lo máximo posible los dedos del pie izquierdo en dirección al hombro derecho. Ten cuidado de no extender las rodillas; debes mantenerlas flexionadas para que el cuerpo quede consolidado en esta asana. Una vez que consigas sujetar la pierna izquierda en su posición con la ayuda de la cabeza no debes inclinarla hacia delante; de lo contrario, las piernas podrían deslizarse de su posición detrás del cuello.

Inclina ligeramente la pelvis hacia atrás con un movimiento sutil que creará espacio en el sacro para que se ensanche y a continuación estira y relaja la parte baja de la espalda. No intentes enderezar la columna; mantenla ligeramente flexionada y consigue que la parte central del cuerpo sirva de soporte para el movimiento. Coloca la mano en el suelo por delante de las caderas, manteniendo el codo izquierdo firmemente flexionado por debajo de tu rodilla izquierda, y el hombro izquierdo presionado contra la pierna izquierda. Si no puedes mantener la pierna izquierda en posición sin el apoyo añadido de las manos, posiblemente las caderas no se abrirán lo suficiente como para que puedas realizar *Dwi Pada Sirsasana*.

Si estás preparado para continuar, desplaza el hombro derecho hacia delante con una ligera rotación interna. Orienta la rodilla derecha en sentido lateral y sujeta el tobillo derecho desde abajo con la mano derecha. Empuja el tobillo hacia atrás y hacia arriba mientras desplazas el codo derecho hacia delante en dirección al centro del cuerpo (figura 7.9). No cambies la posición de la cabeza mientras realizas este movimiento. Presiona el tobillo derecho hacia atrás lo suficiente como para que la pantorrilla se deslice hacia delante sobre el hombro derecho. Si no lo consigues, no serás capaz de hacer *Dwi Pada Sirsasana* profundamente, así que tómate el tiempo que necesites para aprender este movimiento antes de continuar con las siguientes asanas.

En cuanto la pierna derecha se desliza por detrás del hombro, los dedos de los pies tocan la parte posterior de la cabeza, que está ligeramente inclinada hacia la derecha (figura 7.10). No intentes hacer todo el trabajo de la postura con la mano derecha. En cuanto los dedos de los pies entren en contacto, activa los pies y los dedos, relaja la mano derecha y deja que los pies hagan todo el trabajo de esta asana. Pasa un pie alrededor del otro y flexiónalos para llevarlos hasta su posición. Dobla las rodillas, coloca ambas manos sobre el suelo y presiona hacia abajo con las piernas (figura 7.11). Debes activar los tobillos de la misma forma que en la postura Bhujapidasana, de la primera serie. Haz que los seis músculos rotadores de la cadera participen en el movimiento mientras flexionas la rodilla derecha para rodear la parte exterior de la pierna izquierda con la pierna derecha. Este es el primer paso para empezar a practicar Dwi Pada Sirsasana más profundamente. Puedes continuar con la siguiente postura únicamente si eres capaz de mantener esta con los pies entrelazados y hacer la versión completa con los dedos de los pies estirados.

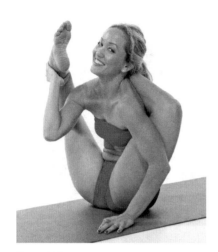

Figura 7.9

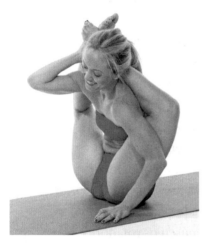

Figura 7.10

Si te sientes cómodo en la postura, puedes separar los pies, estirar los dedos de los pies manteniendo las espinillas y los tobillos cruzados y flexionar activamente las rodillas para mantener las piernas detrás de la cabeza. A continuación, coloca las manos en posición de oración presionándolas entre sí y alineando los pulgares con el centro del esternón; empuja los hombros y el cuello hacia atrás contra las pantorrillas y mira hacia arriba (figura 7.12). Mantén la postura durante cinco respiraciones. Si intentas estirar los dedos de los pies demasiado rápido no conseguirás mantener las piernas detrás del cuello y te caerás. Utiliza la flexión de los pies para construir una base sólida. Si no eres capaz de hacerlo manteniendo las piernas detrás de la cabeza, prueba a colocar las manos en posición de oración mientras

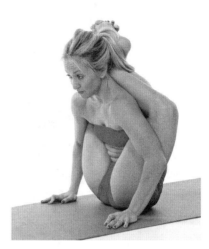

Figura 7.11

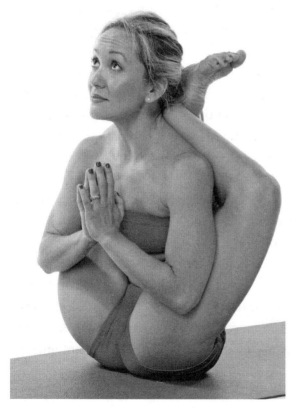

Figura 7.12

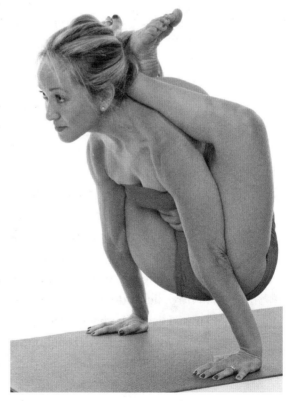

Figura 7.13

149

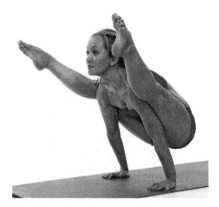

Figura 7.14

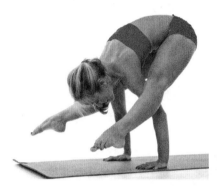

Figura 7.15

mantienes los pies entrelazados. Finalmente podrás efectuar el movimiento manteniendo la versión completa de *Dwi Pada Sirsasana*.

Independientemente de que los pies estén estirados o flexionados, las rodillas deben permanecer intensamente flexionadas y los hombros han de ejercer una intensa presión sobre las pantorrillas mientras tu mirada se dirige hacia arriba. A algunos alumnos les resulta difícil mantener el equilibrio. Utiliza los *bandhas* para que la pelvis y la cavidad pélvica permanezcan estables mientras te inclinas suavemente hacia atrás. Deja caer el peso corporal equitativamente sobre ambos lados de la pelvis. No intentes mantener el equilibrio sobre el sacro porque la espalda se redondeará excesivamente. Encuentra el punto de equilibrio entre los isquiones y el coxis, como en la postura *Navasana*, de la primera serie. Sigue elevando la columna vertebral para crear la mayor cantidad posible de espacio entre las vértebras y un apoyo sólido.

Corres el riesgo de sufrir una lesión en la columna si la región central del cuerpo no ofrece el apoyo adecuado para la espalda, de manera que te aconsejo trabajar con prudencia. No intentes hacer la postura contra una pared cuando no consigues mantener el equilibrio, porque de esa forma no llegarás a desarrollar la fuerza de la parte central del cuerpo que es necesaria para sostener la postura. Te aconsejo que busques la ayuda de un maestro o que la practiques entre tres y cinco veces al día para desarrollar lentamente la fuerza y la flexibilidad que necesitas. Ten paciencia.

Para hacer el próximo movimiento de *Dwi Pada Sirsasana* debes colocar las manos sobre el suelo ligeramente frente a la pelvis, a la altura de los hombros o un poco más arriba. Al principio puedes flexionar los codos. Inclina el peso corporal hacia delante para que recaiga sobre las manos utilizando la fuerza central del cuerpo, estirando lentamente los brazos y subiendo los hombros. Evita que la clavícula se desplace hacia dentro, llevando el cuello y la cintura escapular hacia atrás para ejercer presión contra las piernas. Mira hacia arriba, apoyando el *drishti* con una firme activación de los hombros y los músculos del cuello. Inhala mientras separas el cuerpo del suelo manteniendo la postura *Dwi Pada Sirsasana* (figura 7.13). Mientras flexionas las rodillas lo más intensamente posible para mantener la postura, la parte superior del cuerpo debe ejercer presión sobre las piernas con la misma intensidad. Esta acción y su acción contraria consiguen que la postura sea más difícil, pero también más profunda y más fácil de sostener.

Muchos alumnos consideran que la segunda parte de esta asana es más dura que la primera debido a la fuerza dinámica necesaria para mantener las piernas en su sitio mientras el cuerpo se separa del suelo. Si sientes que los pies comienzan a separarse y estás a punto de deshacer la postura, intenta entrelazarlos nuevamente en cuanto eleves el cuerpo para estabilizar la posición de las piernas detrás de la cabeza. Luego estira lentamente los dedos de los pies a medida que te sientas más estable. Trabaja para mantener los pies estirados durante todo el movimiento. Permanece en esta posición durante al menos cinco respiraciones.

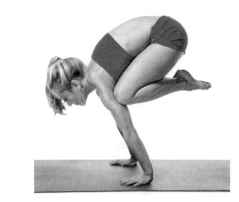

Figura 7.16

Exhala mientras relajas los pies, liberas las piernas y mantienes el equilibrio en *Tittibhasana* (figura 7.14). Eleva las caderas y orienta los dedos de los pies hacia el suelo (figura 7.15) durante la misma exhalación. Luego presiona ambas rodillas simultáneamente y coloca las piernas en *Bakasana* (figura 7.16). Algunos alumnos lo pasan mal intentando llevar al mismo tiempo las dos

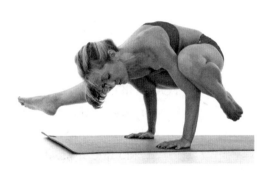

Figura 7.17

piernas hacia atrás directamente desde *Tittibhasana*. Si te encuentras entre ellos, desplaza primero una pierna y después la otra hacia atrás mientras te inclinas hacia uno de los lados (figura 7.17). Si eliges este método, permanece en *Bakasana* una vez que las piernas estén flexionadas detrás del cuerpo. En este caso *Bakasana* se asemeja mucho a *Kakasana*.

Permanece en *Bakasana* hasta que consigas sentir perfectamente la base de la postura. En cuanto te sientas estable salta hacia atrás de la misma manera que describí para Bakasana A y B. Exhala mientras llevas las piernas directamente hacia atrás para hacer *Chaturanga Dandasana*. Inhala para ir a *Urdhva Mukha Svanasana*, y a continuación exhala y vuelve hacia atrás para adoptar *Adho Mukha Svanasana*.

Saltar hacia atrás desde *Dwi Pada Sirsasana* es prácticamente el mismo movimiento de transición que aprendiste en la primera serie con las posturas *Bhujapidasana* y *Supta Kurmasana*. Sin embargo, en este caso el salto hacia atrás es un poco más difícil porque requiere una mayor resistencia muscular.

No sigas adelante si no puedes mantener las dos piernas detrás de la cabeza mientras miras hacia arriba o te resulta imposible saltar hacia atrás desde *Dwi Pada Sirsasana*.

Desarrolla lentamente la fuerza y la flexibilidad. Quizás también tengas que hacer más hincapié en la rotación externa y trabajar para potenciar la fuerza de las caderas que requiere la postura. No te precipites pues eso significaría ignorar las lecciones de *Dwi Pada Sirsasana*; trabaja con paciencia y dedicación y no te preocupes por el tiempo que necesitarás para obtener buenos resultados.

Beneficios

- Fortalece el cuello.
- Activa los puntos de energía del cuello, los hombros y la parte superior de la espalda.
- Concentra y fortalece la mente.
- Alivia el dolor de espalda.
- Abre las articulaciones de las caderas para producir una rotación externa.

YOGANIDRASANA
Postura del sueño del yogui
Drishti: broomadhya (centro del tercer ojo)

Dado que *Yoganidrasana* se realiza desde una posición reclinada, te resultará más fácil que *Dwi Pada Sirsasana*. No obstante, no deberías cambiar el orden de las posturas ni tampoco utilizar *Yoganidrasana* como un estiramiento preliminar para la asana anterior. Debes considerarlas como lecciones distintas que se basan en los mismos principios aunque enfocados desde diferentes ángulos. Utiliza estas dos posturas de forma complementaria, pero no pases a *Yoganidrasana* hasta que hayas integrado la fuerza y la flexibilidad que requiere *Dwi Pada Sirsasana*. Si te saltas la lección que enseña la postura anterior, no conseguirás desarrollar la fuerza central del cuerpo que sirve para que las caderas se abran más fácilmente y potencia la flexibilidad de la espalda. Y, por otra parte, podrías correr el riesgo de sufrir alguna lesión. Tómate el tiempo que necesites para aprender correctamente cada postura antes de pasar a la siguiente; de esta forma conseguirás integrar el trabajo espiritual de la práctica en tu cuerpo y tu mente.

Desde *Adho Mukha Svanasana* inhala mientras saltas entre los brazos, estiras las piernas y te tumbas para prepararte para la postura. Hay dos formas de iniciar *Yoganidrasana*: una es más sencilla y la otra más profunda, y las dos son válidas.

Para comenzar con la versión más fácil, flexiona las rodillas y los pies, gira las plantas hacia arriba y sujeta los bordes externos de los pies. Algunos practicantes de yoga la llaman la postura del bebé feliz, pero en la tradición de Ashtanga yoga no tiene nombre porque es solamente una fase preparatoria para una de las versiones de *Yoganidrasana* (figura 7.18). A continuación, eleva el sacro separándolo del suelo, gira las articulaciones de la cadera hacia fuera, orienta las rodillas en sentido lateral y acerca las plantas de los pies a la cara (figura 7.19). Avanza los hombros, deja caer ligeramente el cuello, desliza las manos hacia los tobillos y exhala mientras colocas los dos pies detrás de la cabeza, cruzando las piernas con el pie derecho por debajo del izquierdo. En cuanto hayas cruzado los pies, flexiónalos un poco más, presiona el cuello contra el tobillo o la espinilla del lado izquierdo y une las manos (o los dedos) junto a la parte baja de la espalda o el sacro. Para finalizar, abre los pies, estira los dedos y dirige tu mirada hacia el tercer ojo (figura 7.20).

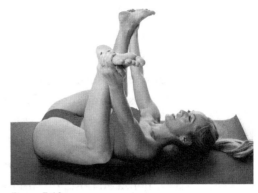

Figura 7.18

Para iniciar la postura de esta forma es necesario hacer una rotación externa relativamente fácil con las articulaciones de la cadera, los hombros deben estar abiertos y el cuello fuerte y, por otra parte, hay que comprender perfectamente cómo se debe iniciar la postura. Los beneficios de este método sencillo incluyen un trabajo

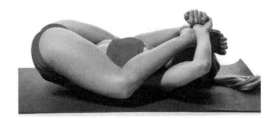

Figura 7.19

progresivo para colocar las piernas detrás de la cabeza durante una o dos respiraciones y la posibilidad de acercarse a la postura desde esta perspectiva. Entre sus desventajas se encuentran que no es posible adoptar la postura muy profundamente, que la parte inferior de la espalda se redondea demasiado y puede comprometer el apoyo

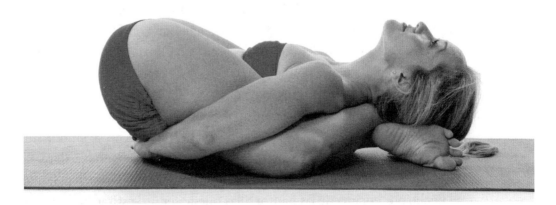

Figura 7.20

para la columna vertebral y que la naturaleza rápida del movimiento puede generar alguna lesión.

Este método está contraindicado para cualquier persona que tenga las caderas relativamente tensas o que pretenda hacer la postura de la manera más profunda posible.

El segundo método para iniciar *Yoganidrasana* comienza también en posición tumbada, pero la diferencia reside en que se trabaja primero con una pierna y después con la otra. Esta técnica te ayudará a mover más profundamente el cuerpo y estirar más la columna vertebral y, en consecuencia, promoverá un soporte muscular más sólido. Comienza en posición supina realizando una rotación externa con la articulación de la cadera izquierda mientras flexionas suavemente la rodilla derecha utilizando la planta del pie derecho como soporte sobre el suelo. Acerca el pie lo máximo posible hacia la frente, agarrando el tobillo izquierdo con las dos manos y girando al mismo tiempo la rodilla izquierda lateralmente. Imagina que estás haciendo una versión tumbada de *Eka Pada Sirsasana* y aplica las mismas precauciones y sugerencias.

Separa el cuerpo ligeramente del suelo, lleva el hombro izquierdo hacia delante y flexiona el cuello para acercarlo a la pantorrilla izquierda y colocar luego la pierna detrás de la cabeza. Cuando lo hayas conseguido, relaja la mano izquierda y utiliza la derecha para tirar de tu pie izquierdo y acercar el muslo izquierdo al torso lo máximo posible. Una vez que la pierna esté en su sitio, presiona el hombro izquierdo y el cuello contra la espinilla para fijarla en su posición (figura 7.21). Evita usar las manos para sujetar la pierna. Después de realizar correctamente *Eka Pada Sirsasana* y *Dwi Pada Sirsasana* habrás desarrollado la flexibilidad y la fuerza necesarias para mantener la pierna detrás de la cabeza.

A continuación, levanta el pie derecho del suelo, gira la articulación de la cadera derecha hacia fuera, orienta la rodilla derecha lateralmente y acerca todo lo que puedas el pie derecho al hombro izquierdo (figura 7.22). Luego lleva el hombro derecho ligeramente hacia delante, levanta el cuerpo lo suficiente como para crear espacio para el pie derecho, une los dedos de los pies igual que en Dwi Pada Sirsasana y deja que los pies se hagan cargo del trabajo de la postura, flexionándolos para poder colocar las piernas completamente detrás de la cabeza.

En esta fase de la postura es esencial crear espacio para que el hombro derecho pueda deslizarse en torno a la pantorrilla derecha. Si la pantorrilla no se desplaza hacia atrás, tendrás la sensación de que las piernas están fijas en su sitio. Estírate hacia atrás para profundizar la postura; agarra el pie izquierdo con la mano derecha y el pie derecho con la mano izquierda y tira de ambos pies para separarlos al máximo. Para levantar el pecho por encima de las pantorrillas puede ser útil estirar los brazos sobre la cabeza para generar espacio en los hombros y entre las vértebras con la intención de alargar la columna (figura 7.23). Por último, coloca las manos con los dedos entrelazados (o sujetando una muñeca) junto a la parte baja de la espalda; presiona el cuello y la cabeza hacia atrás contra los pies (figura 7.20). Intenta llevar la parte posterior de la cabeza hasta el suelo para colocarla entre los pies. Suelo recomendar este método a los practicantes más entregados que buscan hacer un trabajo corporal más intenso y ahondar en la práctica.

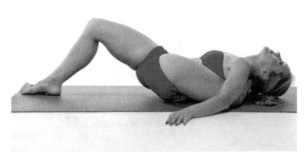

Figura 7.21

Después de realizar *Yoganidrasana* de la forma más profunda posible con cualquiera de los dos métodos, activa los músculos centrales del cuerpo para alargar la columna al máximo. Presiona los hombros hacia atrás contra las pantorrillas mientras levantas el pecho. Contrae el abdomen y utiliza el apoyo del suelo y del interior del suelo pélvico para sostener la columna.

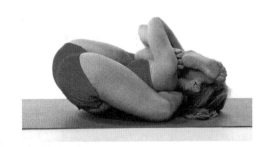

Figura 7.22

Yoganidrasana se traduce literalmente como «la postura del sueño del yogui», ¡pero no intentes dormirte realmente en esta posición! Encuentra una zona de comodidad para descansar y relajarte en medio del trabajo que debes realizar para mantener la integridad estructural de la postura. En esta asana puedes imaginar que tus piernas son la «almohada» y tu cuerpo el colchón.

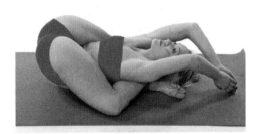

Figura 7.23

Yoganidra también es una práctica que se describe como un estado meditativo que mantiene la mente equilibrada entre el sueño y la vigilia en los textos tradicionales de Hatha yoga. En este estado supraconsciente se potencia la percepción sensorial sutil y la mente fluye de forma natural hacia el interior. La mente meditativa está destinada a despertar *pratyahara* (la retracción de los sentidos), el quinto miembro del método Ashtanga yoga que orienta los órganos sensoriales hacia la percepción directa del cuerpo interior. A pesar de que no es recomendable practicar *yoganidra* durante *Yoganidrasana*, en esta postura desarrollarás el estado de vigilia interior mucho más intensamente. En todas las asanas es ventajoso tener una conciencia holística del flujo sutil de energía que recorre todo el cuerpo.

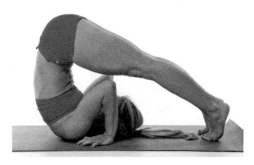

Figura 7.24

Dado que *Yoganidrasana* se realiza desde una posición reclinada, es probable que sientas presión en los discos intervertebrales si trabajas sobre una esterilla demasiado fina. Prueba a hacer la postura en una esterilla más gruesa o colócate una toalla debajo del cuerpo antes de adoptar esta asana. Si sientes algún dolor en la columna que no se alivia aunque utilices una esterilla más gruesa o una toalla, debes deshacer la postura de inmediato.

Gracias a la práctica de las dos posturas anteriores ya habrás conseguido desarrollar la flexibilidad y la fuerza que necesitas para realizar *Yoganidrasana*, de modo que si abres tu cuerpo con el método adecuado de Ashtanga yoga, deberías ser capaz de llevarla a cabo fácilmente. Por tanto, esta no se considera una postura inicial sino una postura de integración que pone de manifiesto y profundiza la alineación, la apertura y la energía desarrolladas en las asanas anteriores.

Después de respirar cinco veces exhala mientras relajas las manos, llevas el cuello hacia delante y desbloqueas los pies. Inhala una vez más mientras te desplazas hacia atrás para hacer *Chakrasana* (postura de la rueda; figura 7.24). Haz girar el cuerpo alrededor del eje de las articulaciones de los hombros mediante movimientos circulares. Utiliza la fuerza de los músculos centrales para elevar el cuerpo por encima del cuello. El movimiento de Chakrasana debe estar consolidado gracias a la práctica regular de la primera serie (consulta *La fuerza del Ashtanga yoga* si necesitas una explicación más profunda sobre esta postura). Exhala y flexiona los codos para ir a *Chaturanga Dandasana*. Inhala y muévete hacia delante para adoptar *Urdhva Mukha Svanasana*. Luego exhala y vuelve hacia atrás para adoptar *Adho Mukha Svanasana*.

Beneficios

- Calma la mente.
- Activa los puntos energéticos clave que hay en los hombros, el cuello y la parte superior de la espalda.
- Alivia el dolor de espalda.
- Abre las articulaciones de la cadera para hacer una rotación externa.

TITTIBHASANA A, B, C Y D
Postura de la luciérnaga
Drishti: nasagra (nariz)

Los alumnos del método tradicional de Ashtanga yoga que dominan todas las posturas anteriores de la primera serie y la serie intermedia no deberían tener ningún problema de flexibilidad para hacer *Tittibhasana*. La práctica integrada de *Kurmasana*, *Supta Kurmasana*, *Dwi Pada Sirsasana* y *Yoganidrasana* le ofrece a tu cuerpo todo lo que necesita para adoptar *Tittibhasana*. El desafío real que esta postura presenta en el método Ashtanga yoga se basa en la fuerza y la resistencia. La práctica requiere que pongas a prueba tus límites, combinando la fuerza y la flexibilidad en posturas activas y dinámicas únicamente después de haber desarrollado debidamente la flexibilidad.

La mayoría de las posturas de la primera serie y la serie intermedia tienen solo una o dos secciones; sin embargo, *Tittibhasana* es una red complicada de movimientos que fluyen a través de al menos cinco etapas diferentes, que tradicionalmente se realizan sin interrupción. Incluso los practicantes más ágiles y los que están en mejor forma física observarán que los músculos que sirven de apoyo a la postura, como son los cuádriceps, estarán agotados al final de la serie completa de variaciones de *Tittibhasana*. Esta asana siempre me supone un reto cuando participo en una clase de la serie intermedia, independientemente de cuántas veces la practique a diario. Al final de la postura suelo tener una sensación de quemazón en los cuádriceps, la parte baja de la espalda y los hombros, de manera que no te sorprendas si sientes algo similar cuando comiences a integrar *Tittibhasana* en tu práctica.

Esta postura requiere tener fuerza; por lo tanto, no debes intentar hacerla hasta que hayas dominado las anteriores y trabajado para aumentar tu flexibilidad. Respeta la lógica de la práctica y si todavía no tienes la flexibilidad necesaria, sé humilde y diligente y deja que tu cuerpo se abra suave y paulatinamente con el paso del tiempo. Si pretendes adoptar la postura sin haber desarrollado la flexibilidad de las caderas, la parte baja de la espalda y los hombros, correrás el riesgo de sufrir una lesión si en un momento determinado los músculos que sirven de apoyo a tu cuerpo se agotan. Ten paciencia y agrega la postura a la práctica solo cuando tu cuerpo (y quizás también tu profesor) te indique que ya estás preparado.

Desde *Adho Mukha Svanasana*, inhala mientras saltas hacia delante para colocar los pies frente a las manos. Mantén las muñecas firmes sobre el suelo mientras saltas y evita separar las palmas de las manos del suelo. Alinea los muslos con los hombros, estira las piernas, eleva los dedos de los pies, presiona el peso corporal sobre la base, activa la región central e inhala mientras trasladas el peso hacia las manos y separas el cuerpo del suelo para ir a *Tittibhasana* A (figura 7.25). No abras demasiado las piernas ni dejes

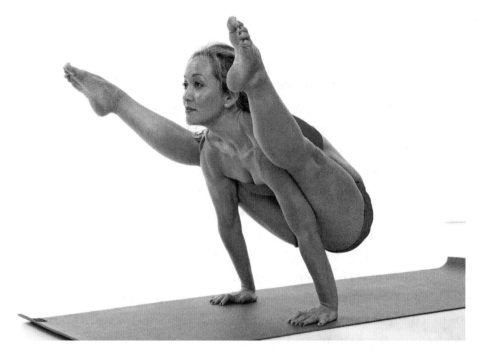

Figura 7.25

que los muslos se resbalen sobre los brazos. Mantén esta postura durante cinco respiraciones largas y regulares con la mirada fija en la punta de la nariz.

Los alumnos fuertes y ágiles serán capaces de saltar directamente desde *Adho Mukha Svanasana* para adoptar esta postura. No intentes hacerlo la primera vez; espera hasta haberte familiarizado con la asana después de haberla practicado regularmente y cuando estés dispuesto a afrontar un nuevo desafío.

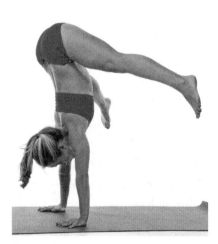

Figura 7.26

Inhala para saltar a *Tittibhasana* mientras desplazas las caderas hacia delante sobre la base de tus brazos. Mantén el equilibrio con las piernas ligeramente separadas y el torso alineado con los hombros (figura 7.26). Exhala mientras desplazas suavemente los hombros hacia delante y a continuación flexiona la columna, activa la región central del cuerpo, baja las caderas y desliza los muslos en torno a los hombros para bajar el cuerpo e ir a *Tittibhasana*. Esta transición no es fácil y requiere una combinación dinámica de fuerza y flexibilidad, pero llegarás a hacer este movimiento si practicas con paciencia y constancia.

Permanece en *Tittibhasana* A, presionando los hombros hacia atrás sobre las pantorrillas mientras comprimes los muslos contra los hombros. Lleva el coxis hacia abajo y contrae la parte inferior del abdomen profundamente para producir con facilidad una ligera flexión espinal. Mantén los músculos centrales del cuerpo firmemente activos. Realiza una suave rotación interna con los muslos mientras consigues que los cuádriceps participen en el movimiento con el fin de estirar completamente las piernas. Comprime los muslos contra los hombros para mantenerlos lo más arriba posible de los brazos. Abre la clavícula y el pecho y no dejes que el peso corporal recaiga sobre el esternón. Si sientes un dolor en el centro del pecho, junto a la articulación esternoclavicular, recuerda que debes activar la cintura escapular. Si el dolor es muy intenso, abandona la postura hasta que tengas más fuerza para sostener el cuerpo.

En algunas versiones de *Tittibhasana* A las caderas y los pies están alineados con los hombros, pero en la versión de Ashtanga yoga se mantienen las caderas un poco más bajas y los pies elevados e inclinados encima de la cabeza. Cuando adoptes *Tittibhasana* A debes tener conciencia de la alineación de Ashtanga yoga y utilizar la fuerza del suelo pélvico para sostener y elevar el cuerpo. Después de respirar cinco veces coloca los pies nuevamente sobre el suelo con las rodillas flexionadas, mientras exhalas. No eleves los hombros, que están situados detrás de los muslos. Aunque tengas una sensación de quemazón en los muslos, debes permanecer en la postura y entregarte sin reservas al proceso de fortalecimiento. Después de un mes de práctica regular notarás que estás más fuerte.

En cuanto los dos pies estén en el suelo, dedica un momento a deslizar el torso entre los muslos para llevar los hombros detrás de las pantorrillas. Si lo consideras necesario, puedes mover primero una pierna y luego la otra hasta la posición indicada. Levanta uno de los talones, presiona el músculo de la pantorrilla contra el hombro y vuelve a bajar el talón cuando hayas llegado un poco más lejos en la postura (figura 7.27). Repite el movimiento con el otro lado.

A continuación, pasa los brazos alrededor de los muslos y la parte inferior de la espalda mientras giras los hombros hacia el interior. Presiona los hombros contra las pantorrillas y al mismo tiempo redondea la espalda. Estira las manos para entrelazar los dedos (o agarrarte una de las muñecas) junto al sacro o la parte baja de la espalda. Estira las piernas, alinea los talones con los bordes externos de la esterilla de yoga, acerca el pecho lo máximo posible a los muslos y dirige la mirada al ombligo para hacer la postura *Tittibhasana* B completa (figura 7.28). Contrae el abdomen todo lo que puedas y sostén tu cuerpo con la fuerza de los músculos centrales. Permanece en la postura durante cinco respiraciones.

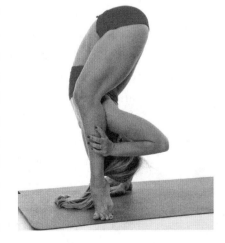

Figura 7.27

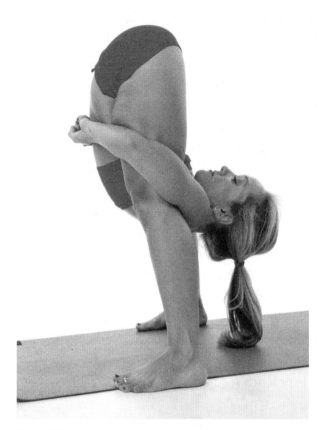

Figura 7.28

Tittibhasana C es una prueba de resistencia. Con los dedos (o las manos) unidos detrás de la espalda, mira hacia un punto intermedio entre los pies. Inhala y avanza primero con el pie derecho y después con el izquierdo (figuras 7.29 y 7.30). Repite cuatro veces más el movimiento de manera que hayas dado diez pasos hacia delante en total. Inhala y desplaza hacia atrás primero el pie izquierdo y luego el derecho. Repite cuatro veces para dar un total de diez pasos y termina en el punto inicial. No eleves demasiado las caderas ni los pies. Camina lo más normalmente posible y utiliza toda la esterilla de yoga, aunque si fuera necesario puedes usar incluso un poco más de espacio. Las primeras veces que intentes hacer este movimiento seguramente sentirás que los muslos te arden. Con este movimiento finaliza *Tittibhasana* C.

A continuación, intenta acercar los pies, manteniendo los talones ligeramente separados y los pies lo más paralelos posible. Relaja las manos pero no apartes los hombros de la parte posterior de los muslos. Entrelaza los dedos frente a los tobillos, relaja el cuello y la cabeza dejándolos caer en dirección al suelo y estira las piernas todo lo que puedas para ir a *Tittibhasana* D (figura 7.31). Separa los talones y une los dedos de los pies mientras permaneces en la postura durante cinco respiraciones. Estira las piernas, relaja el cuello y mantén los dedos de las manos entrelazados. Si no puedes poner los pies paralelos para adoptar *Tittibhasana* D, alinea los talones y orienta los pies lateralmente para que la postura sea un poco más sencilla. Permanece en *Tittibhasana* D durante cinco respiraciones completas. Mientras sostienes la postura gira los muslos hacia el interior, comprime las piernas contra el torso, presiona los hombros sobre la parte posterior de las piernas y deja que el peso corporal se distribuya equitativamente sobre las plantas de ambos pies.

Tittibhasana D es la cúspide de la postura. Mantén la mente firme y serena y no sientas ningún temor, ya que existen muy pocas probabilidades de lesionarte; sin embargo, el profundo trabajo muscular que implica esta asana pondrá a prueba la idea que tienes de la fuerza.

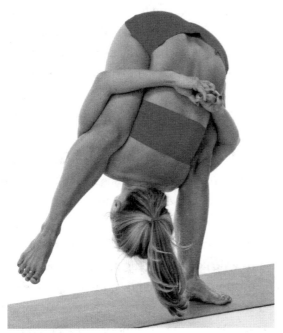

Figura 7.29

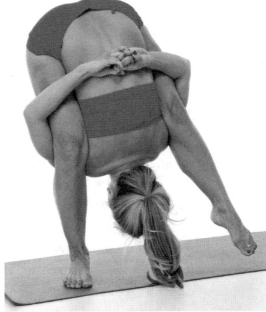

Figura 7.30

Por último, relaja los dedos, flexiona los codos y coloca las manos sobre el suelo por detrás de los pies. Flexiona levemente las rodillas mientras levantas la cabeza. Ejerce presión contra los brazos y activa la cintura escapular, afirma el suelo pélvico, contrae los cuádriceps e inclina tu centro de gravedad hacia delante mientras inhalas, apartándote del suelo para ir a *Tittibhasana* A una vez más (figura 7.25). Gira los muslos hacia el interior, estira los dedos de los pies y aparta los pies del cuerpo mientras empujas las cabezas de los fémures hacia el interior de sus cavidades con el fin de estabilizar el suelo pélvico. En algunas ocasiones es recomendable mantener la postura durante varias respiraciones para encontrar un mejor equilibrio y consolidar el movimiento, lo que sirve para trabajar la resistencia y la perseverancia, pero esto no es necesario si has conseguido hacer correctamente la postura. Después de adoptar *Tittibhasana* A exhala mientras

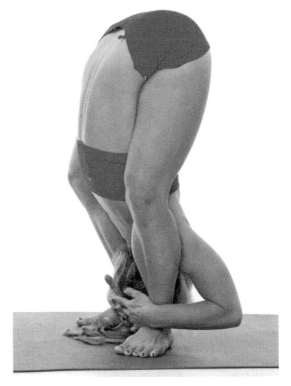

Figura 7.31

161

desplazas las piernas hacia atrás para adoptar *Bakasana* (figura 7.16). Sin embargo, en esta ocasión no debes permanecer en *Bakasana* durante varias respiraciones porque este es un movimiento de transición para saltar luego hacia atrás de la misma forma que describí para *Bakasana* A y B y para *Dwi Pada Sirsasana*. Exhala mientras tus piernas se desplazan suavemente hacia atrás para realizar *Chaturanga Dandasana*. Inhala y muévete hacia delante para adoptar *Urdhva Mukha Svanasana*; finalmente exhala y vuelve hacia atrás hasta *Adho Mukha Svanasana*.

Tittibhasana, que representa un verdadero desafío, concluye esta sección de la serie intermedia en la cual la rotación externa profunda de las articulaciones de la cadera permite que la energía ascienda por la espina dorsal apoyándose por igual en la fuerza y la flexibilidad. Esta postura requiere que las caderas se abran y estén fuertes, favoreciendo así el control dinámico del cuerpo, un requisito fundamental de la última sección de la serie intermedia. En la práctica del yoga en general, el equilibrio entre la fuerza y la flexibilidad se establece como un estado mental que luego se expresa físicamente. A lo largo del entrenamiento es preciso mantener una mente serena que se centre en la experiencia presente de las asanas. De este modo, tu atención se dirigirá hacia el interior y no estarás pendiente de los resultados de tus esfuerzos.

Beneficios

- Fortalece las muñecas.
- Activa los músculos.
- Desarrolla fortaleza mental.
- Desarrolla la resistencia física y la perseverancia.

8

SER FUERTE: EL CONTROL DINÁMICO DE LOS HOMBROS Y LA ESPINA DORSAL

La fuerza es algo que siempre ha sido un reto para mí; por este motivo me concentro especialmente en ella cada vez que practico. Una de las cosas que me encantan del método Ashtanga yoga es que representa el desafío constante de ser más fuerte y encontrar fortaleza allí donde soy débil por naturaleza. Cada vez que me topo con un límite siempre encuentro una nueva postura, o una forma novedosa de efectuar una que ya conozco, con el propósito de ser más consciente de mi fuerza. La filosofía tradicional del yoga define la práctica de las asanas como un equilibrio entre la fuerza y la gracia, o entre la estabilidad y la comodidad. Cuando trabajas para desarrollar fuerza, una buena forma de integrar el cuerpo físico con el cuerpo sutil y encontrar el equilibrio perfecto en la práctica de las asanas es recurrir a la fuerza de los músculos centrales en lugar de utilizar la de la parte superior del torso.

Tu cuerpo tiene que demostrar que domina la flexión espinal en las posturas donde las piernas se colocan detrás de la cabeza y que es perfectamente capaz de hacer una extensión espinal en las flexiones hacia atrás. Sin embargo, la lección de las posturas de la serie intermedia que se basan en la fuerza se refiere al control dinámico de la columna vertebral. La práctica exige principalmente que tu cuerpo ejecute la flexión y la extensión espinal cuando se lo solicites. Tus hombros representan la base sólida para este movimiento. En esta parte de la serie intermedia, que es mucho más que fuerza física o bruta, expresas las lecciones que has aprendido al conseguir controlar tu respuesta neurológica frente al estrés. El desafío de mantener la fuerza de los hombros mientras realizas una intensa flexión o extensión espinal te permite demostrar que eres capaz de mantener la calma incluso ante un cambio contundente.

Los practicantes dotados de una gran fuerza o resistencia que hayan acometido previamente un intenso trabajo interior para relajar las caderas y poder hacer las flexiones hacia atrás considerarán que en esta sección de la serie intermedia se produce un cambio de ritmo muy agradable. No obstante, muchos de los alumnos que realizaron fácilmente las dos secciones anteriores, centradas en la flexibilidad, se enfrentarán aquí con un verdadero reto. No se trata simplemente de desarrollar músculos y luego buscar la zona de confort, sino de conseguir el equilibrio perfecto entre la activación y la relajación. El método Ashtanga yoga requiere que recurras a una fuerza compasiva que está disponible para ti y también para otras personas.

El viaje por el yoga no consiste en los resultados externos. Incluso las posturas más difíciles de realizar físicamente tienen el objetivo de calmar la mente y fortalecer el cuerpo. Las posturas dinámicas de la serie intermedia que utilizan la fuerza son fundamentales para desarrollar una mente tranquila y un cuerpo fuerte; te ayudarán a encontrar la paz interior mientras realizas las asanas. Cuando experimentes ese estado en tu cuerpo y tu mente, reconocerás la esencia del yoga. En lugar de quedarte en la zona de confort, el yoga te pide que vayas más allá de tus límites y limitaciones para que un día puedas experimentar la naturaleza infinita de tu ser interior. Utiliza estas posturas no solamente para fortalecer tu cuerpo sino también para tener una mente firme y equilibrio emocional.

La mayor lección que me brindó el yoga, acaso la mayor de toda mi vida, ha sido la lección de la fuerza. Yo no era fuerte cuando comencé mi andadura, pero después de quince años de práctica mi cuerpo se ha fortalecido notoriamente. A través del yoga puedes encontrar tus límites y utilizarlos como un espejo. Descubrí mi tendencia a abandonar lo que tengo entre manos, a hundirme y a rendirme física y emocionalmente cuando las cosas se ponen difíciles. Cuando el mundo me parece insoportable, tengo el deseo de meterme en una cueva dentro de mí misma y apartarme de todo. He pasado días, meses, y en algunas ocasiones también años, intentando salir de mis agujeros negros emocionales. La lección que he aprendido es que no se debe abandonar jamás, que uno no debe rendirse independientemente de lo que suceda o de lo intensa que sea la situación que nos toca afrontar. La fortaleza desarrollada a través del yoga me ha permitido encontrar sentido en medio del sufrimiento, convertirme en la heroína de mi propia historia y hallar esperanza entre las cenizas de mi propia desilusión. El verdadero poder de Ashtanga yoga reside en el descubrimiento de tu propia fuerza interior.

PINCHAMAYURASANA
Postura del pavo real emplumado (o de la pluma de pavo real)/equilibrio sobre los antebrazos

Drishti: nasagra (nariz)

Ashtanga yoga es ante todo una práctica espiritual. No se trata de un ejercicio en el cual juzgas tus éxitos basándote en la intensidad de tu trabajo físico ni en la perfección con que ejecutas cada postura. No puedes calificar una clase de yoga por las correcciones que te hace el profesor ni por la atención que te presta. Sin embargo, al principio es prácticamente esencial que alguien te guíe, y lo ideal es que te dé instrucciones cuando realmente lo necesitas.

Con todo, algunos alumnos dependen demasiado de que los ayuden al realizar las asanas, cuando se beneficiarían mucho más intentando realizarlas por sí mismos. Por ejemplo, recientemente escuché que R. Sharath Jois aconseja a sus asistentes en Mysore que dejen que ciertos estudiantes practiquen solos durante algún tiempo las flexiones hacia atrás o las posturas que requieren mantener el equilibrio sobre los brazos, antes de ofrecerles ayuda. Sus palabras textuales son «déjalo sufrir» o «déjala caer». Esto pone de manifiesto directamente el valor del dolor y el sufrimiento en el contexto de la práctica de yoga y apunta a fomentar un mayor potencial de crecimiento y evolución en el estudiante.

Con frecuencia necesitas que el profesor te ayude a acercarte a zonas de tu cuerpo y tu mente que te producen miedo y dolor mientras estás aprendiendo una nueva postura. Sin embargo, más adelante necesitarás fortalecer tu sistema nervioso y enfrentarte a ellas con tu propia determinación interior. La tendencia a pedirle al profesor constantemente que te ayude a veces puede ser una especie de huida para no enfrentarte a aquello que debes experimentar para aprender las duras lecciones que pueden enseñarte algunas de las asanas más difíciles.

Por ejemplo, en una postura como *Pinchamayurasana* necesitas aprender cómo caerte segura y libremente para superar el miedo. Si te apoyas constantemente en una pared o siempre le pides ayuda al instructor, nunca conseguirás la confianza en ti mismo necesaria para dominar la postura por tus propios medios. Tienes que aprender a dejarte caer.

Cuando estaba aprendiendo a hacerla, no dejaba de caerme. Un día me caí más de veinte veces. Estaba impaciente, pero también decidida a conseguirlo. Tras intentarlo durante dieciocho meses cayéndome una y otra vez, por fin conseguí mantener el equilibrio. Sí, en efecto, necesité un año y medio de práctica diaria para aprender a mantener el equilibrio en esta postura. Durante mi aprendizaje utilicé la pared una vez por semana para entrenar mi resistencia; la mayoría de las veces trabajaba por mi

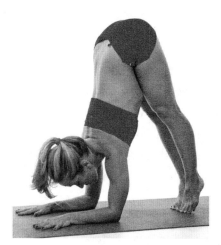

Figura 8.1

cuenta, de manera que no había nadie que pudiera sujetarme. Cuando recurría a la ayuda de la pared, permanecía en la postura durante veinticinco respiraciones para desarrollar fuerza. Y cuando me caía, me ponía de pie de inmediato y lo intentaba una vez más. Mi espalda siempre fue más flexible que fuerte, de modo que para aprender a mantener el equilibrio en la postura tuve primero que fortalecerme para poder controlar la columna vertebral. *Pinchamayurasana* fue una lección de paciencia (no soy una persona paciente por naturaleza), perseverancia (siempre estaba a punto de abandonar) y autoconfianza (tuve que aprender a creer en mi propia fuerza). Cada postura tiene su propio tiempo y ofrece su propia lección a cada persona. La clave es estar dispuesto a trabajar cada vez que te enfrentas a un momento de dificultad, dolor o sufrimiento.

Tienes que aprender a dejarte caer, es decir, a caer sin hacerte daño. Y lo más importante es encontrar la fuerza para levantarte y probar otra vez, independientemente del tiempo que se requiera. Si practicas con la idea de evitar la desagradable sensación de caerte, no aprovecharás las enseñanzas completas del yoga. Si aprendes a afrontar el dolor y el sufrimiento, comprenderás el significado de la práctica. Aprender a caer implica comprender el sentido del sufrimiento, cómo afrontarlo y aceptarlo y, en última instancia, convertirte en su amigo. Esta es la esencia de las enseñanzas más profundas del yoga.

Desde *Adho Mukha Svanasana*, exhala mientras colocas los codos sobre el suelo a la misma distancia que los hombros y desplazas los pies hacia las manos (figura 8.1) para prepararte para la postura. Desarrollarás más fuerza y resistencia si consigues pasar directamente a la posición sin colocar las rodillas en el suelo. De todos modos, si estás aprendiendo la postura y te resulta complicada, puedes apoyar las rodillas en el suelo desde *Adho Mukha Svanasana* para prepararte para *Pinchamayurasana*. Alinea las muñecas y las manos con los codos. Si notas que los codos tienden a separarse, puedes comenzar poniéndolos a una distancia menor de la que hay entre los hombros. De este modo, si la parte carnosa de tus antebrazos se desliza hacia fuera, los codos quedarán fijos en su sitio cuando estén alineados con los hombros. Afirma la cintura escapular activando intensamente los deltoides e iniciando una contracción de tipo excéntrico (en la cual los músculos se alargan mientras están bajo tensión) con los músculos de los manguitos rotadores. Afirma los músculos dorsales anchos y activa el suelo pélvico. Mantén la mirada fija en un punto sobre la esterilla entre los antebrazos, ligeramente cerca de los pulgares. Cuanto menor sea ese punto, mejor se concentrará la mente en él. Avanza con los pies hacia los codos lo máximo posible, mientras mantienes la parte superior de los brazos perpendicular al suelo. No te dejes caer hacia delante ni acerques la cara al suelo mientras avanzas con los pies.

Esta es la preparación perfecta para *Pinchamayurasana*. Mantener esta posición te ayudará a desarrollar la fuerza muscular que necesitas para la postura. Si esta posición preparatoria te parece difícil, mantenla de cinco a diez respiraciones antes de hacer la asana completa.

En cuanto hayas establecido una base sólida apoyándote en la integridad estructural de la cintura escapular y en una firme activación del suelo pélvico, estarás preparado para levantar tu cuerpo en *Pinchamayurasana*. Existen al menos tres métodos diferentes para iniciar la postura. Empezaré por el más fácil y luego presentaré los otros dos en orden de dificultad creciente.

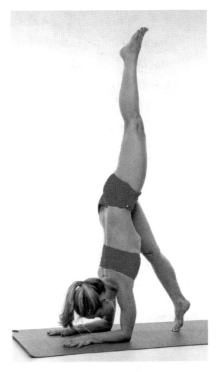

Figura 8.2

Desde la posición preparatoria, extiende y levanta la pierna izquierda mientras transfieres el peso corporal hacia los hombros lo máximo posible. Apóyate sobre los dedos del pie derecho (figura 8.2). No es imperativo empezar por la pierna izquierda, tú mismo decides por qué lado quieres empezar; pero si quieres hacer *Pinchamayurasana* con una sola pierna, debes trabajar con las dos piernas alternativamente para equilibrar el trabajo de los hombros y la pelvis. Comienza con una ligera flexión hacia delante sobre los codos para desplazar el peso corporal hacia delante sin caerte. Mantén los deltoides firmes y los hombros activos. Levanta enérgicamente la pierna izquierda mientras estiras los dedos del pie y mantienes activos todos los músculos de la pierna. Estírala hacia atrás, más allá del plano de los hombros y la línea central, mientras mantienes firmes los hombros y la región central del cuerpo. No te preocupes si tu espalda se arquea un poco mientras la región central sirve de apoyo para la columna. Inhala mientras llevas las caderas hacia delante hasta que los dedos del pie derecho se separen naturalmente del suelo.

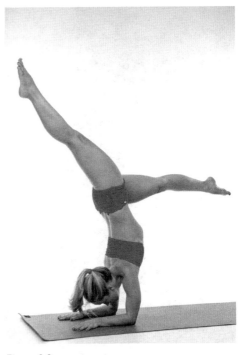

Figura 8.3

Si no puedes moverte hacia delante y elevar el cuerpo mediante una inclinación hacia delante, intenta flexionar la rodilla derecha ligeramente y dar un pequeño salto hacia delante que te ayude a trasladar el peso corporal. No debe ser un gran salto; de lo contrario, podrías desequilibrar los hombros y caer hacia delante. Es posible evitar la inestabilidad imprimiendo la fuerza adecuada al movimiento. Si tienes miedo de caerte, no saltes muy alto; aléjate unos pocos centímetros del suelo como si quisieras que el pie derecho «tome un poco de aire»; así conseguirás acostumbrarte a la experiencia de balancearte sobre los brazos.

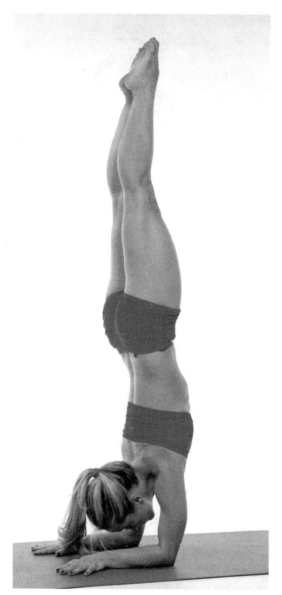

Figura 8.4

El siguiente paso es esencial para que domines *Pinchamayurasana*, de manera que debes tenerlo muy presente mientras practicas. Mantén el equilibrio con las piernas abiertas antes de hacer la postura completa (figura 8.3). Intenta cerrar las piernas cuando sientas que tu mente está en calma y que tienes el cuerpo controlado. No te apresures a unir las piernas o correrás el riesgo de caerte hacia atrás. En cuanto las piernas estén equilibradas en la posición de una tijera abierta, presiónalas lentamente contra la base que forman tus hombros, activa la región central del cuerpo, contrae el coxis y la parte inferior del abdomen, lleva la caja torácica hacia la línea central y afirma suavemente los muslos mientras unes las piernas para alinearlas con el torso y adoptar la postura *Pinchamayurasana* completa (figura 8.4). Equilibra tu cuerpo alineando las piernas con la pelvis y manteniendo esta última por encima de los hombros para que todo el cuerpo forme una línea recta. No arquees demasiado la espalda ni dejes caer el peso del cuerpo sobre los hombros o la parte baja de la espalda pues podrías comprimir las vértebras lumbares. Mantén el cuerpo elevado lo más intensamente posible mientras mantienes la alineación del eje central.

Una vez que consigas dominar el movimiento para elevar el cuerpo, o saltar con una pierna, estarás preparado para elevar las dos piernas o saltar con ambas piernas a la vez. Empieza adoptando la posición preparatoria, como has hecho en una postura anterior (figura 8.1). Flexiona ambas rodillas contra el pecho mientras empujas firmemente contra la base activando la fuerza de la región central. Contrae las costillas para acercarlas a la línea central. Inclina los hombros hacia delante en un ángulo que no supere los cuarenta y cinco grados y desplaza la pelvis hacia delante comprimiendo las rodillas contra el pecho. Los pies deben separarse del suelo naturalmente, como consecuencia del cambio del peso corporal. Una vez que las caderas estén alineadas con los hombros, presiona los codos hacia atrás, en torno a unos noventa grados, y estira las dos piernas muy despacio. Si no eres capaz de elevar las dos piernas al mismo tiempo, puedes saltar desde la posición preparatoria teniendo en cuenta las instrucciones que di para saltar con una sola pierna. Cuando consigas elevar ambas piernas flexionadas, estarás preparado para mantener el cuerpo en el aire con las dos piernas estiradas.

Comienza por la fase preparatoria. Afirma la cintura escapular y activa la región central mientras subes las caderas para alinearlas con los hombros. No dejes que los hombros se desplacen hacia delante más de cuarenta y cinco grados. Si tu cabeza toca el suelo, has ido demasiado lejos. En lugar de flexionar las rodillas contra el pecho, limítate a alejar las caderas hasta que las piernas sigan la misma dirección y tu cuerpo se separe del suelo (figura 8.5). En cuanto las piernas estén paralelas al suelo, presiona los codos hacia atrás hasta llegar a los noventa grados y luego estira las piernas. Levanta el cuerpo lo más intensamente posible mientras afirmas los hombros, el suelo pélvico y las piernas.

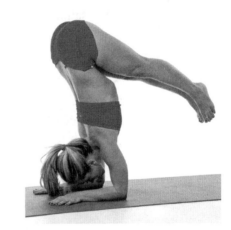

Figura 8.5

Después de mantener el equilibrio durante al menos cinco respiraciones estarás preparado para saltar hacia atrás desde *Pinchamayurasana*. En algunas ocasiones puede resultar intimidante hacer este movimiento directamente desde la postura. Cuando se realiza de la forma adecuada, el modo de bajar el cuerpo se asemeja a un movimiento gimnástico. En lugar de hacerlo de este modo, te recomiendo que la primera vez que realices la postura la deshagas mientras exhalas de la misma manera que la has iniciado, sea con los pies juntos o con las piernas en posición de tijera. Mantén los brazos en la misma posición para que los antebrazos permanezcan en contacto con el suelo. Lleva

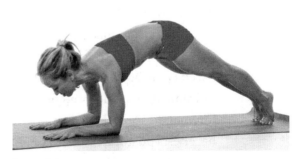

Figura 8.6

169

las piernas hacia atrás para ir a *Chaturanga Dandasana* mientras mantienes el cuerpo lo más paralelo posible al suelo (figura 8.6). Exhala, flexiona los codos e inclínate ligeramente hacia delante. Ejerce presión contra el suelo mientras inhalas y separas completamente las manos del suelo. Permítete perder un poco el control y después exhala y «déjate caer» en *Chaturanga Dandasana*. Puedo asegurarte que no te harás ningún daño aunque te golpees el estómago o la barbilla porque estás a unos pocos centímetros del suelo. Esta modificación te permitirá aprender los principios básicos del movimiento y desarrollarás fuerza y autoconfianza para poder saltar hacia atrás desde la asana completa algún día. Repite tres veces este movimiento desde la postura de la tabla modificada hasta *Chaturanga Dandasana*.

Cuando seas capaz de mantener el equilibrio de forma regular en *Pinchamayurasana* y de saltar hacia atrás utilizando esta modificación tres veces al día, estarás listo para saltar hacia atrás desde la postura completa. Para ello necesitarás un elemento fundamental: la fe. Si tu cuerpo posee las condiciones físicas para realizar un movimiento, lo único que resta es unir todos los componentes en la práctica. Algunas veces las personas más fuertes, y las que más control tienen de su cuerpo, son las que peor lo pasan cuando deben saltar hacia atrás, porque el salto requiere abandonar el control mientras el cuerpo desciende hasta el suelo. Tienes que dejarte caer hacia atrás confiando en que llegarás al suelo sin hacerte ningún daño.

Cuando estés preparado para intentar saltar hacia atrás desde la postura completa, comienza adoptando *Pinchamayurasana* y flexiona los codos para acercar ligeramente la cara al suelo. Tu espalda puede arquearse levemente mientras llevas el peso corporal hacia los hombros y la región central del cuerpo. Exhala y ejerce presión contra el suelo. Inhala, déjate caer hacia atrás y cambia rápidamente la posición de las manos mientras estás cayendo. Exhala una vez más mientras caes en *Chaturanga Dandasana*. Inhala y desplázate hacia delante sobre los dedos de los pies para ir a *Urdhva Mukha Svanasana*, luego exhala y vuelve hacia atrás sobre los dedos de los pies para ejecutar *Adho Mukha Svanasana*. Recuerda que no debes apresurarte para saltar hacia atrás desde *Pinchamayurasana*. Antes de hacer la tentativa debes estar completamente seguro de que eres capaz de controlar todos los elementos físicos que posibilitan el movimiento.

Muchos alumnos prefieren utilizar la pared para mantener el equilibrio en *Pinchamayurasana*, pero yo les recomiendo que aprendan a caerse. Si decides emplear la pared como apoyo en todas las posturas que exigen tener fuerza, es mejor que lo hagas únicamente cuando pretendes desarrollar fuerza o resistencia, pero no cuando estás intentando aprender a mantener el equilibrio. Si es inevitable que utilices la pared para hacer esta postura, hazlo solamente una vez a la semana y permaneciendo en *Pinchamayurasana* de veinticinco a cincuenta respiraciones. Si quieres profundizar realmente en la postura, es aconsejable que aprendas a caerte, porque es en las caídas donde se adquiere el verdadero equilibrio. Es más fácil abandonar *Pinchamayurasana* mediante una postura que requiera una flexión hacia atrás. Si sientes que tu cuerpo está demasiado desplazado hacia delante y la espalda se está arqueando, y no te sientes capaz de revertir la situación presionando contra el suelo con las puntas de los dedos o utilizando la fuerza del suelo pélvico, deja simplemente que la espalda se curve y que los pies tomen contacto con el suelo a través de una flexión hacia atrás. Luego levántate y prueba una vez más sin culparte ni sentirte frustrado.

No intentes hacer la postura más de cinco veces al día si quieres tener claros los límites mentales, no es necesariamente más útil esforzarse demasiado. Cuando ya no te perturbe la posibilidad de caerte, estarás en camino de dominar *Pinchamayurasana*. Siempre tendrás miedo de caerte si no aprendes a hacerlo; entrégate al viaje del yoga a través del vehículo de *Pinchamayurasana*. Independientemente de cuántas veces te caigas, levántate e inténtalo otra vez ese mismo día o el siguiente. Finalmente conseguirás encontrar tu equilibrio.

Beneficios

- Fortalece los hombros, los brazos, la espalda y la región central del cuerpo.
- Desarrolla la resistencia física y mental.
- Fomenta el equilibrio emocional.
- Estimula la glándula pituitaria.

KARANDAVASANA
Postura del pato
Drishti: nasagra (nariz)

Decir que este movimiento es uno de los más difíciles de todas las series de Ashtanga yoga no es un eufemismo. Algunos alumnos han abandonado el método por su frustración con esta postura. Después de quince años de experiencia en el campo del yoga he conseguido realizar correctamente esta asana y he aprendido cómo enseñar este movimiento. *Karandavasana* es una prueba épica de fuerza, flexibilidad y resistencia mental, y una postura esencial que pone de manifiesto el control dinámico del sistema nervioso y el dominio del cuerpo emocional. Para dominarla necesitarás la flexibilidad de las caderas que has desarrollado gracias a *Eka Pada Sirsasana* y *Dwi Pada Sirsasana*, la apertura de los hombros que has conseguido a través de la práctica de *Kapotasana* y, finalmente, la fuerza serena y regular que fomenta *Pinchamayurasana*. Pero probablemente lo que más vas a necesitar, tanto durante la práctica diaria de la postura como durante

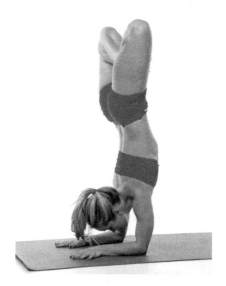

Figura 8.7

el largo y arduo viaje para dominarla, es resistencia psicológica. En un grupo de cien alumnos que practican la serie intermedia es bastante frecuente ver que solo uno o dos de ellos pueden llevar a cabo correctamente la versión completa de *Karandavasana* sin ayuda.

Estarás listo para practicar *Karandavasana* solo cuando ya seas capaz de mantener el equilibrio en la postura y saltar hacia atrás desde *Pinchamayurasana*. No trates de hacer la postura antes de haberlo conseguido porque no tendrás la fuerza que necesitas para practicarla de forma regular. De lo contrario, te arriesgarás a sufrir una lesión o a sentirte frustrado, por lo que para tu viaje por el yoga no será beneficioso añadir la postura a la práctica.

Desde *Adho Mukha Svanasana*, exhala mientras colocas los codos en el suelo alineados con las muñecas y los hombros, en la misma posición preparatoria con la que se inicia *Pinchamayurasana* (figura 8.4). Exhala y flexiona las piernas en *Padmasana* mientras te estabilizas (figura 8.7). Acerca las piernas a los antebrazos y alinea las espinillas con las axilas (figura 8.8). Respira cinco veces en la postura. Inhala y levanta el cuerpo para hacer *Pinchamayurasana* manteniendo *Padmasana* (figura 8.7). Relaja las piernas para salir de *Padmasana* y mantén el equilibrio en *Pinchamayurasana* (figura 8.4). Exhala y salta hacia atrás para ir a *Chaturanga Dandasana* de la misma forma descrita para *Pinchamayurasana*. Inhala y avanza para ejecutar *Urdhva Mukha Svanasana*, luego exhala y vuelve hacia atrás hasta *Adho Mukha Svanasana*. Inhala y salta con los pies entre los brazos mientras miras hacia arriba en la posición *sapta* de *Surya Namaskara* A (figura 8.9). Exhala y flexiona el torso hacia delante como en la posición *astau* de *Surya Namaskara* A (figura 8.10). Inhala y pasa directamente a *Samsthiti*, dejando los brazos a los lados del cuerpo mientras vuelves a la posición de pie.

¡Si fuera así de fácil! Ahora que conoces la estructuración básica de la postura vamos a dividir el movimiento completo en

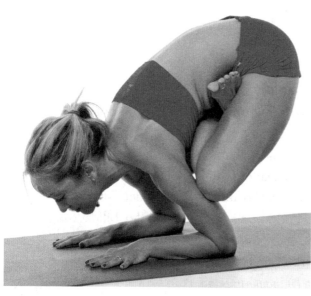

Figura 8.8

diferentes pasos para que puedas comprender y practicar los diferentes elementos y llegar a dominarlos algún día. El primer desafío de *Karandavasana* es flexionar las piernas en *Padmasana* sin usar las manos ni perder el equilibrio en *Pinchamayurasana*. Esto requiere una combinación única de flexibilidad en las caderas, orientación espacial a través de la parte posterior del cuerpo y fuerza en los hombros y en la región central. Si todavía no consigues tener un equilibrio razonable en *Pinchama-*

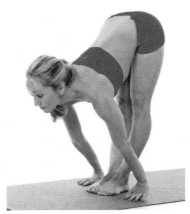

Figura 8.9

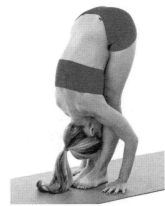

Figura 8.10

yurasana, quizás prefieras probar este primer movimiento en el marco seguro que te ofrece *Sirsasana*, aunque de cualquier manera en algún momento tendrás que ser valiente y probar a mantener el equilibrio sobre los antebrazos.

Una vez que te hayas estabilizado en *Pinchamayurasana* abre las piernas en forma de tijera, orientando la pierna derecha hacia la parte anterior del cuerpo y la izquierda hacia la espalda. Haz una ligera extensión espinal y no intentes contraer demasiado el coxis. Debes sostener el cuerpo con la fuerza de los músculos centrales y la estabilidad de la cintura escapular. Abre las piernas lo máximo posible para crear espacio con el fin de que los pies se flexionen en *Padmasana*. Gira suavemente hacia fuera la articulación de la cadera derecha mientras flexionas la rodilla del mismo lado. Orienta la parte superior del pie derecho hacia la cresta ilíaca izquierda (figura 8.11). En cuanto el pie derecho se encuentre en su sitio, levanta la rodilla derecha hacia el cielo raso lo más intensamente posible. Utiliza los músculos de la región central para mantener el equilibrio.

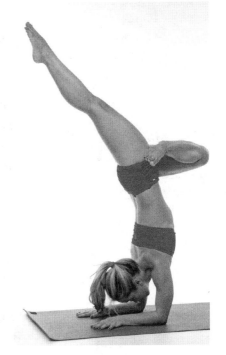

Figura 8.11

A continuación haz una rotación externa con la articulación de la cadera izquierda mientras flexionas la rodilla del mismo lado. Alinea el pie izquierdo con la parte posterior del muslo derecho. Mueve lentamente el muslo derecho hacia atrás, manteniendo el pie derecho alineado con la cresta ilíaca izquierda. Desliza el pie izquierdo sobre la espinilla derecha y orienta el pie izquierdo hacia la cresta ilíaca derecha. Si el pie se queda bloqueado mientras intentas pasarlo por encima de la espinilla derecha, mueve los

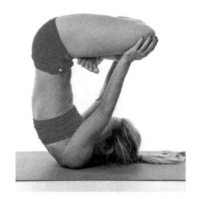

Figura 8.12

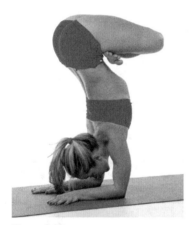

Figura 8.13

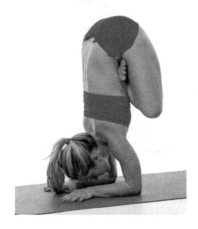

Figura 8.14

dedos como si estuvieras caminando sobre la espinilla. En cuanto los dos pies se encuentren en su sitio, orienta las rodillas hacia arriba, haz una ligera extensión espinal para mantener la distribución del peso corporal en *Padmasana* y mantén el equilibrio con la fuerza del suelo pélvico (figura 8.7).

Antes de que intentes bajar para hacer la postura completa, asegúrate de que eres capaz de permanecer en equilibrio en *Pinchamayurasana* con las piernas cruzadas en *Padmasana*. Cuando consigas la estabilidad en este movimiento preparatorio, estarás listo para seguir adelante. Una buena forma de practicar la posición *Padmasana* sin la ayuda de las manos es recurrir a *Urdhva Padmasana* (postura del loto con las piernas en el aire; figura 8.12), de la serie de las posturas finales, ya que es una asana que se repite como parte de la práctica diaria independientemente de la serie de Ashtanga yoga en la que estés trabajando.

Para mantener el equilibrio en *Padmasana* mientras estás en *Pinchamayurasana* debes comenzar preparándote para un largo e intimidante descenso sobre los brazos. Consolida la posición *Padmasana* activando los pies y comprimiéndolos contra las crestas ilíacas. Flexiona la cintura mientras desplazas las caderas hacia atrás hasta que los muslos estén paralelos al suelo (figura 8.13). Si las caderas no se desplazan lo suficiente como para compensar el cambio del peso corporal, correrás el riesgo de caerte. Libera el espacio interior contrayendo profundamente la parte inferior del abdomen. Dobla los muslos por encima del torso y la caja torácica para descender un poco más (figura 8.14). Puede ser necesario respirar más veces para conseguir bajar el cuerpo correctamente. Por lo tanto, respira todas las veces que necesites durante el movimiento hasta que logres dominar la técnica. Cuando tengas los muslos flexionados junto a la caja torácica, comienza a contraer las costillas inferiores y activar los músculos abdominales. Afirma los músculos de los manguitos rotadores y mantén los deltoides activos. La cara no debe tocar el suelo al bajar el cuerpo.

Es útil imaginar este movimiento descendente como si el cuerpo describiera una profunda espiral que gira hacia el interior. Comprime todo el cuerpo como si quisieras formar un paquete redondo y apretado, mientras inclinas los hombros ligeramente hacia delante y alineas las rodillas y las espinillas con las axilas para descender hasta *Karandavasana* (figura 8.8). La pelvis debe estar elevada y activa durante todo el proceso; esto se consigue llevando las crestas ilíacas hacia la caja torácica y el hueso púbico hacia el esternón y manteniendo activos los músculos abdominales. Evita bajar al suelo con demasiada energía o de forma descontrolada, pues esto dificultará todavía más la postura final.

Ten siempre presente la sensación de estar elevándote gracias a la fuerza de las caderas y al apoyo de los hombros. Aumenta el nivel de activación de los músculos centrales, los hombros y las caderas cuando estés en la postura completa. No descanses, pero deja que la mente permanezca relajada y al mismo tiempo fuerte. Prepárate mentalmente para el movimiento completo. Permanece en *Karandavasana* durante cinco respiraciones, como mínimo, para desarrollar fuerza y estabilizar tu equilibrio.

Los estudiantes que son incapaces de hacer la postura completa deberían esperar hasta contar con la ayuda de su profesor o repetir la postura entre tres y cinco veces cada día hasta que sean capaces de realizar toda la secuencia. Cuando estés al borde de completar el movimiento completo o volviendo a *Pinchamayurasana*, probablemente seas capaz de controlar mejor el movimiento si lo sostienes durante una, dos o tres respiraciones en lugar de cinco. Esta es una modificación aceptable mientras estás aprendiendo la postura completa.

La parte más sencilla de *Karandavasana* es bajar el cuerpo, y la más difícil es volver a subirlo. La clave para comprender este movimiento es que la mitad depende de la fuerza y la otra mitad de la técnica. Algunas personas que tienen la fuerza muscular necesaria para hacer el movimiento a veces no lo consiguen porque utilizan una técnica incorrecta. Otras carecen de fuerza muscular pero pueden compensarlo con una técnica adecuada. Existe un método progresivo para elevar el cuerpo nuevamente desde *Karandavasana* que ofrece buenos resultados si se realiza diligentemente. Lo más importante es que no te apresures a hacer la postura sin la técnica idónea. Si te abandonas al viaje de familiarizarte con la técnica, llegará el día en que conseguirás dominar definitivamente la secuencia completa de movimientos.

Cuando estés preparado para elevar el cuerpo, por tus propios medios o con ayuda, comienza por inclinar el peso corporal ligeramente hacia delante sobre los hombros. No dejes que los hombros caigan hacia delante y realiza el movimiento lo más lentamente posible. En cuanto hayas trasladado el peso corporal, empuja la cintura escapular contra el suelo, incluyendo los deltoides, los dorsales anchos y los músculos de los manguitos rotadores. Tensa los músculos abdominales y lleva las rodillas hacia el pecho. No te preocupes si sientes que tu cuerpo está bloqueado, inténtalo de todos modos. Concéntrate en la técnica y no en los resultados. Conéctate con tus caderas y tu suelo pélvico y desplaza las caderas hacia arriba y hacia delante sobre la base sólida que te brindan los hombros mientras presionas los pies contra las crestas ilíacas con la mayor firmeza posible. En cuanto las rodillas comiencen a separarse de los brazos debes tener paciencia y trabajar con dedicación. Mantén las rodillas junto al pecho pues si las dejas moverse hacia el exterior, correrás el riesgo de caerte. Sigue desplazando las caderas hacia delante, comprimiendo las rodillas sobre el pecho y presionando los hombros contra el suelo hasta que las caderas lleguen a los noventa grados, lo que indica que estás a medio camino (figura 8.13). Luego levanta las rodillas en dirección al cielo raso y mantén el equilibrio en *Padmasana* (figura 8.7). Permanece en esa posición hasta que sientas que estás equilibrado. No abandones inmediatamente *Padmasana*. Después de haberte estabilizado, relaja lentamente las piernas para volver a *Pinchamayurasana* y prepárate para saltar hacia atrás y completar *vinyasa* tal como he descrito anteriormente.

Muchos alumnos consideran que el movimiento para volver a subir el cuerpo es prácticamente imposible. Hay algunas formas de trabajar con la técnica y la fuerza que son imperativas para realizar el movimiento. La primera forma de desarrollar fuerza, y acaso la más fácil, es permanecer en *Karandavasana* entre veinte y treinta respiraciones al menos una vez cada día que trabajes con la serie intermedia. Mantener la postura durante todo ese tiempo contribuye a desarrollar la resistencia física y mental que

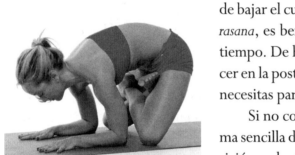

requiere el movimiento completo. Aun cuando no seas capaz de bajar el cuerpo para hacer la postura final desde *Pinchamayurasana*, es beneficioso sostenerla durante un largo periodo del tiempo. De hecho, si no puedes bajar con suavidad, permanecer en la postura te ayudará a desarrollar la fuerza muscular que necesitas para lograrlo.

Figura 8.15

Si no consigues bajar correctamente hasta el suelo, la forma sencilla de iniciar *Karandavasana* es intentarlo desde una posición sedente. Comienza adoptando Padmasana y desplázate hacia delante sobre las rodillas. A continuación coloca los antebrazos sobre el suelo en la misma alineación de Pinchamayurasana, excepto que esta vez también debes alinear los codos con las espinillas (figura 8.15). Estira los hombros, activa la región central del cuerpo, contrae las costillas inferiores e inclínate hacia delante hasta que las espinillas comiencen a deslizarse en dirección a las axilas por la parte superior de los brazos, para adoptar *Karandavasana* completa (figura 8.8). No dejes caer los hombros ni apoyes la frente sobre el suelo. Si las piernas no se deslizan hacia arriba simultáneamente, intenta trabajar con una pierna cada vez. Inclínate un poco hacia cada lado para crear

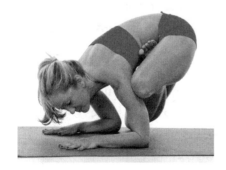

Figura 8.16

espacio antes de adoptar *Padmasana* por encima de los tríceps (figura 8.16). Deja las espinillas lo más cerca posible de las axilas. Mantén la postura de veinte a treinta respiraciones y luego baja las caderas hasta el suelo con suavidad.

Considera esta técnica como una mera herramienta para desarrollar la fuerza que necesites para la asana; de ninguna manera debería ser sustituida por la postura completa. Intenta utilizar primero la forma tradicional de iniciar y abandonar la postura, y luego haz una segunda tentativa utilizando la versión modificada cuyo objetivo es desarrollar fuerza y resistencia.

Al aprender Karandavasana es ventajoso recurrir a un enfoque creativo. Un procedimiento especialmente útil mientras estás familiarizándote con el movimiento de la columna, la espalda, la región central y los hombros es tratar de ir a la postura completa desde *Sirsasana* (figura 8.17). Como ya he mencionado, es más seguro realizar los movimientos desde esa postura, pues no corres el riesgo de caerte ni de sufrir el estrés de mantener el equilibrio sobre los antebrazos.

Desde *Sirsasana*, dobla las piernas en *Padmasana* conforme al procedimiento indicado anteriormente (figura 8.18). En cuanto hayas adoptado *Padmasana*, baja las piernas como si quisieras adoptar *Karandavasana*. Lo más probable es que en un momento determinado sientas que ya no puedes bajar más, y la mera idea de seguir adelante te hace imaginar que estás a punto de cruzar un peligroso abismo. Recurre a la seguridad de *Sirsasana* para explorar esta posición. Finalmente, baja las piernas en *Padmasana* en dirección a la parte posterior de los tríceps, con la intención de que las espinillas se coloquen junto a las axilas, y realiza un movimiento en espiral con todo el cuerpo hasta que parezca un balón pequeño (figura 8.19). Mantén la postura durante varias respiraciones, luego empuja hacia los hombros, desplaza las caderas hacia delante y vuelve a estirar el cuerpo de la forma que ya he indicado. El hecho de que puedas ejecutar el movimiento completo indica que dispones de la constitución neuromuscular adecuada para realizar *Karandavasana* satisfactoriamente, y el siguiente paso es aplicar el mismo principio a la postura completa.

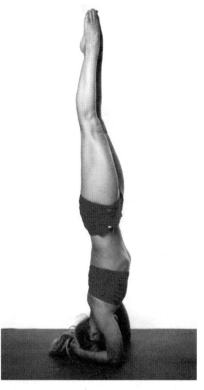

Figura 8.17

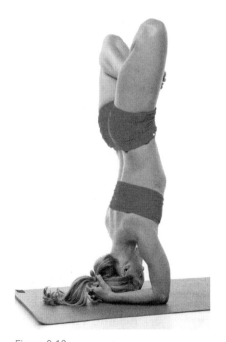

Figura 8.18

177

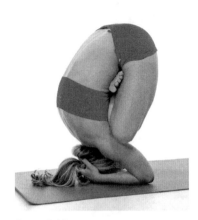

Figura 8.19

La práctica de *Karandavasana*, que se compone de varios pasos, debe ser lenta y regular. Cuando seas capaz de bajar las piernas y mantener la asana, estarás a medio camino de la postura final. No sigas adelante hasta que logres bajar el cuerpo y sostener la postura durante al menos cinco respiraciones cada día. Los estudiantes que son fuertes por naturaleza deberían permanecer en *Karandavasana* hasta que sean capaces de dominar la forma de bajar el cuerpo y de volver a elevarlo. Si no consigues hacer este movimiento, debes detenerte y pasar inmediatamente a las flexiones hacia atrás.

Si te parece imposible elevar el cuerpo después de haberlo bajado, intenta dividir la postura en dos partes. Primero elévate para adoptar *Pinchamayurasana*, luego ve a *Padmasana* y finalmente baja hasta la postura completa respirando cinco veces en ella. Déjate caer hacia atrás sobre el suelo y descansa respirando entre cinco y diez veces. A continuación eleva el cuerpo del suelo tal como indiqué para el ejercicio que desarrolla la resistencia. No permanezcas demasiado tiempo en esta posición, solamente durante una o dos respiraciones.

El otro enfoque utilizado para entrenarse para la postura completa es utilizar un híbrido de *Karandavasana* y *Sirsasana*. Para aplicar este método, eleva el cuerpo en *Pinchamayurasana*, adopta *Padmasana* y baja a la postura completa para mantenerla durante cinco respiraciones. Luego inclínate hacia delante mientras ejerces presión con los codos y afirmas la cintura escapular. Apoya la frente en el suelo y utiliza este soporte adicional para elevar las caderas y llevarlas hacia delante tal como has hecho desde Sirsasana, manteniendo las piernas todo el tiempo en Padmasana. Una vez que hayas elevado el cuerpo y se encuentre alineado con la línea central, presiona firmemente los hombros contra el suelo mientras estiras la región central hacia arriba para elevar la cabeza y separarla del suelo. Luego vuelve a llevar los brazos a la posición elevada de *Pinchamayurasana*. No abandones Padmasana hasta que hayas separado la cabeza del suelo y encontrado el equilibrio en la posición; de lo contrario, puedes caerte hacia delante o tu base puede derrumbarse.

Cada uno de estos pasos intermedios para realizar *Karandavasana* ayuda a desarrollar fuerza muscular y resistencia mental. Cuando tengas más confianza en ti mismo y en la habilidad de tu cuerpo para hacer el movimiento, tendrás la fe que necesitas para unir todos los pasos y completar finalmente *Karandavasana*. Sé consciente de la posición de los hombros durante todo el movimiento; si sientes que están a punto de caer hacia delante, coloca la frente sobre el suelo a modo de apoyo o abandona la postura. Jamás debes dañar tu cuerpo innecesariamente mientras trabajas para desarrollar fuerza.

En el método tradicional de la serie intermedia, el mejor momento para concluir la práctica de la primera serie antes de iniciar la serie intermedia es cuando llegas a *Karandavasana*, tal como explicaba en la introducción de esta obra. En cuanto empieces a practicar de forma regular la serie intermedia hasta llegar a *Karandavasana*, habrás conseguido un logro realmente importante en el método Ashtanga yoga. Dedica unos momentos a felicitarte porque no son muchas las personas que consiguen llegar tan lejos. Debes congratularte por el gran trabajo que has realizado y por tu entrega en tu viaje a través del yoga.

Beneficios

- Fortalece los hombros, los brazos, la espalda y la región central del cuerpo.
- Desarrolla la resistencia física y mental.
- Fomenta el equilibrio emocional.
- Estimula la glándula pituitaria.
- Demuestra el control dinámico de la columna vertebral y el sistema nervioso.
- Ayuda a aliviar los síntomas de depresión.

MAYURASANA

Postura del pavo real

Drishti: nasagra (nariz)

El pavo real es originario del sur de Asia. Las hermosas plumas del macho aparecen en las historias épicas hindúes, en los trabajos artísticos de los templos y en las tradiciones folclóricas. El dios hindú Krishna a veces es representado con una pluma de pavo real, pero hay varias deidades relacionadas de un modo u otro con el pavo real con su cola de «mil ojos». En sánscrito *mayura* significa literalmente «pavo real», y se dice que una derivación de la palabra quiere decir «asesino de serpientes». En realidad, los pavos reales son omnívoros y se nutren de una amplia variedad de alimentos, incluidos semillas, frutas, cereales, pequeños mamíferos y reptiles. Suelen comer y digerir materiales tóxicos, entre ellos víboras venenosas y excrementos humanos.

Mayurasana es citada en *Hatha Yoga Pradipika*, un texto escrito por Swami Svatmarama. Allí se la describe con todo detalle y se ofrecen instrucciones claras para los estudiantes de «colocar las palmas de ambas manos sobre el suelo y acercar los codos al ombligo, manteniendo el equilibrio de manera que el cuerpo se estire hacia atrás como un palo» (*Hatha Yoga Pradipika*, I: 32-33). Svatmarama también sostiene que *Mayurasana* «destruye rápidamente todas las enfermedades y elimina los trastornos abdominales y las molestias asociadas a las flemas, la bilis y los gases; también favorece la digestión de una ingesta excesiva de comida, aumenta el apetito y destruye las sustancias tóxicas más peligrosas que pueden causar la muerte».

Uno de los beneficios que aporta la práctica regular de *Mayurasana* es la capacidad de ingerir materiales tóxicos sin sufrir daño. Se podría decir que el veneno mencionado en *Hatha Yoga Pradipika* incluye tanto la letanía de toxinas e impurezas físicas que pueden atravesar el tracto digestivo como el «veneno de la existencia condicionada» (*halalala*) que se menciona en la oración inicial tradicional de Ashtanga yoga. Si se entiende literalmente, la práctica de esta postura aporta una cierta inmunidad para los venenos que podrían provocar una enfermedad física o mental. El mismo pavo real simboliza a veces la sabiduría, el verdadero antídoto que nos libera del veneno de la existencia condicionada. Como mínimo, *Mayurasana* se considera una ayuda para la digestión de sustancias físicas, emocionales y mentales.

Cuando intenté realizarla por primera vez hace diez años, me sentí como un plátano blando y no tenía la mínima esperanza de poder elevar el cuerpo algún día. Observaba a los practicantes de yoga, principalmente hombres, que tenían la fuerza necesaria para incorporarse sin esfuerzo en esta postura, pero cuando lo intentaba tenía la sensación de que el estómago se me hundía sobre los codos. Al sentir que mi peso corporal recaía cada vez más sobre los codos, me resultaba muy difícil encontrar la fuerza y la estabilidad necesarias para mantener la postura. Mis codos se resbalaban y separaban, y no conseguía encontrar una posición firme en el centro del ombligo. Aun cuando lograba separarme del suelo, la posición de mi cuerpo no llegaba a parecerse a un palo firme. Con el paso del tiempo me di cuenta de que el mayor obstáculo no consistía en que no estuviera dotada de fuerza, sino en el hecho de no haber comprendido bien la postura.

La primera impresión que tienes cuando miras una foto de *Mayurasana* es que se parece a *Shalabhasana*. Sin embargo, *Mayurasana* no es en absoluto una flexión hacia atrás sino una postura intensa que requiere la fuerza central del cuerpo para que las piernas se extiendan hacia atrás desde la base. Si intentas estirar la columna vertebral para elevar las piernas, el efecto será un alargamiento de los músculos abdominales y, en consecuencia, la postura no podrá sostenerse por sí misma. Cuando trabajas para hacer *Mayurasana*, la base de la postura se encuentra en la fuerza central del cuerpo. Necesitas que los músculos abdominales estén firmes y contraídos para que los músculos del torso sirvan de apoyo para el cuerpo cuando dejas caer todo tu peso sobre los codos. No tendrás fuerza suficiente para realizar la postura si tu peso se derrumba sobre la parte interna más sensible de tu cuerpo. Más aún, si los codos presionan realmente el estómago y llegan hasta la espina dorsal, te sentirás incómodo y no serás capaz de sostener esta asana. Un error común es pensar que el hecho de elevar las piernas producirá la extensión espinal. Si flexionas demasiado la espalda, te arriesgas a perder la conexión con la región central de tu cuerpo. Una vez establecida la actitud adecuada para entender *Mayurasana* estarás preparado para continuar con la postura. Comenzando desde *Samsthiti*, inhala y flexiona el torso hacia delante comenzando el movimiento desde las caderas, mientras separas los pies a la misma distancia que las caderas. Coloca las palmas de las manos sobre el suelo entre los pies, ambas manos unidas por sus bordes externos y con los dedos orientados hacia atrás. Hazlo con un solo movimiento y durante la misma respiración. Mira hacia arriba y eleva el centro del esternón hacia delante (figura 8.20). Exhala y coloca la cabeza entre los brazos, manteniendo los codos lo más rectos posible y las manos bloqueadas en la misma posición (figura 8.21). Inhala, dirige la mirada nuevamente hacia arriba, desliza la cabeza hacia atrás entre los brazos y mantén las muñecas planas sobre el suelo, igual que en la posición inicial. Exhala y salta hacia atrás, aproximadamente a la misma distancia que en *Chaturanga Dandasana*, mientras mantienes los antebrazos en posición vertical (figura 8.22). Inhala mientras flexionas los codos para llevarlos hacia el ombligo, activa la cintura escapular, empuja los brazos contra el suelo, afirma los músculos abdominales y del suelo pélvico, extiende el pecho hacia delante y traslada el peso corporal un poco más sobre las manos para hacer *Mayurasana* completa (figura 8.23). Permanece en esta posición durante al menos cinco respiraciones.

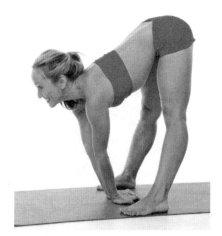

Figura 8.20

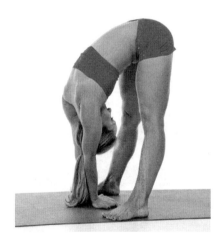

Figura 8.21

Inhala y coloca los pies sobre el suelo con los dedos estirados; luego levanta el pecho para extender la línea dorsal adoptando la versión modificada de *Urdhva Mukha Svanasana*, colocando las muñecas en la misma posición que en *Mayurasana* (figura 8.24). Exhala, lleva el cuerpo hacia atrás sobre los dedos de los pies y coloca la cabeza entre los brazos mientras mantienes los codos lo más rectos posible, adoptando una versión modificada de *Adho Mukha Svanasana* con las muñecas en la misma posición

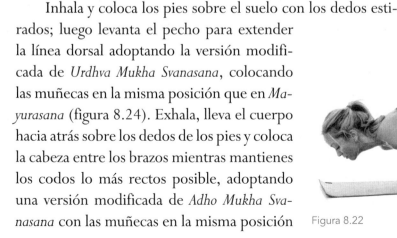

Figura 8.22

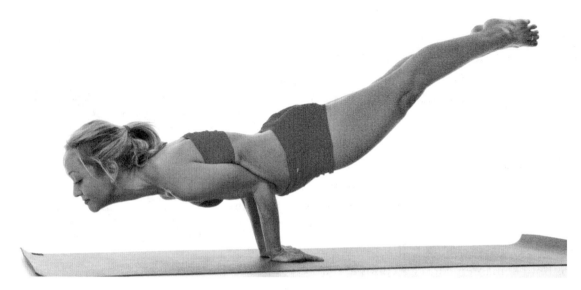

Figura 8.23

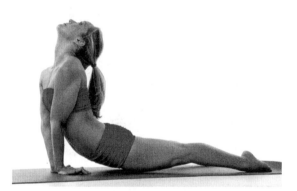

Figura 8.24

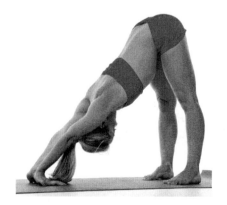

Figura 8.25

que en *Mayurasana* (figura 8.25). Inhala, pasa la cabeza a través de los brazos una vez más, a continuación salta hacia delante pasando los pies junto al borde exterior de las manos y levanta el pecho, dirigiendo la mirada hacia arriba. Exhala, flexiona el torso hacia delante y desliza la cabeza entre los brazos. Inhala, levanta otra vez la cabeza entre los brazos, separa las manos del suelo y vuelve a *Samsthiti*.

Mayurasana es una postura compleja que implica articular cuidadosamente la parte baja de la columna sobre la plataforma que ofrecen los firmes músculos abdominales. Esta asana requiere que las muñecas estén fuertes y a la vez flexibles, porque es preciso hacer una extensión mínima de noventa grados con ellas. Te resultará muy difícil realizar la postura si eso te resulta complicado o te genera demasiada tensión. *Mayurasana* está contraindicada para cualquier persona que tenga lesiones en las muñecas.

Una pequeña modificación que al principio puede servir de ayuda es dejar un poco de espacio entre las manos de manera que solo se toquen las puntas de los dedos meñiques. Este espacio adicional reduce la extensión de las muñecas que es necesaria para adoptar la postura y ofrece algo más de espacio para la experimentación. Si pruebas esta versión modificada, presta atención para que los codos se mantengan próximos mientras te inclinas hacia delante; de lo contrario, empezarán a separarse mientras intentas elevarte en *Mayurasana*. Esta es habitualmente la razón de las caídas en esta postura, de modo que asegúrate de no comenzar en una posición que facilite el desplazamiento de los codos. A pesar de que habitualmente esto no causa ningún daño, es mejor evitarlo.

En algunas ocasiones llevar una camiseta o colocar una toalla bajo los codos puede impedir que se separen. Toma conciencia del punto exacto en el que entran en contacto con el cuerpo cuando los colocas junto al abdomen. Algunas personas intentan bajar los codos lo máximo posible para llegar al centro de gravedad de la pelvis. No obstante, esta postura se realiza mejor cuando los codos están alineados con el plexo solar, junto a la parte central de la caja torácica o por debajo del ombligo.

En una ocasión en que estaba practicando la serie intermedia en Mysore bajo la guía de Guruji, él me corrigió la posición de los codos. Al principio se limitó a fruncir el ceño y antes de marcharse se limitó a decir: «Tu *Mayurasana* es incorrecta». Después de la clase me dirigí a él para pedirle más información y Guruji se inclinó hacia delante, me mostró un puño y estuvo a punto de golpearme en el plexo solar. Luego afirmó con una gran sonrisa: «Debes llevar los codos hacia allí; de lo contrario, la postura no tiene sentido». En ese momento sucedieron dos cosas sorprendentes: en primer lugar todos los músculos de mi plexo solar se activaron y en segundo lugar jamás he olvidado dónde hay que colocar exactamente los codos en *Mayurasana*.

Es necesario tener músculos abdominales fuertes para poder colocar los codos en la posición correcta. No intentes alargar la parte anterior de tu cuerpo ni extender la columna vertebral; lo que debes hacer es activar completamente los músculos de la zona central y dejar que todas las capas de tus músculos abdominales participen en el movimiento. Utiliza los músculos abdominales transversos y los oblicuos internos. Acerca las costillas inferiores entre sí para activar los músculos serratos anteriores. Si presionas los codos contra una zona blanda de tu abdomen, solo conseguirás comprimir los órganos y la columna y no serás capaz de crear una base sólida para la postura.

En cuanto hayas contraído correctamente el abdomen, una forma sencilla de elevarte en *Mayurasana* es colocar los codos junto al plexo solar y luego inclinarte hacia delante hasta que la barbilla toque el suelo. Luego activa las piernas y coloca las rótulas contra el suelo pélvico para llevar el peso corporal hacia delante. Cuando el pecho y el mentón tocan el suelo, ofrecen un punto de apoyo que compensa el peso de las piernas, situadas detrás del cuerpo, facilitando así el movimiento para iniciar *Mayurasana*. Con las piernas activadas y sostenidas por la fuerza de los músculos abdominales, apóyate

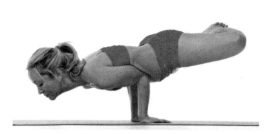

Figura 8.26

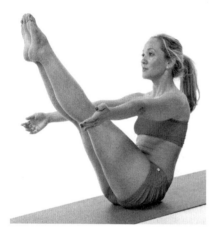

Figura 8.27

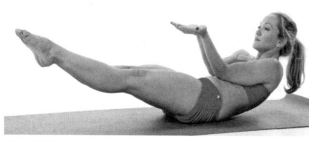

Figura 8.28

sobre los brazos para levantar el pecho del suelo. No dejes de presionar los hombros en dirección al suelo mientras estás en esta postura.

Si no consigues elevarte en la postura, evita saltar con las piernas para que queden suspendidas en el aire. Permanece en la posición preparatoria y respira entre cinco y diez veces mientras tensas los músculos abdominales (figura 8.22). Eleva una pierna de cinco a diez respiraciones y luego trabaja con la otra pierna respirando de cinco a diez veces. Si no tienes un profesor que te ayude a hacer la postura, puedes colocar ambos pies sobre un bloque para darte un poco de margen y percibir las sensaciones que te aporta la asana. Es posible que te resulte más fácil controlar el movimiento si desplazas el peso del cuerpo hacia el centro, de modo que otra forma de adoptar *Mayurasana* es iniciar la postura con las rodillas flexionadas en lugar de hacerlo con las piernas rectas (figura 8.26). Al llevar el peso corporal hacia el centro de gravedad mantienes el peso más concentrado. Si consigues elevar el cuerpo del suelo con las rodillas flexionadas, estira luego las piernas para ir a la postura completa.

Si todavía sigues considerando que es imposible adoptar la postura, quizás te resulte útil un ejercicio que fortalece la región abdominal para que el centro de tu cuerpo tenga la fuerza suficiente para hacer *Mayurasana*. Comienza en *Navasana* (figura 8.27) y exhala mientras llevas el sacro al suelo y bajas los pies. Acerca los codos, colocándolos junto al plexo solar, y mantén la postura durante cinco respiraciones (figura 8.28). Inhala y vuelve a *Navasana*. Repite la secuencia entre tres y cinco veces. Imagina el movimiento como si fuera «*Mayurasana* flotando» y repítelo fuera de la práctica diaria de Ashtanga yoga si lo consideras útil o necesario. No reemplaces *Mayurasana* por este ejercicio, pues su único objetivo es potenciar la fuerza central de tu cuerpo.

Mayurasana es una postura intensa que requiere tu máximo respeto. No debes seguir adelante hasta que hayas integrado completamente sus lecciones. Si tienes problemas con las muñecas, codos u hombros (o has sufrido alguna lesión), debes ser precavido cuando practicas esta asana. Dicho esto, el proceso de fortalecimiento de las muñecas que ofrece Mayurasana puede ser terapéutico para las lesiones que se producen por esfuerzos reiterados (como por ejemplo el síndrome del túnel carpiano) siempre y cuando inicies la postura muy lentamente y estés muy atento a la alineación y la técnica. También debes prestar especial atención a las articulaciones esternoclaviculares (puntos de unión de la clavícula y el esternón) porque corres el riesgo de lesionarte si ejerces demasiada presión sobre ellas.

Los alumnos con problemas graves de salud que afectan a sus funciones orgánicas, como pueden ser las enfermedades cardíacas o los trastornos intestinales, deben proceder con el máximo cuidado y consultar con su médico antes de empezar la práctica. Las mujeres embarazadas y las que tienen la menstruación deben evitar *Mayurasana*. No subestimes el potente efecto desintoxicante de esta postura.

Beneficios

- Mejora la digestión y la eliminación.
- Desintoxica la sangre y los órganos, en especial el hígado.
- Revitaliza el estómago, el páncreas y el bazo.
- Ayuda a calmar los síntomas suaves de la diabetes.
- Calma la mente.
- Aumenta la concentración.
- Libera de toxinas e impurezas a los cuerpos físico y espiritual.

NAKRASANA
Postura del cocodrilo
Drishti: nasagra (nariz)

Chaturanga Dandasana es una de las posturas básicas más duras de la serie de Ashtanga yoga. Los alumnos pasan años desarrollando la fuerza que se requiere para mantener la cintura escapular y el torso alineados en esta asana. Cuando empecé a practicarla, me sentía feliz cada vez que conseguía no apoyar la barbilla en el suelo al hacer *Chaturanga Dandasana*. Más tarde, cuando descubrí el potente movimiento conocido como *Nakrasana*, jamás imaginé que llegaría a formar parte de mi práctica. En el método Ashtanga yoga, como en la vida misma, tienes que probar todo aquello que te parece imposible de realizar y desafiar la idea que tienes de ti mismo.

Nakrasana toma su nombre del cocodrilo. El movimiento tambaleante de la postura, que incluye saltar, busca imitar la forma de moverse de este reptil al saltar sobre su presa. Como es evidente, un prerrequisito indispensable para *Nakrasana* es realizar *Chaturanga Dandasana* manteniendo la estabilidad y la alineación correcta. A esta altura de la serie intermedia todos los estudiantes que han practicado el método tradicional ya deberían haber desarrollado la fuerza que se precisa para permanecer en *Chaturanga Dandasana* de la forma adecuada. Si descubres que no tienes esa fuerza básica, vuelve a la primera serie de Ashtanga yoga para comprobar en qué momento puedes haber omitido alguna de las lecciones; acaso hayas pasado por alto el aprendizaje para saltar hacia atrás y entre los brazos.

En cuanto estés listo para seguir adelante, comienza la siguiente secuencia de movimientos en *Samsthiti*. Inhala y levanta las manos por encima de la cabeza, presionando las palmas entre sí y acercando los codos. Exhala y flexiona el cuerpo hacia delante, después coloca las manos junto a los bordes externos de los pies, con las palmas planas sobre el suelo y la cabeza en contacto con las espinillas. Inhala y levanta la cabeza dirigiendo la mirada hacia arriba, sin separar las manos del suelo. Exhala y salta hacia atrás para adoptar *Chaturanga Dandasana*. Une los pies hasta que los talones estén en contacto y apoya la parte posterior de los dedos sobre el suelo (figura 8.29). Inhala y salta para elevar esta versión de *Chaturanga Dandasana* todo lo que puedas, hasta un máximo de treinta centímetros de la posición inicial (figura 8.30). Mantén los pies juntos incluso mientras saltas y exhala mientras bajas al suelo. Repite el movimiento cuatro veces más; debes realizarlo cinco veces en total.

Lo ideal es que desplaces todo el cuerpo hacia delante durante los cinco saltos consiguiendo que los pies lleguen al suelo en la posición donde inicialmente estaban las manos. A continuación, salta hacia atrás desde esta versión de *Chaturanga Dandasana*, una vez más hasta una altura máxima de treinta centímetros de la posición inicial. Repite el movimiento cuatro veces más y asegúrate de volver a la postura original. Después del último salto, asiéntate en *Chaturanga Dandasana* durante unos instantes. Inhala y lleva el cuerpo hacia delante para ir a *Urdhva Mukha Svanasana*; luego exhala y desplázate hacia atrás hasta *Adho Mukha Svanasana*. Inhala y salta hacia delante, pasando los pies entre las manos, mientras diriges la mirada hacia arriba. Exhala y flexiona el cuerpo sobre los muslos. Inhala antes de incorporarte y a continuación vuelve directamente a *Samsthiti*, pero esta vez sin elevar los brazos por encima de la cabeza.

La primera vez que intenté saltar hacia delante en *Chaturanga Dandasana*, no sucedió absolutamente nada. Hice presión contra el suelo y activé la región central del torso, pero parecía estar pegada a la esterilla. Traté de dar un brinco para generar impulso con muy poco éxito; lo único que funcionó fue modificar completamente la postura.

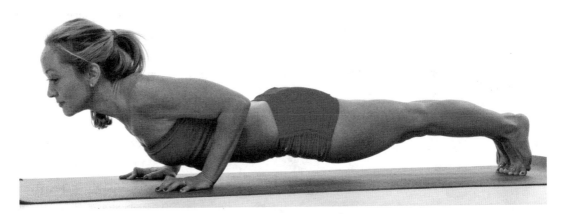

Figura 8.29

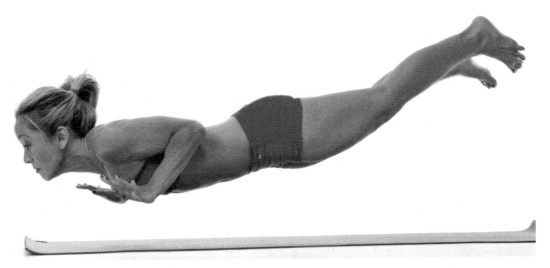

Figura 8.30

De manera que si tu cocodrilo interior es lento para caer sobre su presa, prueba la siguiente técnica, que es muy sencilla. Comienza en *Kumbhakasana* (postura de la tabla), manteniendo los brazos rectos. Inhala mientras presionas hacia abajo con la fuerza de los brazos, afirmas el suelo pélvico y elevas las caderas recurriendo a la fuerza central del cuerpo. Esfuérzate para saltar con los pies y las manos al mismo tiempo (figura 8.31). Cuando hayas bajado hasta el suelo, a unos pocos centímetros de la posición inicial, exhala y pasa a *Chaturanga Dandasana*. Inhala, estira los brazos y vuelve a *Kumbhakasana*. Salta diez veces de la manera indicada para añadir diez flexiones a tu práctica.

En cuanto este movimiento te parezca sencillo puedes realizar la postura completa. Algunas personas descubren que son capaces de saltar hacia delante pero no hacia

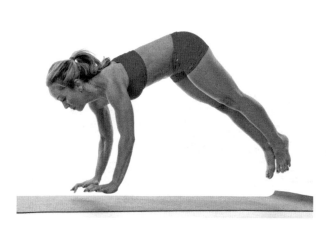

Figura 8.31

atrás. Puedes sentirte satisfecho si haces una versión híbrida de la postura, saltando hacia delante para ir a *Nakrasana* completa y saltando después hacia atrás para hacer la versión modificada de *Kumbhakasana*. Con el paso del tiempo dispondrás de la fuerza necesaria para llevar a cabo perfectamente este movimiento. Si integras esta rutina en tu práctica diaria con el propósito de fortalecerte, podrás avanzar hacia las posturas siguientes sin correr ningún riesgo desde *Nakrasana* en cuanto percibas que esta asana no te resta demasiada energía vital.

En esta fase de la serie intermedia probablemente sentirás que la práctica consigue llevar tu cuerpo y tu mente hasta el límite. Pero, en realidad, sucede todo lo contrario, pues la energía necesaria para realizar adecuadamente *Nakrasana* carga el cuerpo y la mente y desarrolla la autoconfianza.

El aspecto técnico más importante que se debe tener en cuenta es que el movimiento proviene de la activación conjunta del suelo pélvico y los músculos abdominales y se apoya en la fuerza y la estabilidad de la cintura escapular. Salta con las manos y los pies simultáneamente, con cuidado de no golpearte las piernas. Realiza movimientos fluidos y continuos. Presiona hacia abajo firmemente con los brazos mientras elevas las caderas para desplazarlas hacia delante. Debes mantener las piernas firmes y dejar que tu cuerpo se eleve y se desplace hacia delante con ímpetu. Aunque pueda parecer divertido saltar muy alto y «volar», el propósito de *Nakrasana* no es saltar hacia arriba sino hacia delante. Concéntrate en desplazarte lo máximo posible hacia delante y deja que el movimiento ascendente se produzca por sí solo. Si saltas demasiado alto, puedes descargar demasiado peso sobre las muñecas y los hombros al bajar al suelo.

La intensa activación de la parte baja de la espalda necesaria en esta asana, que se produce gracias a la fuerza de la región abdominal, estimula *samana prana vayu*, que enciende el fuego digestivo y equilibra el cuerpo y la mente. El proceso de saltar produce un flujo de aire ascendente a través del cuerpo. Ese flujo de aire está relacionado con *udana prana vayu*, que ayuda a cultivar la conciencia espiritual. Simbólicamente, la acción de saltar hacia delante se asocia a levitar y desafiar la gravedad, aunque solo sea durante un milisegundo. Al conectarte con el flujo sutil de energía que está siempre presente en tu organismo, consigues aligerar tu cuerpo y tienes la sensación de flotar en *Nakrasana*. Esta ligereza representa la luz interna de un cuerpo que brilla desde su interior.

Beneficios

- Mejora la digestión y la eliminación.
- Ayuda a calmar el dolor de espalda.
- Alivia los síntomas suaves de depresión.
- Aumenta la resistencia física y mental.
- Crea sensación de ligereza en el cuerpo físico.
- Fomenta el equilibrio emocional.

VATAYANASANA

Postura de la cara de caballo

Drishti: nasagra (nariz)

El aspecto más difícil de *Vatayanasana* es la forma compleja de iniciar y deshacer la postura. Si se realiza sin tener en cuenta este movimiento minuciosamente coordinado, la postura resulta menos complicada. Se dice que la versión completa de *Vatayanasana* recuerda la cara de un caballo, de ahí su nombre. El caballo, como símbolo de la filosofía clásica del yoga, es frecuentemente uncido a un carro y su poder se relaciona con el carretero. El *Katha Upanishad*, donde se incluye por primera vez el término *yoga* como método de práctica espiritual, presenta el carro como una imagen alegórica en la que el cerebro es el pasajero, el cuerpo es el carro, la conciencia pura es el carretero, los pensamientos son las riendas, los cinco sentidos son los caballos y los objetos percibidos son el camino realizado. Además de estar alineado con la fuerza bruta, el fuego solar, la nobleza y el movimiento rápido, el dominio del caballo indica un determinado nivel de maestría. Tanto en los textos del *Mahabarata* como del *Ramayana* aparece un sacrificio ritual en el que participa un caballo cuyo nombre es *Ashvamedha*. Estos sacrificios rituales que proceden de los Vedas forman la base de los retos internos de purificación realizados durante el método Ashtanga yoga. Yoga significa alejarse de los rituales externos para dedicarse a las prácticas personales introspectivas que buscan cultivar la realización interior.

Inhala en *Samsthiti*, flexiona la pierna derecha para adoptar la postura de medio loto y a continuación sujeta el pie derecho con la mano del mismo lado (figura 8.32). Este es el mismo movimiento preparatorio que para hacer *Ardha Baddha Padmottanasana* (postura en medio loto atado con flexión hacia delante), de la primera serie. A esta altura de la serie intermedia, tus caderas deberían estar lo suficientemente abiertas como para realizar esta parte de la asana sin ninguna modificación. Si no eres capaz de flexionar el cuerpo hacia delante mientras mantienes el medio loto con facilidad, quizás hayas avanzado demasiado rápido durante el trabajo básico de la primera serie. Al aprender

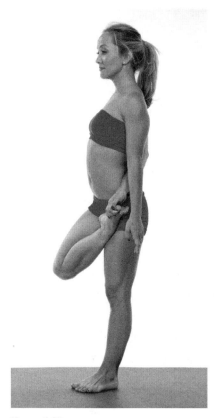

Figura 8.32

esta postura no hay modificación posible; simplemente debes realizar sus movimientos y aprenderlos pacientemente con el paso del tiempo.

Los únicos que pueden introducir alguna modificación en esta asana son los estudiantes que han aprendido a hacer *Vatayanasana* perfectamente pero han sufrido una lesión que les impide iniciar la postura y están en un periodo de rehabilitación. Sin embargo, cualquier cambio debe ser sugerido por un profesor experimentado y basarse en las necesidades individuales del practicante durante la recuperación.

Cuando se realiza *Vatayanasana* de la forma tradicional, la pierna derecha no abandona la postura de medio loto hasta que llegue el momento de cambiar de lado y colocar la pierna izquierda en la misma posición. Los movimientos siguientes se realizarán con la pierna derecha en medio loto. Exhala y flexiona el cuerpo hacia delante colocando ambas manos sobre el suelo cerca del pie izquierdo, de modo que la mano derecha quede alineada con el borde interno del pie y la mano izquierda con su borde externo (figura 8.33). Inhala y mira hacia arriba sin despegar las manos del suelo (figura 8.34). Dobla la rodilla izquierda y desplaza el peso corporal ligeramente hacia los brazos. Aunque el peso recaiga en ellos, debes tener cuidado de no adoptar una postura sobre las manos ni extender las piernas hacia arriba. Exhala mientras vuelves al suelo apoyando el metatarso del pie izquierdo en primer lugar; después dobla cuidadosamente los codos y baja para hacer una versión especial de *Chaturanga Dandasana*. Los alumnos avanzados serán capaces de saltar hacia atrás y descender directamente en esta versión especial de *Chaturanga Dandasana* mediante un movimiento fluido y continuo, tal como practicamos durante los saludos al sol. Exhala y salta hacia atrás para hacer la versión especial de *Chaturanga Dandasana* (figuras 8.35 y 8.36). Mantén los brazos y el torso en la misma posición que en todas las versiones anteriores de *Chaturanga Dandasana*. Activa la pierna izquierda mientras afirmas el suelo pélvico y levantas la rodilla derecha para separarla del suelo, manteniendo todavía la posición de medio loto. Inhala y gira sobre los dedos del pie izquierdo, sin colocar la rodilla izquierda ni las caderas sobre el suelo, para pasar a una versión especial de *Urdhva Mukha Svanasana* (figura 8.37). Mantén la rodilla derecha separada del suelo. Exhala y gira sobre los dedos del pie izquierdo sin colocar la rodilla izquierda ni las caderas sobre el suelo para ir a una versión especial de *Adho Mukha Svanasana* (figura 8.38). Al hacer esta transición moviéndote sobre

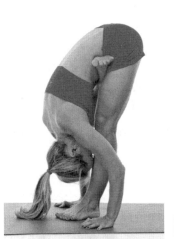

Figura 8.33

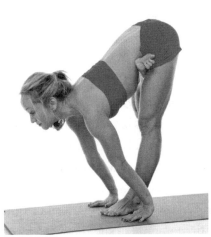

Figura 8.34

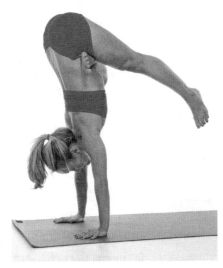

Figura 8.35

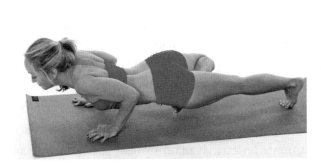

Figura 8.36

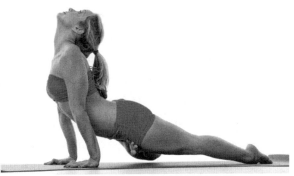

Figura 8.37

los dedos del pie, debes sostener tu cuerpo con la fuerza de los músculos de la región central y afirmar los hombros para evitar girar el pie o el tobillo hacia fuera. Ahora estás preparado para realizar *Vatayanasana* con un lado.

Inhala mientras saltas hacia delante en dirección a las manos tomando contacto con el suelo a través del pie izquierdo. Haz una rotación externa con la articulación izquierda de la cadera y gira el pie izquierdo hacia el exterior. Apoya firmemente el talón izquierdo sobre el suelo y

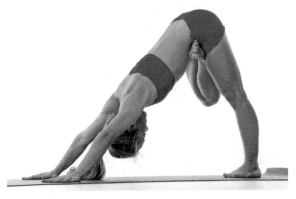

Figura 8.38

no dejes que se levante. Alinea la rodilla izquierda con el pie del mismo lado de modo que ambos apunten en la misma dirección. Lo ideal es que la cadera izquierda esté lo suficientemente abierta como para permitir una rotación externa completa de noventa grados hacia la izquierda, pero si esto no es posible, limítate a girar el pie izquierdo al máximo, sin que la rodilla sufra ningún daño. En cuanto hayas estabilizado la profunda rotación externa de la cadera izquierda, baja el cuerpo utilizando la fuerza de las articulaciones de la cadera para que la rodilla derecha se acerque al suelo. Gira el muslo derecho hacia dentro, manteniendo la posición de medio loto con las piernas. Alinea el talón izquierdo con la rodilla derecha para que se coloque precisamente frente a ella.

Sentirás que las caderas están trabajando en dos direcciones diferentes. Esta acción es fundamental para establecer la conexión a tierra en *Vatayanasana*. Ejerce presión contra el suelo a través de la rótula de la pierna izquierda para crear una base con la pierna derecha. Activa firmemente el suelo pélvico y comienza a elevar el torso hacia delante para empezar a incorporarte en la postura (figura 8.39).

Si te resulta difícil mantener el equilibrio o bajar el talón izquierdo al suelo, lleva la mano izquierda hacia la cadera del mismo lado para subir el cuerpo y asentar el pie izquierdo sobre el suelo. En cuanto las piernas estén estabilizadas, eleva el pecho hacia delante para incorporarte de la forma más recta posible. Pasa un brazo alrededor del otro, alineando los codos, y desliza el codo derecho por encima del bíceps izquierdo para unir los antebrazos, manteniendo las palmas juntas. Los dedos no quedarán alineados; los de la mano izquierda llegarán aproximadamente hasta la mitad de la mano derecha. Mantén los pulgares orientados hacia el centro de la cara para asegurarte de que las palmas están orientadas en la dirección correcta. Por último, presiona las palmas vigorosamente entre sí, simultáneamente levanta las manos y desplázalas luego hacia delante para alargar y elevar la postura (figura 8.40).

Tal vez sientas la tentación de elevarte un poco más, pero recuerda que solo debes hacerlo en la medida en que te lo permita la base, ya que la fuerza de esta postura procede de tu conexión con la tierra. Tienes que mantener las caderas conectadas a tierra, no las desplaces hacia atrás con el fin de iniciar la postura. Si el hecho de levantar los brazos te aparta de la conexión con la tierra que hay bajo tus pies, bájalos un poco. El movimiento de entrelazar suavemente los brazos equilibra la cintura escapular y ayuda a relajar cualquier sobreesfuerzo provocado por las posturas anteriores.

Cualquier persona cuyos hombros se disloquen o se desalineen con facilidad se beneficiará de *Vatayanasana* si pone un énfasis especial en mantener la estabilidad y la alineación de los hombros. Esta asana supone la posibilidad de alargar los músculos de los manguitos rotadores para quienes tienen los hombros rígidos. Dado que en esta posición las caderas se estiran activamente en dos direcciones diferentes (una gira

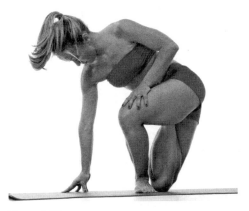

Figura 8.39

hacia el interior mientras la otra gira hacia el exterior), los músculos de la parte baja de la espalda y las articulaciones sacroilíacas se estiran y fortalecen. Posiblemente experimentes una suave sensación de torsión a lo largo del borde externo del lado izquierdo de la pelvis (la pierna que gira hacia el exterior). Presta atención para que las articulaciones sacroilíacas no se desplacen hacia el interior de la pelvis y, en consecuencia, se bloqueen. Recurre a la fuerza del suelo pélvico para incorporarte

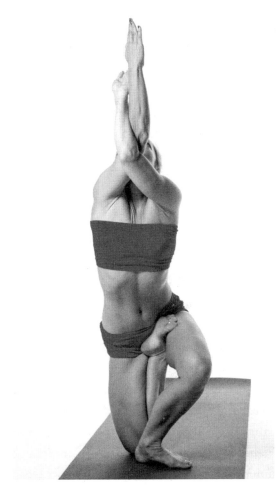

Figura 8.40

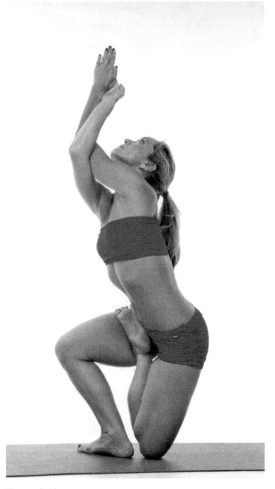

Figura 8.41

lo más enérgicamente posible. Mantén el torso alineado a lo largo del eje central y evita inclinarte hacia uno de los lados para poder elevarte un poco más.

Después de respirar cinco veces en la postura, exhala y lleva las manos al suelo, colocándolas a ambos lados del pie izquierdo. Inhala, estira la pierna izquierda y apártate del suelo mediante un desplazamiento o un salto (figura 8.35). Exhala, salta hacia atrás y baja para ejecutar la misma versión especial de *Chaturanga Dandasana* que has hecho previamente (figura 8.36). Inhala y desplázate sobre los dedos del pie izquierdo para ir a la versión especial de *Urdhva Mukha Svanasana* (figura 8.37); después exhala y vuelve a apoyarte sobre los dedos del pie izquierdo para adoptar la versión especial de *Adho Mukha Svanasana* (figura 8.38). Relaja el pie derecho y vuelve a la versión normal de *Adho Mukha Svanasana*.

Inhala mientras colocas el pie izquierdo en la posición de medio loto. Inicia el movimiento mediante una rotación externa de la cadera izquierda. A continuación estira el pie izquierdo en dirección a la articulación de la cadera derecha, moviéndola de lado a lado para deslizar el pie hacia la cresta ilíaca derecha. En cuanto el pie haya alcanzado el máximo contacto, desplaza el peso corporal hacia la mano izquierda y utiliza la mano derecha para tirar del pie y hacer la posición de medio loto completa.

Tómate el tiempo que necesites para recolocar correctamente tu cuerpo; de lo contrario, la postura te resultará muy difícil. Igual que en la posición del loto, la parte superior del pie queda alineada con la cresta ilíaca opuesta. Una vez que el pie izquierdo se encuentre en la posición de medio loto, inhala y salta hacia delante en dirección a las manos descendiendo sobre el pie derecho. Realiza *Vatayanasana* con el otro lado conforme a las instrucciones que ya he ofrecido (figura 8.41). Después de respirar cinco veces exhala y coloca las manos sobre el suelo a ambos lados del pie derecho. Inhala, estira la pierna derecha e incorpórate o apártate del suelo mediante un salto. Exhala, salta hacia atrás y baja hasta adoptar la misma versión especial de *Chaturanga Dandasana* que has hecho antes, esta vez con la rodilla izquierda separada del suelo (figura 8.42). Inhala y desplázate sobre los dedos del pie derecho para ir a la versión especial de *Urdhva Mukha Svanasana* (figura 8.43); luego exhala y muévete sobre los dedos del pie derecho para llegar a la versión especial de *Adho Mukha Svanasana* (figura 8.44). Inhala y salta hacia delante, llegando al suelo con el pie derecho (figura 8.45). Une el pie y la mano del lado izquierdo por detrás de la espalda durante la misma inhalación y con el mismo movimiento. Exhala y flexiona el torso hacia delante para adoptar *Ardha Badha Padmottanasana* con el lado izquierdo. Inhala y mira hacia arriba. Exhala mientras consolidas la postura y afirmas el suelo pélvico. Finalmente inhala, incorpórate completamente y deshaz la ligadura del pie y la mano izquierdos para retornar a *Samsthiti*.

Beneficios

- Alivia el dolor y la rigidez en torno a las articulaciones sacro ilíacas.
- Reduce el dolor de la parte baja de la espalda.
- Alinea los hombros.
- Ayuda a mitigar los síntomas suaves de artritis.
- Equilibra las caderas y la pelvis.
- Calma y estabiliza la mente.

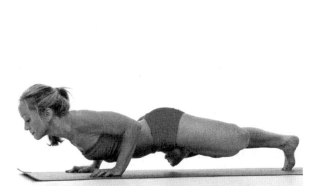

Figura 8.42

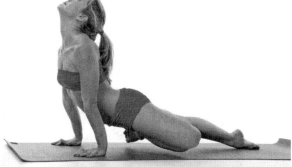

Figura 8.43

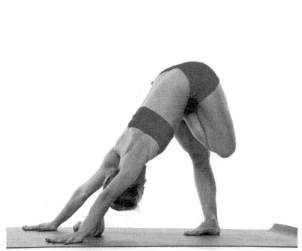

Figura 8.44

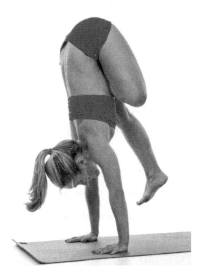

Figura 8.45

PARIGHASANA
Postura de la puerta
Drishti: urdhva (hasta el cielo)

Puedes felicitarte por haber llegado tan lejos en la serie intermedia; se puede decir que prácticamente has completado el viaje. Aunque las posturas siguientes siguen siendo difíciles, el hecho de haber llegado hasta aquí significa que no te costará demasiado realizarlas. Ahora la prueba se centra en torno al desarrollo de la resistencia física y mental que se requiere para llegar hasta el final de la serie intermedia. A través de la práctica diligente de esta serie tendrás la oportunidad de integrar las lecciones aprendidas. No obstante, si te has saltado las lecciones básicas de fuerza y flexibilidad que ofrecen las posturas precedentes, o has pasado demasiado rápidamente por ellas, esta serie de asanas para los hombros y las caderas destinada a desarrollar la fuerza puede llegar a agobiarte un poco.

La lógica del método Ashtanga yoga no tiene como objetivo castigarte ni impedirte hacer cosas divertidas innecesariamente. Se trata de un reentrenamiento sistemático del cuerpo y la mente. Si los principios básicos no están establecidos, el sistema requiere que desarrolles una base sólida, del mismo modo que es necesario estabilizar los cimientos de un edificio antes de construir un mayor número de plantas.

Parighasana se traduce como la «postura de la puerta» (también conocida como postura del travesaño o de la verja), e implica la idea de que el cuerpo se asemeja a una barra de hierro que se coloca en la parte exterior de una puerta para poder abrirla y cerrarla (*parigha* significa «barra o viga de hierro»). Sin embargo, *Parighasana* representa metafóricamente otro tipo de puerta porque es la entrada a todas las grandes lecciones de la serie intermedia. En cuanto consigas hacer esta postura podrás considerar que la maratón de la serie intermedia está llegando a su última vuelta. Ya has recorrido todas las grandes posturas que representan los principales obstáculos de esta serie. Tu sistema nervioso ha sido reentrenado para que sea más fuerte, más flexible y, en última instancia, más equilibrado. A pesar de que la práctica todavía no ha terminado, *Parighasana* marca un cambio de foco, puesto que las posturas restantes no están dedicadas a poner a prueba tu centro físico y espiritual, sino a integrarlo.

En cuanto estés preparado para seguir adelante, comienza adoptando *Samsthiti*. Inhala y levanta las manos por encima de la cabeza, presionando las palmas entre sí y acercando los codos. Exhala y flexiona el torso hacia delante para colocar las manos sobre el suelo a cada lado de los pies con las palmas planas. La cabeza debería tocar las espinillas. Inhala, levanta la cabeza y mira hacia arriba sin separar las manos del suelo. Exhala y salta hacia atrás para ir a *Chaturanga Dandasana*. Inhala y muévete hacia delante para adoptar *Urdhva Mukha Svanasana*. Finalmente exhala, vuelve hacia atrás y ejecuta

Adho Mukha Svanasana. Flexiona las rodillas, inhala y salta entre los brazos hasta una posición sedente; estira las piernas y siéntate.

A continuación flexiona la rodilla derecha y mantenla alineada con la cadera del mismo lado, apartada de la pelvis. Haz una ligera rotación interna con la articulación de la cadera derecha y aparta la zona carnosa de la pantorrilla derecha para alinear el hueso del tobillo derecho con el trocánter mayor derecho. Manteniendo el suelo pélvico intensamente activado, extiende lateralmente la pierna izquierda hasta formar un ángulo de noventa grados con respecto a la derecha. A continuación haz una profunda rotación externa con la articulación de la cadera izquierda mientras alargas la parte interior del muslo izquierdo. Estira el pie derecho y flexiona el izquierdo para comenzar el movimiento. Ambos isquiones deben estar en contacto con el suelo de la forma más cómoda posible. Inhala y lleva las dos manos a la cintura para preparar la postura (figura 8.46). Los estudiantes que se sienten a gusto en esta postura pueden estirar la punta de los dos pies para potenciar una mayor flexibilidad y prepararse para la alineación de las posturas de equilibrio sobre los brazos de la tercera serie de Ashtanga yoga.

Debes mantener las piernas abiertas en un ángulo máximo de noventa grados. Una de las alineaciones incorrectas más comunes en *Parighasana* es abrir demasiado las piernas, una posición que reduce la flexión de la cadera de la pierna que no está estirada. Orienta ligeramente el hueso púbico hacia la izquierda e inclínate hacia delante en el espacio que hay entre las piernas. Deja que el torso se deslice entre los muslos igual que en *Tittibhasana* y profundiza la flexión de las caderas. Si no haces una flexión hacia delante antes de realizar la postura completa, perderás la base y la conexión a tierra que te brindan las caderas.

Permaneciendo en la postura con las caderas en contacto con el suelo y la cadera derecha flexionada, gira la caja torácica y el torso hacia arriba y a la derecha. Inclínate lateralmente mientras cubres la pierna izquierda con el torso (figura 8.47). Lleva el hombro izquierdo hacia delante para acercarlo a la espinilla izquierda.

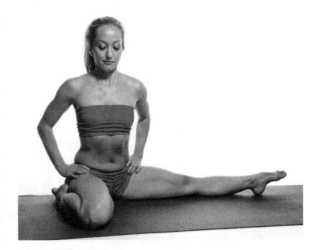

Figura 8.46

Visualiza que giras el cuerpo completamente en sentido lateral a lo largo del eje espinal mientras te inclinas hacia la izquierda. Sujeta el pie izquierdo con ambas manos, colocando los pulgares sobre el empeine y el resto de los dedos sobre la planta del pie. Apoya la parte posterior de la cabeza sobre la espinilla izquierda. Exhala mientras

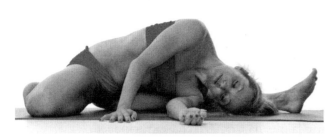

Figura 8.47

realizas la postura completa, coordinando y dejando fluir todos los movimientos especificados sin interrupción (figura 8.48). Permanece en esta posición durante al menos cinco respiraciones.

Inhala y abandona la postura haciendo los mismos movimientos a la inversa y coloca las dos manos sobre la cintura para terminar la secuencia (figura 8.46). Exhala para asentar la postura sin mover las manos. A continuación lleva las manos al suelo y cruza los pies; inhala y separa el cuerpo del suelo, luego exhala y salta hacia atrás para adoptar Chaturanga Dandasana. Inhala y desplázate hacia delante hasta *Urdhva Mukha Svanasana*; exhala y vuelve hacia atrás para ejecutar *Adho Mukha Svanasana*. Flexiona las rodillas, inhala, salta entre las piernas hasta una posición sedente y estira las piernas. Repite la postura con el otro lado. Cuando hayas acabado, completa *vinyasa* y espera en *Adho Mukha Svanasana* antes de seguir con la próxima postura.

Algunos estilos de yoga presentan una versión de *Parighasana* en la cual la pierna flexionada está completamente separada del suelo. En el método Ashtanga yoga se requiere una rotación interna más profunda de la articulación de la cadera. Es importante destacar que otras versiones ponen el énfasis en el estiramiento lateral mientras que en el método Ashtanga yoga se hace hincapié en una combinación de elementos, entre

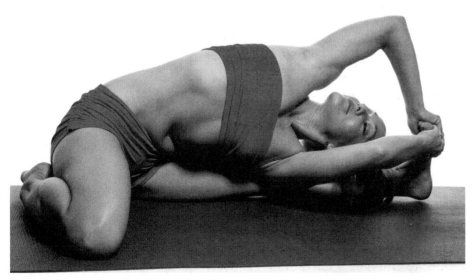

Figura 8.48

ellos el estiramiento lateral, la flexión profunda de las caderas y la rotación del torso a lo largo de su eje central. En ambas versiones coexisten las ventajas y las desventajas, tal como sucede en cualquier situación.

La versión del método Ashtanga yoga representa un desafío para la rodilla que está flexionada mediante una rotación interna. Esto no debería constituir ningún problema para los practicantes que han completado la serie intermedia. De cualquier modo, debes proceder con precaución si sientes molestias o dolor en la rodilla que está flexionada. En este caso se puede introducir una modificación que consiste en dejar que la pelvis se separe un poco del suelo, con lo que se reduce la flexión de la cadera y el esfuerzo de la rodilla. Si observas que este movimiento de la cadera y de la rodilla es demasiado complicado para ti, puedes volver a trabajar *Tiryang Mukha Ekapada Paschimattanasana*, de la primera serie, y *Krounchasana*, *Bakasana* y *Bharadvajasana*, de la serie intermedia. Si lo pasas mal al hacer la rotación externa que se requiere para extender la pierna y mantenerla estirada, vuelve a practicar *Utthita Trikonasana* (postura del triángulo extendido), incluida entre las posturas de pie, y *Upavishta Konasana* (flexión hacia delante en posición sedente con las piernas abiertas en un gran ángulo) y *Supta Padangusthasana* (postura del dedo gordo del pie en posición tumbada), de la primera serie, para favorecer la apertura de la pierna extendida en *Parighasana*.

Parighasana requiere un profundo estiramiento lateral que equilibra las articulaciones sacroilíacas, libera los músculos cuadrados lumbares y tonifica los músculos abdominales. Después de las intensas flexiones hacia delante y hacia atrás de la serie intermedia, *Parighasana* tiene el propósito de ayudarte a integrar esos estados dinámicos del movimiento. Los músculos de la caja torácica se despliegan cuando estiras el tronco hacia los lados, y esto te permite respirar más profundamente. Cuando te inclinas a la izquierda, el lado derecho del cuerpo se abre mientras el izquierdo se desplaza hacia el interior. Esta combinación produce un estiramiento asimétrico que favorece que tu cuerpo se mueva lateralmente y elimine cualquier desequilibrio. No te esfuerces demasiado en esta postura. Intenta buscar la comodidad y realiza esta asana de forma relajada y con tu mente enfocada hacia el interior. Concéntrate en profundizar la respiración y mantener la mente concentrada.

Beneficios

- Equilibra la espina dorsal y las caderas.
- Estabiliza la mente.
- Estira los lados del cuerpo.
- Tonifica los órganos abdominales.

GOMUKHASANA
Postura de la cara de vaca
Drishti: nasagra (nariz) / *antara* (arriba)

Traducido como «postura de la cara de vaca», *Gomukhasana* también implica algo más profundo. La palabra sánscrita *go* significa «luz». Las vacas tienen un significado espiritual en la cultura hindú; por ello la definición más metafórica de esta postura podría asociarse a la luz que emerge de la cabeza del practicante de yoga. Al inicio de la gran historia épica del *Bhagavad Gita* se alude a los mismos *Upanishads* como «vacas». Tener la cabeza llena de la luz que procede del yoga equivale posiblemente a tener el chakra coronario completamente abierto, lo que está simbolizado por el loto de mil pétalos con el que generalmente se representa a Patanjali. La luz interior significa también la luz del conocimiento, y se podría afirmar que todo el viaje del yoga es la revelación de la verdad en su más pura expresión.

Comienza por *Adho Mukha Svanasana* e inhala mientras saltas entre los brazos, estiras las piernas y te sientas. Pasa el muslo derecho sobre el izquierdo y luego desplaza el peso corporal de manera que la parte anterior de la rodilla izquierda descanse sobre el suelo. Pasa la parte interna de uno de los muslos sobre el otro con el fin de hacer una flexión de caderas más profunda y realizar una rotación con las articulaciones de la cadera. Levanta las caderas y une la parte inferior de las piernas lo máximo posible. Alinea los talones y estira los dedos de los pies. Comprime activamente los muslos hacia la línea central del cuerpo para sostener con firmeza las piernas en su sitio y hacer una rotación interna con las caderas. Muévete hacia delante desde las articulaciones de las caderas, manteniendo la curva natural de la columna vertebral y entrelazando los dedos de las manos por debajo de la rodilla derecha. No redondees excesivamente la espalda. Si fuera necesario entrelazar los dedos, arquéala ligeramente. Contrae la parte inferior del abdomen manteniendo firme el suelo pélvico. Dirige la mirada hacia la nariz (figuras 8.49 y 8.50) y permanece en la postura durante cinco respiraciones.

Sé consciente de la posición de tus piernas durante toda la postura porque los pies y las piernas tienden a resbalar y separarse. Mantenlas bien arraigadas en su posición para crear una base adecuada. No te fuerces a sentarte sobre los talones pues correrías el riesgo de lesionarte las rodillas. Sin embargo, si puedes colocar las piernas en su posición sin esfuerzo, serás capaz de apoyar las caderas sobre los pies. La base se crea mediante la activación del suelo pélvico. Algunas personas que tienen piernas muy musculosas pasan momentos difíciles tratando de hacer la postura completa; sin embargo, deberían seguir trabajando con la misma intención hasta que se abran finalmente las articulaciones de las caderas y consigan crear el espacio necesario para adoptar la versión completa de *Gomukhasana*.

No dejes que los pies se separen porque esto significaría reducir la intensidad de la flexión y rotación de la cadera. Por el contrario, genera el espacio necesario para iniciar la postura abriendo un poco más las caderas.

Manteniendo la misma posición de las piernas, inhala mientras levantas el brazo derecho por encima de la cabeza y flexionas el codo. Dobla el brazo izquierdo por detrás de la espalda. Gira el hombro derecho hacia el exterior y el izquierdo hacia el interior. El codo derecho puede moverse en dirección al centro de la cabeza, aunque no debería sobrepasar la línea central del cuerpo. Lleva el codo izquierdo lo más cerca posible del cuerpo. Entrelaza los dedos o sujeta una de las muñecas por detrás de la espalda, entre los omóplatos. Espera que el tríceps y el deltoides del lado derecho se alarguen mientras desplazas hacia delante los músculos del manguito rotador izquierdo para realizar una rotación interna. Deja caer la cabeza suavemente hacia atrás y mira hacia arriba (figuras 8.51 y 8.52). Permanece en esta posición durante cinco respiraciones.

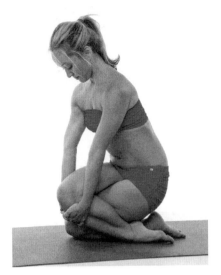

Figura 8.49

Si los dedos no llegan a tocarse, probablemente deberías pasar más tiempo practicando las flexiones hacia atrás y las torsiones de la serie intermedia. *Gomukhasana* requiere un trabajo intenso de los hombros, y las posturas anteriores deberían permitir que la amplitud mínima del movimiento que necesitas en esta asana no solo sea posible, sino también placentera. Si todavía no puedes entrelazar los dedos, debes pedir ayuda a tu profesor; si estás trabajando solo, utiliza una toalla o una correa para acercar los dedos y poder unirlos. Libera el apoyo en cuanto los dedos estén entrelazados. Hay dos formas diferentes de trabajar con los brazos una vez que los dedos están unidos. En primer lugar, presionar las manos contra el espacio que hay entre los hombros para hacer un estiramiento isométrico. En segundo lugar, apartar las manos de la espalda para aumentar el estiramiento de los

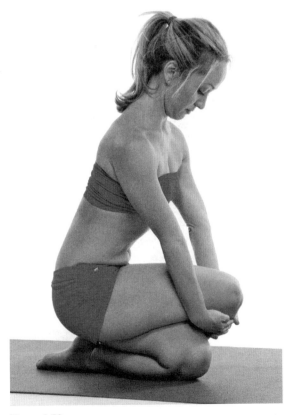

Figura 8.50

201

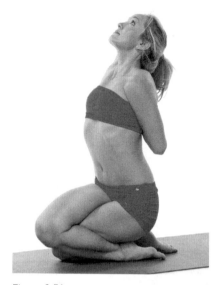

Figura 8.51

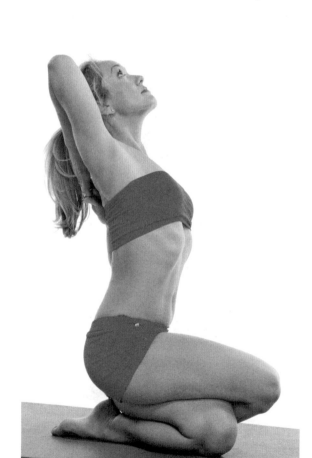

Figura 8.52

hombros. Solamente los estudiantes que son muy flexibles deberían probar esta segunda versión.

Libera las manos y apóyalas en el suelo después de respirar cinco veces en la posición y a continuación siéntate y deshaz la posición de las piernas. Coloca las manos sobre el suelo, cruza los pies, inhala para incorporarte y exhala para saltar hacia atrás hasta *Chaturanga Dandasana*. Inhala y desplázate hacia delante para realizar *Urdhva Mukha Svanasana*. Después exhala y vuelve hacia atrás para adoptar *Adho Mukha Svanasana*. Inhala mientras cruzas los pies y saltas entre los brazos, estiras las piernas y te sientas. Repite la postura con la pierna derecha por debajo.

Tras cinco respiraciones en ambas versiones, salta hacia atrás y completa *vinyasa* con *Adho Mukha Svanasana*, desde donde pasarás de inmediato a la postura siguiente. Es técnicamente aceptable saltar hacia atrás directamente desde la posición sin estirar las piernas ni cruzar los pies. No obstante, recomiendo realizar cuidadosamente todos y cada uno de los saltos hacia atrás y entre las piernas de la serie intermedia, porque los saltos son mucho menos numerosos en esta serie que en la primera. Si quieres desarrollar y conservar la fuerza necesaria para realizar estos complicados movimientos, aprovecha cada oportunidad que se te presente para trabajar en ello.

Otros estilos de yoga trabajan con *Gomukhasana* de una forma ligeramente distinta. Los pies están muy separados, las caderas asentadas entre ellos y el torso flexionado hacia delante. Esta variación contribuye a que la postura sea más relajante y menos activa en la base y en el suelo pélvico, pero a la vez favorece una mayor relajación de las caderas en torno al trocánter mayor. El método Ashtanga yoga pone el énfasis en desarrollar una conexión firme con el espacio interior de la pelvis mediante una toma de conciencia y una activación profunda de los *bandhas*. Ninguna postura es mejor que otra, lo importante es darse cuenta de que el foco es ligeramente diferente y respetar la línea de yoga que practicas.

Beneficios

- Estira los hombros para producir la amplitud completa del movimiento a través de una rotación interna y externa.
- Ayuda a aliviar los síntomas leves de la ciática.
- Estabiliza las articulaciones sacroilíacas.

SUPTA URDHVA PADA VAJRASANA
Postura del trueno tumbado con un pie elevado
Drishti: nasagra (nariz) / *parsva* (lateral)

La primera vez que intenté hacer *Supta Urdhva Pada Vajrasana* de la manera tradicional me desestabilicé y caí sobre la esterilla de otro practicante. La parte más confusa de esta postura es la forma de entrar en ella, pero a medida que practiques empezará paulatinamente a cobrar sentido. La posición real no es muy diferente de Bharadvajasana. Muchos estudiantes que pueden hacer fácilmente esa asana luchan con la forma tradicional de iniciar *Supta Urdhva Pada Vajrasana*. La lección de esta sección de la serie intermedia es mantener el control dinámico de la columna y el sistema nervioso; el hecho de iniciar una postura relativamente sencilla desde una perspectiva que supone un desafío ayuda a poner a prueba ese principio. Algunas personas se quejan de que Ashtanga yoga plantea las cosas de una forma innecesariamente difícil, pero los retos que presenta el método ponen a prueba el sistema nervioso y, en última instancia, te hacen más fuerte. Esto es lo que sucede con la forma tradicional de iniciar *Supta Urdhva Pada Vajrasana*.

Desde *Adho Mukha Svanasana* inhala mientras saltas entre los brazos para sentarte. Exhala y túmbate sobre el suelo. Inhala otra vez mientras levantas las piernas para colocarlas detrás de la cabeza y hacer *Halasana* (postura del arado; figura 8.53); puedes dejar las manos separadas. Mientras mantienes el cuerpo elevado con la ayuda del suelo pélvico, flexiona la pierna derecha para colocarla en medio loto; luego sitúa el hombro derecho por debajo, pasa el brazo por detrás de la espalda y rodea con los dedos de esa mano el pie que está en la posición del loto. Estira el pie izquierdo con la mano izquierda, cubriendo el dedo gordo de ese pie con los dedos de la mano (figura 8.54). Exhala para consolidar la postura. Utiliza la mano izquierda para ayudar a que el pie derecho se integre en la posición de medio loto y, si fuera necesario, emplea la ayuda de la mano izquierda para que la derecha sujete el pie derecho. No te inclines demasiado hacia la

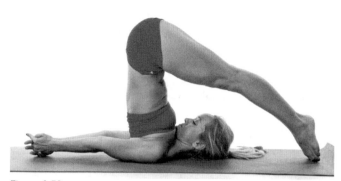

Figura 8.53

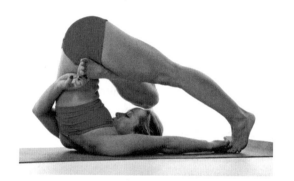

Figura 8.54

derecha en un intento por conseguir que el hombro se coloque por debajo, ni tampoco para hacer la ligadura con el pie que está en medio loto; el movimiento para llevar a cabo la ligadura debe provenir de la rotación interna del hombro derecho.

Una vez que estés completamente instalado en la postura preparatoria, eleva los isquiones, igual que en *Halasana*; empuja la parte superior de los brazos y los deltoides hacia el suelo, tal como indiqué para *Salamba Sarvangasana* (postura sobre los hombros) y activa el suelo pélvico para elevar las caderas y mantener la columna lo más recta posible. Los practicantes que dominan *Supta Urdhva Pada Vajrasana* serán capaces de realizar perfectamente la posición preparatoria mediante un movimiento fluido. No debes tener ninguna prisa. Respira más veces si lo consideras necesario y haz una rotación externa completa con la articulación de la cadera derecha para iniciar de forma segura la posición de medio loto.

Este modo de preparar la postura y entrar en ella constituye la base de esta asana. Si la ligadura entre las manos y los pies no es firme, lo más probable es que los pies y las manos se separen en cuanto inicies el movimiento para realizar la postura. Es importante mantener el contacto porque modifica la posición de los hombros y crea una mecánica diferente del movimiento.

Tienes que aceptar que durante unos instantes deberás soportar una sensación incómoda alrededor del codo derecho. En lugar de evitarla, la lección de *Supta Urdhva Pada Vajrasana* es que utilices la sensación de incomodidad para realizar el movimiento. En otras palabras, si te limitas a separar la mano derecha y el pie derecho durante el desplazamiento para evitar caer sobre el brazo y el codo, te perderás la verdadera lección de esta difícil transición. Desde un punto de vista físico tienes que desplazarte sobre el codo para completar la postura, pero desde un punto de vista espiritual debes rendirte y aceptar esta incomodidad para contar con una base firme para la postura.

A pesar de que muchos practicantes pueden efectuar fácilmente la ligadura con el pie en la posición del loto en *Bharadvajasana*, algunos de ellos no son capaces de hacerlo en *Supta Urdhva Pada Vajrasana*. En la primera postura, el giro de la columna facilita la ligadura pero en la preparación para *Supta Urdhva Pada Vajrasana* el que la favorece es el hombro. Para añadir un reto más a una acción que abre intensamente los hombros, el movimiento se realiza en una media postura sobre los hombros. *Supta Urdhva Pada Vajrasana* estabiliza la cintura escapular sobre el suelo buscando localizar la rotación necesaria para que la ligadura del pie que está en la posición del loto se oriente directamente hacia la articulación del hombro. Mantener los hombros en el suelo impide que la parte superior de la espalda compense el movimiento y provoca una profunda y saludable rotación interna del hombro derecho. Sin la estabilización de la cintura escapular sobre el suelo, se necesitarían numerosas técnicas para conseguir hacer ese trabajo con el hombro, como por ejemplo una torsión espinal. Aunque la forma de entrar en *Supta Urdhva Pada Vajrasana* es complicada, resulta útil para desarrollar la fuerza dinámica y la apertura de los hombros.

Los estudiantes que no son capaces de hacer la ligadura completa con los pies en la posición del loto, o cuyas manos se deslizan de los pies muy fácilmente, pueden probar una modificación simple para facilitar la postura completa. A esta altura de la práctica algunas veces el pie está tan sudado que no es posible sujetarlo bien. La solución más sencilla es cubrirlo con una toalla o usar un calcetín con el fin de que el material ayude a crear una ligadura firme. Si ni siquiera así lo consigues, existe una alternativa que es envolver completamente el pie con una toalla y luego sujetar la toalla en lugar del pie (figura 8.55). El hecho de sujetar la toalla mientras realizas la postura te ayudará a fijar el hombro y el codo en su sitio para que no se resbalen, creando así una sensación similar a la de la postura completa. Repite este método hasta que los hombros, las caderas y la espalda estén lo suficientemente abiertos como para completar la postura.

Si consigues integrar la energía de la postura, no es necesario que te detengas hasta que hayas completado la ligadura y realizado la postura final. No obstante, si esta asana es demasiado intensa para ti, puedes hacer una pausa hasta que tengas una sensación interna de estabilidad y luego continuar con la parte final de la serie intermedia.

Después de consolidar la postura conforme a tus mejores posibilidades, inhala mientras te preparas para deshacerla. Flexiona la rodilla izquierda y gira la articulación de la cadera hacia el interior. Alinea el borde interno del pie izquierdo con el borde externo de la cadera. Asegúrate de que existe espacio suficiente para que las caderas lleguen hasta el suelo sin interferir en los dedos del pie y la rodilla del lado izquierdo. Estira firmemente los dedos del pie izquierdo. Si fuera posible, sujeta el dedo gordo con fuerza durante todo el movimiento. Si no alcanzas a agarrarlo, rodea el pie izquierdo

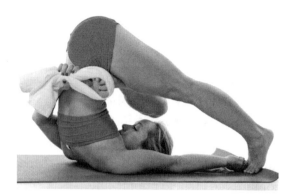

Figura 8.55

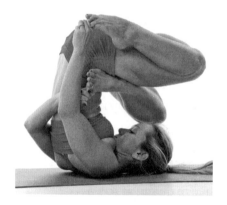

Figura 8.56

con la mano las primeras veces que adoptas la postura. El beneficio de esta modificación es que contribuye a que el pie permanezca estirado mientras haces la postura completa.

Asegúrate de que la pierna izquierda está flexionada y con la rodilla orientada hacia arriba y que tienes firmemente sujeto el dedo gordo del pie izquierdo antes de subir el cuerpo (figura 8.56). No inicies el movimiento si el pie o la rodilla del lado izquierdo no están en la posición indicada. Luego inhala y empieza a moverte apoyándote directamente sobre el codo, el hombro y el antebrazo derechos. Inicia el movimiento de balanceo recurriendo a la fuerza del suelo pélvico. Cuando te muevas sobre el codo derecho, redondea la columna vertebral en dirección al centro del cuerpo con el apoyo de los músculos centrales. Evita tirar del brazo izquierdo para moverte hacia arriba. Utiliza únicamente la fuerza necesaria de la mano izquierda para continuar el movimiento, mientras mantienes la postura con la fuerza de la región central del cuerpo. Evita arquear la espalda y redondéala activamente para adoptar la asana.

Si bajas de golpe y tus caderas son las primeras en entrar en contacto con el suelo, debes redondear todavía más la espalda durante la postura, estabilizar la región central del cuerpo y empujar activamente el hombro derecho contra el suelo. En cuanto hayas bajado el cuerpo estarás listo para realizar la versión completa de *Supta Urdhva Pada Vajrasana*.

Lo primero que debes hacer es estructurar los elementos básicos de la postura. Estabiliza la ligadura que has establecido entre la mano y el pie del lado derecho. En *Bharadvajasana* las rodillas están bastante separadas, pero en *Supta Urdhva Pada Vajrasana* la distancia entre ambas es menor. Mantén los isquiones en contacto con el suelo y acerca las rodillas para que se alineen con las articulaciones de la cadera. Alinea el empeine del pie derecho con la cresta ilíaca izquierda. No dejes que el pie descanse sobre el muslo izquierdo. Suelta la mano izquierda del dedo gordo del pie izquierdo y colócala sobre el suelo por debajo de la parte externa de la rodilla derecha. Coloca la palma plana sobre el suelo y los dedos orientados hacia la rodilla izquierda. Haz una suave rotación externa con el hombro derecho mientras mantienes la rotación interna del hombro izquierdo.

Para iniciar la parte de la postura correspondiente a la torsión debes seguir los mismos principios básicos que en *Bharadvajasana*. Contrae el lado izquierdo de la parte inferior del abdomen y de la caja torácica y gira hacia la derecha. Mantén la columna alineada con el eje central pero inclínate todo lo que sea necesario para que la palma de la mano izquierda quede plana sobre el suelo. Por último, los dos isquiones deben estar en contacto con la esterilla. Respira profunda y regularmente. Con cada inhalación debes crear espacio en tu cuerpo y con cada exhalación tienes que girar un poco más. Mira hacia la derecha por encima del hombro (figura 8.57). Mantén la parte inferior del abdomen y el suelo pélvico firmes y activos durante todo el movimiento. Deshaz la postura y coloca las manos sobre el suelo después de respirar cinco veces en la posición.

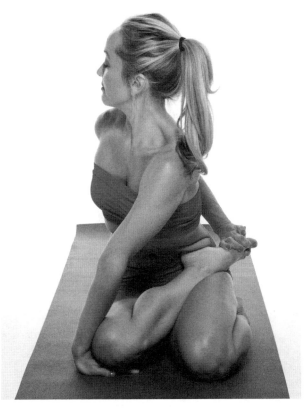

Figura 8.57

Inhala, cruza los pies e incorpórate. Exhala y salta hacia atrás hasta *Chaturanga Dandasana*. Inhala y vuelve hacia delante para ir a *Urdhva Mukha Svanasana*. Finalmente exhala y vuelve hacia atrás a *Adho Mukha Svanasana*. Inhala, salta entre las piernas para sentarte y realiza los mismos movimientos con el otro lado. Después de respirar cinco veces en *Supta Urdhva Pada Vajrasana* con el lado izquierdo, salta hacia atrás y completa *vinyasa* para *Adho Mukha Svanasana*. A continuación pasa inmediatamente a la siguiente postura mediante un movimiento fluido.

Beneficios

- Alinea la columna vertebral y el sacro.
- Abre los hombros y el pecho.
- Calma el estrés.
- Estimula la digestión.
- Activa *samana*.

9

LAS SIETE POSTURAS SOBRE LA CABEZA

Cuando Guruji y Sharath me enseñaron esta práctica, las siete posturas sobre la cabeza ya formaban parte de la serie intermedia. Sin embargo, técnicamente no corresponden a la segunda serie. Guruji decía algunas veces que estas asanas son como la guinda del pastel, pues se agregan al final de la práctica. Cuando los estudiantes comienzan el difícil camino de la tercera serie de Ashtanga yoga —conocido como avanzado A— las siete posturas sobre la cabeza se eliminan de la práctica diaria y se sustituyen por otras posturas avanzadas que los maestros han enseñado previamente a los discípulos. Esto confirmaría la idea de que las siete posturas sobre la cabeza técnicamente no forman parte de la segunda serie, porque en ninguna otra rutina incluida en las seis series de Ashtanga yoga se nos pide eliminar ciertas secciones mientras avanzamos hacia la siguiente.

Por motivos prácticos, no es útil pensar en las siete posturas sobre la cabeza como un conjunto separado de asanas, pues han sido concebidas para ser practicadas durante la rutina diaria de la serie intermedia. Algunas personas han sugerido enlazarlas y permanecer un total de treinta y cinco respiraciones en ellas, modificando las posiciones de las manos. En general, esta sugerencia no es una buena idea porque existe el riesgo de sufrir una lesión en el cuello. Además, uno de los principales beneficios de las siete posturas sobre la cabeza es el proceso de los *vinyasas* destinado a desarrollar fuerza, es decir, el salto hacia atrás desde *Mukha Hasta Sirsasana* que se repite siete veces. Saltar hacia atrás entre cada una de las siete posturas sobre la cabeza permite desarrollar una gran fuerza en los hombros, además de estabilidad y resistencia, tres requisitos indispensables para la tercera serie. La capacidad de mantener las siete posturas sobre la cabeza también restablece la línea central después de todos los movimientos hacia delante y hacia atrás realizados en la serie intermedia, demuestra cómo se articula la cintura escapular en una gran variedad de circunstancias y pone de manifiesto la fuerza y la flexibilidad de las articulaciones de los hombros. Esta larga serie de inversiones potencia los aspectos espirituales de *Sirsasana*, porque terminas por mantener la posición invertida de tres a cinco minutos, incluso más si has asistido a una clase guiada de la serie intermedia.

Si pierdes el equilibrio en cualquiera de estas posturas sobre la cabeza, hay dos formas sencillas de dejarte caer. Si caes hacia atrás, puedes llegar al suelo en la misma posición con que iniciaste la postura, pero también puedes cambiar la posición de las manos para formar el trípode de *Mukta Hasta Sirsasana* y luego simplemente dejarte caer hacia atrás. Si caes hacia delante, no sueltes las manos para retroceder, una técnica a menudo recomendada para los principiantes que pierden el equilibrio en *Sirsasana*. El cuello no suele tener ningún apoyo en esta postura sobre la cabeza, por lo que al estudiante de la serie intermedia le resultará más fácil bajar al suelo mediante una flexión. En este punto de la práctica, ya deberías tener flexibilidad suficiente como para hacer la extensión espinal y bajar al suelo de esta forma sin estresarte. Después de dejarte caer recurriendo a una flexión hacia atrás, abandona simplemente la postura, túmbate sobre el suelo y luego inténtalo otra vez. Evidentemente es mejor no caerse, pero esto es algo que les sucede incluso a los practicantes más fuertes y equilibrados. Por este motivo, para estar tranquilo durante la práctica es importante que comprendas cómo ejecutar el movimiento de forma segura.

El aspecto más importante de las siete posturas sobre la cabeza probablemente sea no realizarlas rápidamente. Respira profundamente y concéntrate en este intenso proceso destinado a desarrollar fuerza.

MUKTA HASTA SIRSASANA A
Postura sobre la cabeza sin apoyo y con las manos abiertas o postura del trípode
Drishti: nasagra (nariz)

Mukta Hasta Sirsasana A es la postura básica sobre la cabeza que define la parte final de la serie intermedia. Si te tomas el tiempo necesario para estructurarla correctamente, comprobarás que las asanas restantes te resultarán sencillas.

Desde *Adho Mukha Svanasana*, exhala mientras preparas la postura colocando las manos y la cabeza sobre el suelo en una posición que se asemeja a un trípode y manteniendo las piernas estiradas (figura 9.1). Las manos forman la base de un triángulo equilátero y la cabeza establece el vértice. Hay al menos tres formas de iniciar la postura preparatoria desde *Adho Mukha Svanasana*, todas ellas igualmente válidas. Comenzaremos por la más sencilla. Empezando en *Adho Mukha Svanasana*, apóyate en las rodillas y flexiona los codos de manera que los antebrazos estén perpendiculares al suelo y los brazos paralelos a él. Acerca los codos para activar los músculos de los manguitos rotadores, alineándolos directamente con las palmas de las manos. Estira las piernas y muévelas en dirección a la cabeza, girando sobre las articulaciones de las caderas. Asegúrate de tener el cuello recto y de ejercer presión sobre el suelo con la parte superior de la cabeza.

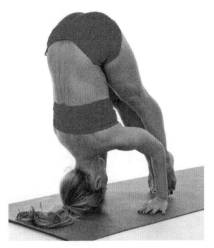

Figura 9.1

Si este movimiento te resultó fácil, intenta acercar un poco los pies al cuerpo mientras estás en *Adho Mukha Svanasana*, flexionando los codos, inclinándote hacia delante sobre la base de la cintura escapular y colocando suavemente la parte superior de la cabeza sobre el suelo. No debes apoyar las rodillas.

Finalmente, si estás listo para un último desafío, pasa directamente desde *Adho Mukha Svanasana* a la postura preparatoria activando los músculos centrales y la cintura escapular para bajar hasta el suelo con suavidad. Después de la fase preparatoria de la postura, inhala y desplázate suavemente hacia delante iniciando el movimiento en la articulación de las caderas para proyectar la pelvis. Mantén el suelo pélvico activado y los músculos abdominales contraídos. Afianza los cuádriceps, activa los muslos y estira los pies. No saltes ni flexiones las rodillas. Desplaza las caderas hacia delante sobre la sólida base que forman los hombros y la región central del cuerpo y eleva las piernas. En cuanto las piernas lleguen a formar un ángulo de noventa grados y estén paralelas al suelo, desplaza el coxis hacia el interior del cuerpo, lleva las costillas inferiores hacia la línea central y estira los pies en dirección al cielo raso para hacer la postura completa (figura 9.2).

Acerca conscientemente los codos con el fin de mantener la alineación inicial con las palmas de las manos. Encuentra el equilibrio alineando el cuerpo a lo largo del eje central, a través del cual tu peso se distribuirá sin esfuerzo en dirección al suelo. No fuerces los músculos para poder hacer la postura. El equilibrio debe expresarse a través de una combinación de fuerza y gracia. Mantén conscientemente el cuello recto e intenta que no se produzca ningún movimiento en la coronilla ni el cuello. No empujes la cabeza contra el suelo, concéntrate simplemente en mantener el cuerpo alineado a lo largo de la línea central y así conseguirás permanecer en equilibrio de manera natural.

Una vez que hayas respirado cinco veces en esa posición estarás preparado para saltar hacia atrás. Si ya dominas el salto hacia atrás que aprendiste a hacer desde

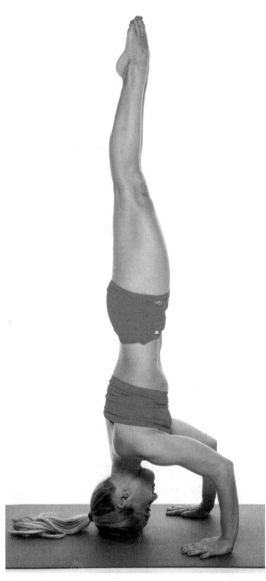

Figura 9.2

Pinchamayurasana, en esta ocasión te resultará muy fácil. Hay al menos dos formas aceptables de hacer el movimiento; comenzaremos por la más sencilla. Lleva las caderas hacia delante para que las piernas puedan llegar a formar un ángulo de noventa grados para estar paralelas al suelo. Mantén activa la parte central del cuerpo y la cintura escapular firme (figura 9.3). Flexiona los pies para prepararte para bajar al suelo. Exhala y ejerce presión contra el suelo a través de los brazos, activa los cuádriceps y levanta la cabeza para descender en *Chaturanga Dandasana*. Es muy probable que este movimiento te dé más seguridad porque te permite bajar al suelo de forma más suave, ofrece un poco más de apoyo a la región central y estabiliza los hombros.

Si esta forma de abandonar la postura te resultó fácil, posiblemente ya estés preparado para la versión más dura, a la que denomino «madera» porque caes al suelo como si fueras un árbol muy alto. Comienza por la postura completa y exhala mientras activas la región central del cuerpo, afirmas la cintura escapular, flexionas los pies y desplazas el pecho hacia delante para bajar al suelo e ir a *Chaturanga Dandasana* directamente desde *Mukta Hasta Sirsasana*. Antes de intentar adoptar esta versión de la postura necesitas que los hombros estén fuertes, los *bandhas* firmes y una correcta alineación en *Chaturanga Dandasana*. Después de bajar al suelo, inhala y desplázate hacia delante para hacer *Urdhva Mukha Svanasana*. Luego exhala y vuelve hacia atrás para ejecutar *Adho Mukha Svanasana*.

Como has llegado tan lejos en la serie intermedia, el riesgo de caerte es muy pequeño. Aun así, la manera más segura de caer es simplemente arquear la columna vertebral y bajar al suelo con una semiflexión hacia atrás. No intentes girar sobre el cuello ni inclinarlo lateralmente, porque podrías lesionarte. De hecho, debes evitar tajantemente este tipo de movimientos y mantener el cuello estable, fuerte y sostenido por los hombros. No dejes caer el peso corporal sobre la cabeza; el cuerpo entero debe participar activamente en la postura para mantenerse elevado.

Una contraindicación importante, incluso para los practicantes avanzados, es tener una lesión grave en el cuello, como puede ser una hernia discal, un disco prolapsado o una hiperextensión cervical. Desafortunadamente, no existe ninguna modificación real para *Mukha Hasta Sirsasana* A, de manera que si tienes una lesión grave, debes simplemente pasar por alto no solo esta postura, sino también las otras tres sobre la cabeza que no tienen apoyo. No obstante, puedes realizar las posturas con apoyo, que son *Baddha Hasta Sirsasana* A, B y C (postura sobre la cabeza con las manos unidas).

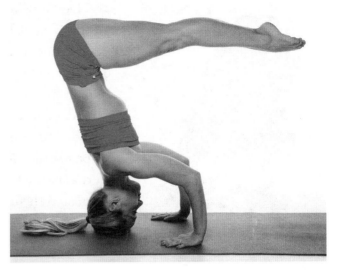

Figura 9.3

Beneficios

- Fortalece, alinea y estabiliza la cintura escapular.
- Calma la mente.
- Regula la respiración.
- Limpia el sistema linfático.
- Estimula la glándula pineal y pituitaria.

MUKTA HASTA SIRSASANA B
Postura sobre la cabeza sin apoyo y con las manos abiertas
Drishti: nasagra (nariz)

Mukta Hasta Sirsasana B parece mucho más difícil de lo que en realidad es. La posición de los brazos representa un desafío psicológico para la mente, pero a esta altura ya tienes que haber desarrollado la fuerza de los hombros que necesitas para realizar esta postura. En realidad esta asana no es más difícil que *Mukta Hasta Sirsasana* A, a pesar de que parece mucho más complicada. Prepárate mentalmente para realizarla y lo conseguirás. En este punto de la serie intermedia no deberías tener limitaciones de fuerza ni de flexibilidad que te impidan ejecutar la postura. Los principiantes nunca deben intentar hacer ninguna de las posturas sobre la cabeza que presento en este capítulo sin la supervisión de un instructor cualificado.

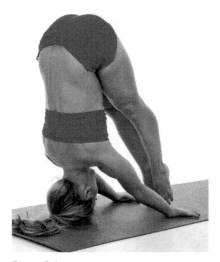

Desde *Adho Mukha Svanasana*, exhala mientras bajas a una postura sencilla que te prepara para ir a *Mukta Hasta Sirsasana* A, en la que mantienes las rodillas en el suelo. En general, no deberías intentar modificar la posición de los brazos mientras las piernas están rectas porque cargarías innecesariamente gran parte del peso corporal sobre la cabeza, presionando y comprimiendo el cuello. Con las rodillas en contacto con el suelo, gira las palmas de las manos y estira los brazos; después estira las piernas para adoptar la posición preparatoria para *Mukta Hasta Sirsasana* B (figura 9.4).

Figura 9.4

Ahora tienes las palmas de las manos giradas hacia arriba y los dorsos apoyados sobre el suelo, de manera que ejerces presión con la parte posterior de las puntas de los dedos y con las uñas. Alinea las manos con los hombros y separa los dedos. Presiona las puntas de los dedos y las muñecas contra el suelo. Estírate activamente a través de los dedos para alargar y fortalecer los hombros. Afirma los deltoides, los músculos de los manguitos rotadores, los dorsales largos y los serratos anteriores. En cuanto los hombros estén fijos en su sitio, debes tener mucho cuidado de que no se balanceen. Los hombros deben demostrar su fuerza y su forma de articular el movimiento.

Desde la postura preparatoria, muévete hacia delante desde las articulaciones de las caderas y utiliza la fuerza del suelo pélvico y de los músculos centrales para elevar las

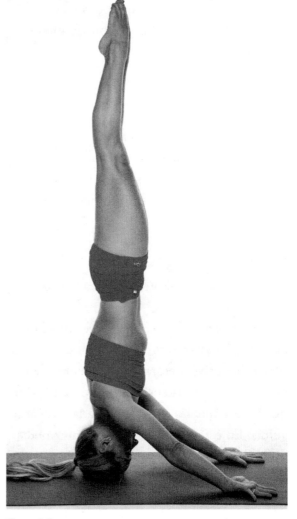

Figura 9.5

piernas. No saltes ni levantes primero una pierna y después la otra. Cuando las piernas lleguen a un ángulo de noventa grados y estén paralelas al suelo, comienza a mover el coxis hacia el interior de tu cuerpo, acerca los muslos entre sí y estira los dedos de los pies hacia el cielo raso para adoptar la postura *Mukta Hasta Sirsasana* B completa (figura 9.5). Estructura la línea central del cuerpo contrayendo y elevando todos los músculos. No dejes caer el peso corporal sobre los hombros ni el cuello. Eleva todo el cuerpo y distribuye el trabajo de la postura de forma equitativa.

Después de respirar cinco veces, exhala mientras cambias la posición de las manos; llévalas hacia atrás para hacer *Mukta Hasta Sirsasana* A mientras mantienes el equilibrio en torno a la línea central. Después de la exhalación salta hacia atrás para ir a *Chaturanga Dandasana* de la manera que he indicado previamente. Inhala y desplázate hacia delante para ejecutar *Urdhva Mukha Svanasana*; luego exhala y vuelve hacia atrás para hacer *Adho Mukha Svanasana*.

MUKTA HASTA SIRSASANA C
Postura sobre la cabeza sin apoyo y con las manos abiertas
Drishti: nasagra (nariz)

Desde *Adho Mukha Svanasana* exhala mientras bajas el cuerpo para realizar la primera (y la más fácil) postura preparatoria para *Mukta Hasta Sirsasana* A, manteniendo las rodillas en contacto con el suelo. Estira los brazos hacia los lados, manteniendo las palmas de las manos sobre el suelo. Lo ideal es que tus manos estén alineadas con las orejas, aunque esta es una posición muy difícil. Si estás probando la postura por primera vez, o si tu equilibrio no es demasiado estable, coloca las manos suavemente frente a la cabeza de manera que estén alineadas con las orejas de la mejor forma posible. Levanta las piernas para iniciar la postura preparatoria (figura 9.6). Coloca las puntas de los dedos de las manos sobre el suelo y presiona las dos palmas hacia abajo lo más firmemente que puedas.

Estira activamente los dedos para alargar y fortalecer los hombros. No tires de los brazos ni empujes con ellos, simplemente activa la cintura escapular y mantenla fija en su sitio. Afirma los deltoides, los músculos de los manguitos rotadores, los dorsales largos y los serratos anteriores. Una vez que hayas

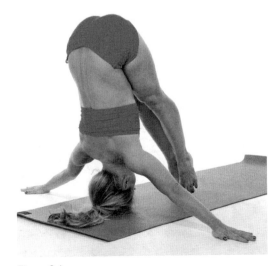

Figura 9.6

215

consolidado la posición de los hombros no los dejes oscilar en ninguna fase del movimiento. Igual que en la postura anterior, los hombros tienen que demostrar la fuerza y la articulación del movimiento.

Activando el suelo pélvico y los músculos de la región central, desplázate suavemente hacia delante, iniciando el movimiento desde las articulaciones de la cadera, para iniciar la postura completa y a continuación inhala para elevar las piernas. No saltes ni levantes primero una pierna y después la otra. El equilibrio en *Mukta Hasta*

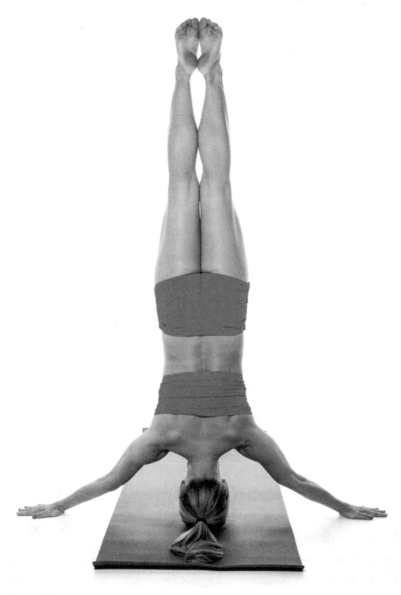

Figura 9.7

Sirsasana C es el más complicado de las siete posturas sobre la cabeza de la serie intermedia. Mantener una actitud equilibrada durante toda la asana será de gran ayuda. En lugar de utilizar demasiada fuerza para levantar el cuerpo, coordina el movimiento para elevar las piernas durante una larga y profunda inhalación. Cuando las piernas lleguen a formar un ángulo de noventa grados y estén paralelas al suelo, comienza a desplazar el coxis hacia el interior del cuerpo, intenta unir los muslos y estira los dedos de los pies en dirección al cielo raso para hacer *Mukta Hasta Sirsasana* C completa (figura 9.7).

Utiliza los dedos de las manos y el suelo pélvico para mantener el equilibrio. Evita arquear la espalda y asienta el eje central del cuerpo contrayendo y elevando todos los músculos. No dejes caer el peso corporal sobre los hombros ni el cuello. Levanta todo el cuerpo y distribuye el trabajo de la postura equitativamente.

Después de respirar cinco veces en esta asana, exhala mientras modificas la posición de las manos para hacer *Mukta Hasta Sirsasana* A y mantienes el equilibrio desde la línea central. Sigue exhalando y salta hacia atrás para ir a *Chaturanga Dandasana* de la forma que ya he indicado. Inhala y muévete hacia delante para adoptar *Urdhva Mukha Svanasana*. Después exhala y vuelve hacia atrás hasta *Adho Mukha Svanasana*.

BADDHA HASTA SIRSASANA A
Postura sobre la cabeza con las manos unidas
Drishti: nasagra (nariz)

En *Adho Mukha Svanasana* exhala mientras bajas las rodillas al suelo. Flexiona los brazos y coloca los codos sobre el suelo alineándolos con los hombros. Entrelaza los dedos de las manos manteniendo las palmas abiertas. Crea una base estable en forma de trípode con los codos y las manos. Afirma los deltoides, activa los músculos de los manguitos rotadores y consigue que los dorsales largos intervengan en el movimiento. Los practicantes que se sienten muy cómodos sostenidos por la base que forman los hombros, los codos y las manos pueden ejecutar esta asana directamente desde *Adho Mukha Svanasana* sin apoyar las rodillas sobre el suelo. Los estudiantes que necesitan, o prefieren, preparar la postura de una forma más relajada deben colocar las rodillas en el suelo mientras estructuran la base para la postura.

Con los codos y las manos sobre el suelo, apoya también la parte superior de la cabeza y sujeta la parte posterior con las palmas de las manos abiertas. Levanta las piernas mientras llevas el suelo pélvico hacia el espacio interior de tu cuerpo. Contrae la parte inferior del abdomen para ahuecar la pelvis y acerca los pies al cuerpo lo máximo posible para prepararte para la postura (figura 9.8). Inhala mientras utilizas las articulaciones de las caderas a modo de bisagra y proyectas el centro de gravedad hacia

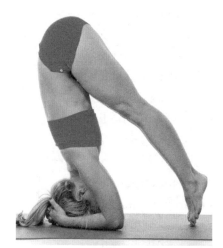

Figura 9.8

delante sobre la base que forman tus brazos mientras dejas que las piernas y los pies se separen suavemente del suelo. Eleva las rótulas para mantener las piernas activas.

Una vez que las piernas estén en un ángulo de noventa grados y paralelas al suelo, comienza a desplazar el coxis hacia

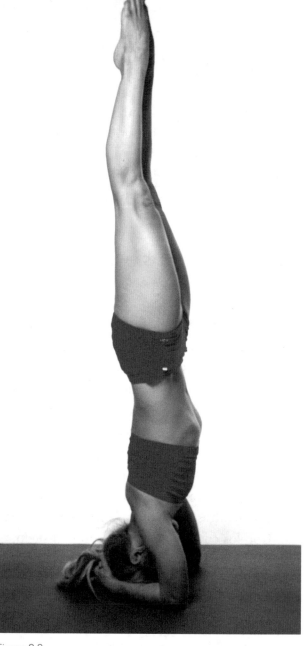

el interior del cuerpo y las piernas hacia atrás en dirección a la línea central. Estira los dedos de los pies activamente hacia el cielo raso y elévate con la fuerza de todo el cuerpo para mantener el equilibrio en *Baddha Hasta Sirsasana* A (figura 9.9). La mayoría de los estudiantes que han avanzado en la práctica del método tradicional de Ashtanga yoga consideran que esta asana es fácil, ya que es la misma postura sobre la cabeza incluida entre las asanas finales que se presentaron en la primera serie.

Prepárate para saltar hacia atrás después de respirar cinco veces en la postura. Mientras mantienes el equilibrio en *Baddha Hasta Sirsasana* A, mueve las manos hacia la posición del trípode tal como indiqué para *Mukta Hasta Sirsasana* A. No intentes mover

Figura 9.9

las manos mientras estás abandonando la postura, ya que te encontrarás en una situación precaria si los hombros se mueven cuando estás bajando al suelo. Cambia primero la posición de las manos y después exhala mientras saltas hacia atrás para ir a *Chaturanga Dandasana*, como ya señalé. Inhala y muévete hacia delante para hacer *Urdhva Mukha Svanasana*. Luego exhala y desplázate hacia atrás hasta *Adho Mukha Svanasana*.

Aunque esta es la misma forma de abandonar la postura que mostré para las anteriores asanas sobre la cabeza, a algunos alumnos les resulta difícil retirar las manos que sujetan la cabeza. Si consideras que este movimiento es complicado, puede ser útil aflojar un poco los dedos que están entrelazados mientras permaneces en la postura preparatoria para poder crear una memoria muscular del patrón adecuado para iniciar el movimiento. También puede ser de gran ayuda contar con alguien que te observe mientras mueves las manos por primera vez. Después de haber ensayado varias veces el movimiento y haber conseguido hacer la asana, habrás comprobado por propia experiencia que puedes confiar en tus posibilidades. Te recomiendo no hacer este movimiento cerca de una pared porque cuando saltas hacia atrás para finalizar la postura necesitas espacio para completar *vinyasa*.

BADDHA HASTA SIRSASANA B
Postura sobre la cabeza con las manos unidas
Drishti: nasagra (nariz)

Baddha Hasta Sirsasana B parece mucho más difícil de lo que en realidad es. No dejes que la extraña posición de los brazos te bloquee mentalmente. Si mantienes la fuerza de la cintura escapular y los músculos centrales durante toda la postura, te resultará tan fácil como las demás asanas sobre la cabeza. Si la postura te pone nervioso o te asusta, recuerda mantener un diálogo interno y utilizar el estado meditativo de tu conciencia interior para conservar la calma.

Exhala en *Adho Mukha Svanasana* mientras bajas las rodillas al suelo. Flexiona los brazos y coloca los codos sobre el suelo, alineándolos con los hombros. Rodea el bíceps izquierdo con los dedos de la mano derecha y sujeta la parte exterior del tríceps izquierdo. Pon el brazo izquierdo encima del antebrazo derecho y los dedos de la mano izquierda alrededor de la cresta del codo derecho. Estira y mantén firmes los dedos y presiona la parte posterior de la mano izquierda contra el brazo derecho, y la palma derecha contra el brazo izquierdo directamente

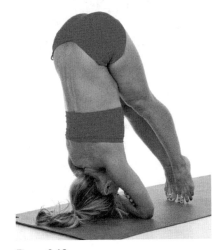

Figura 9.10

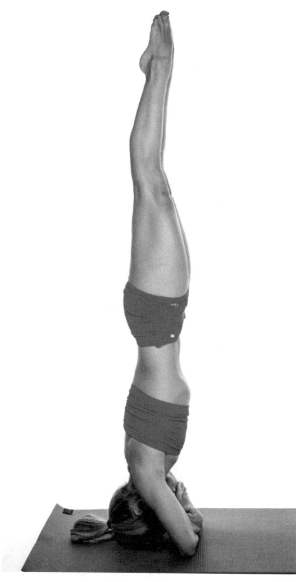

Figura 9.11

por encima y por detrás de las articulaciones de los codos.

Crea una base estable empujando activamente los codos contra el suelo y manteniendo firmes los dedos de las manos. Utiliza las manos para ejercer presión a través de las articulaciones de los codos. Tienes que seguir utilizando la fuerza de los músculos y activando la cintura escapular igual que antes, a pesar de que ahora los brazos están en una posición diferente. Mantén activos y firmes los deltoides, los músculos de los manguitos rotadores y los dorsales largos. La cabeza debe estar en la misma posición (frente a los codos) para mantener el trípode formado por los codos y la parte superior de la cabeza que sirve de base para la postura. La base real del trípode sigue siendo proporcionalmente la misma mientras los brazos están cruzados y las manos se apoyan sobre ellos.

Si tienes dudas acerca de lo adelantada que debes colocar la cabeza, puedes marcar la posición para la cabeza y los codos en *Baddha Hasta Sirsasana* A y mantener la marca durante todas las variaciones de la postura. La cabeza no necesita descansar sobre los antebrazos en esta versión, pero la distancia entre los codos y la cabeza debe ser siempre la misma para crear una base estable para la postura en general y especialmente para los hombros, que están soportando todo el peso del cuerpo. En cuanto hayas conseguido establecer las condiciones adecuadas y estés seguro de que tu cuello está alineado con la línea central del cuerpo y sostenido correctamente por los hombros, estarás listo para intentar adoptar la postura.

Levanta las piernas mientras llevas el suelo pélvico hacia el espacio interior de la pelvis. Contrae la parte inferior del abdomen para ahuecar la pelvis y acerca los pies al cuerpo lo máximo posible para preparar la postura (figura 9.10). Inhala mientras mueves las articulaciones de las caderas, envías el centro de gravedad hacia delante sobre la base que forman tus brazos y levantas suavemente las piernas y los pies del suelo. Eleva las rótulas para mantener las piernas activas. Una vez que las piernas formen un ángulo de noventa grados y estén paralelas al suelo, comienza a desplazar el coxis hacia el interior del cuerpo y las piernas hacia atrás en dirección a la línea central. Estira los dedos de los pies activamente hacia el cielo raso y elévate con la fuerza de todo el cuerpo para mantener el equilibrio en *Baddha Hasta Sirsasana* B (figura 9.11).

Prepárate para saltar hacia atrás después de respirar cinco veces en la postura. Mientras mantienes el equilibrio en *Baddha Hasta Sirsasana* B, forma un trípode con las manos, tal como indiqué para *Mukta Hasta Sirsasana* A. No intentes mover las manos mientras concluyes la postura puesto que te encontrarás en una situación precaria si los hombros se mueven mientras estás bajando al suelo. Cambia primero la posición de las manos y después exhala mientras saltas hacia atrás para ir a *Chaturanga Dandasana* como ya te he enseñado. Inhala y muévete hacia delante para hacer *Urdhva Mukha Svanasana*. Luego exhala y desplázate hacia atrás hasta *Adho Mukha Svanasana*.

BADDHA HASTA SIRSASANA C
Postura sobre la cabeza con las manos unidas
Drishti: nasagra (nariz)

Los alumnos con los hombros tensos o rígidos pueden tener más dificultades para realizar *Baddha Hasta Sirsasana* C. Esta asana parece más fácil que la anterior; sin embargo, se requiere una gran flexibilidad en los hombros para levantar el cuerpo adecuadamente. Si las flexiones hacia atrás de la serie intermedia te parecieron relativamente fáciles, la flexibilidad de los hombros necesaria para *Baddha Hasta Sirsasana* C no representará ningún problema para ti.

Desde *Adho Mukha Svanasana*, exhala mientras bajas las rodillas al suelo. Flexiona los brazos y coloca los codos sobre el suelo, alineados con los hombros. Mantén las muñecas alineadas con los codos, igual que en *Pinchamayurasana*. Tienes que seguir utilizando la fuerza de los músculos y activando la cintura escapular igual que antes, a pesar de que ahora los brazos están en una posición distinta. Los deltoides, los músculos de los manguitos rotadores y los dorsales largos deben participar firmemente en la postura. Coloca la cabeza en la misma posición, frente a los codos, para mantener el trípode que actúa como base, formado por los codos y la parte superior de la cabeza. Aunque las manos están estiradas y los dedos abiertos, la

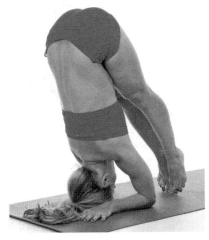

Figura 9.12

base real del trípode sigue siendo proporcionalmente igual. Evita sujetarte al suelo con los dedos y colocarlos demasiado cerca de la cabeza. Presiona firmemente hacia abajo con los codos. Los practicantes que tienen los hombros rígidos observarán que los codos tienden a separarse del suelo cuando intentan iniciar la postura. Es preciso alargar los tríceps y al mismo tiempo afirmar la cintura escapular para mantener la estabilidad y evitar que los codos se levanten.

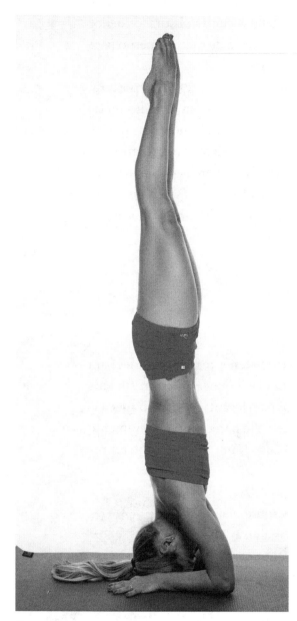

Figura 9.13

Eleva las piernas mientras separas el suelo pélvico del suelo para desplazarlo hacia el espacio interior del cuerpo. Contrae la parte inferior del abdomen para ahuecar la pelvis y acerca los pies al cuerpo lo máximo posible para preparar la postura (figura 9.12). Inhala mientras movilizas las articulaciones de las caderas, mueves el centro de gravedad hacia delante sobre la base que forman tus brazos y levantas suavemente las piernas y los pies del suelo. Eleva las rótulas para mantener las piernas activas. Una vez que las piernas formen un ángulo de noventa grados y estén paralelas al suelo, comienza a desplazar el coxis hacia el interior del cuerpo y las piernas hacia atrás en dirección a la línea central. Estira los dedos de los pies activamente hacia el cielo raso y elévate con la fuerza de todo el cuerpo para encontrar el equilibrio en *Baddha Hasta Sirsasana* C (figura 9.13).

Después de respirar cinco veces en la postura, prepárate para saltar hacia atrás. Mientras mantienes el equilibrio en *Baddha Hasta Sirsasana* C, forma un trípode con las manos, tal como indiqué para *Mukta Hasta Sirsasana* A. No intentes mover las manos mientras abandonas la postura porque te encontrarás en una situación precaria si los hombros se mueven mientras estás bajando al suelo. Cambia primero la posición de las manos y después exhala mientras saltas hacia atrás para ir a *Chaturanga Dandasana* como ya he señalado. Inhala y muévete hacia delante para adoptar *Urdhva Mukha Svanasana*. Luego exhala y desplázate hacia atrás hasta *Adho Mukha Svanasana*.

BADDHA HASTA SIRSASANA D
Postura sobre la cabeza con las manos unidas
Drishti: nasagra (nariz)

Baddha Hasta Sirsasana D es la última postura de la serie intermedia. Cuando practiques esta serie de forma regular, llegarás a adorar esta postura porque señala el fin del complicado trabajo de la serie intermedia. Como es evidente, la práctica todavía no ha terminado porque quedan por hacer algunas flexiones hacia atrás y las posturas finales, pero este es un hito que merece la pena destacar. Independientemente de cuánto tiempo lleves practicando, al llegar a este punto puedes dedicar unos momentos a felicitarte por el duro trabajo que has realizado para avanzar en tu viaje a través del yoga.

Cada día de práctica es un paso más que has dado en la dirección del camino espiritual del yoga. Si aprendes a estar sinceramente agradecido por cada día que practicas, llegarás a apreciar verdaderamente cada una de las posturas y las lecciones del yoga se integrarán profundamente en el tejido de tu ser. Cuanto más tiempo practiques, más consciente serás de que no podemos dar nada por sentado; con el fin de mantener viva la magia del yoga en tu corazón durante toda la vida debes considerar cada postura como algo fresco y novedoso.

A pesar de que en esta asana mantienes el equilibrio sobre los codos, la postura parece mucho más difícil de lo que realmente es. Los codos constituyen una base sorprendentemente estable para las posturas sobre la cabeza, y es relativamente fácil mantener el equilibrio si la cabeza ejerce presión contra el suelo. En la cuarta serie de Ashtanga yoga hay una postura llamada *Shayanasana* (postura en suspensión) que requiere mantener realmente el equilibrio sobre los codos, y su ejecución es prácticamente imposible. Alinear la cintura escapular de la forma adecuada en *Baddha Hasta Sirsasana* D te preparará para que algún día puedas enfrentarte a ese gran desafío que es *Shayanasana*.

En *Adho Mukha Svanasana* exhala mientras bajas las rodillas al suelo. Flexiona los brazos y coloca los codos sobre el suelo correctamente alineados con los hombros y las muñecas alineadas con los codos, igual que en *Pinchamayurasana*. Debes seguir utilizando la fuerza de los músculos y activar la cintura escapular como lo has hecho antes, a pesar de que ahora los brazos están en otra posición. Los deltoides, los músculos de los manguitos rotadores y los dorsales largos deben participar activamente en esta asana. Coloca nuevamente la cabeza frente a los codos para mantener el trípode formado por las puntas de los codos y la parte superior de la cabeza. Cuando la cabeza ya se encuentre en esa posición, dobla los codos y coloca las palmas de las manos sobre los músculos trapecios intentando, si fuera posible, que los meñiques estén alineados con la base de la columna vertebral. En lugar de sujetar los músculos, estira los dedos hacia arriba y coloca las manos sobre el torso, a ambos lados de la parte superior de la columna. Ejerce

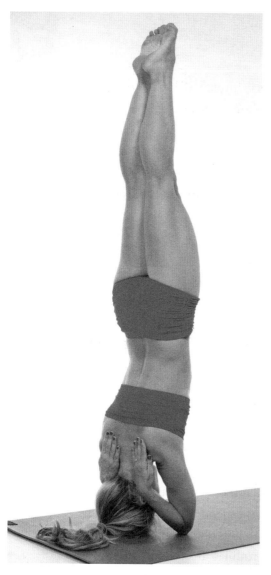

Figura 9.14

una firme presión hacia abajo con los codos para crear una base estable y mantener la fuerza de los hombros.

Eleva las piernas mientras separas el suelo pélvico del suelo para dirigirlo hacia el espacio interior del cuerpo. Contrae la parte inferior del abdomen para ahuecar la pelvis, y acerca los pies lo máximo posible al cuerpo para preparar la postura del modo que ya he indicado.

Inhala mientras movilizas las articulaciones de las caderas y desplaza el centro de gravedad hacia delante sosteniéndote sobre la base que forman tus brazos; después separa lentamente las piernas y los pies del suelo. Eleva las rótulas para mantener las piernas activas. Una vez que las piernas formen un ángulo de noventa grados y estén paralelas al suelo, comienza a desplazar el coxis hacia el interior del cuerpo y las piernas hacia atrás en dirección a la línea central. Estira los dedos de los pies activamente en dirección al cielo raso y elévate con la fuerza de todo el cuerpo hasta consolidar el equilibrio en *Baddha Hasta Sirsasana* D (figura 9.14).

Después de respirar cinco veces en la postura, prepárate para saltar hacia atrás. Mientras mantienes el equilibrio en *Baddha Hasta Sirsasana* D, forma un trípode con las manos, como ya indiqué para *Mukta Hasta Sirsasana* A. No intentes mover las manos mientras abandonas la postura porque te encontrarás en una situación precaria si los hombros se mueven mientras estás bajando al suelo. Cambia primero la posición de las manos y después exhala mientras saltas hacia atrás para ir a *Chaturanga Dandasana* como ya he mostrado. Inhala y muévete hacia delante para adoptar *Urdhva Mukha Svanasana*. Luego exhala y desplázate hacia atrás hasta *Adho Mukha Svanasana*.

10

FLEXIONES HACIA ATRÁS
Y POSTURAS SOBRE LAS MANOS

Las flexiones y caídas hacia atrás son elementos normales de todas las series de *Ashtanga* yoga, independientemente de cuál de ellas estés practicando. Cuando hayas llegado a tu postura final de la serie intermedia (cualquiera que sea dicha postura) debes pasar directamente a *Urdhva Danurasana* (figura 10.2) y a las caídas hacia atrás (figura 10.6) para completar la sección de flexiones hacia atrás. En todas las prácticas de Ashtanga yoga las flexiones hacia atrás terminan con *Paschimattanasana* (figura 10.12) y desde allí se pasa directamente a las posturas finales.

Uno de los primeros requisitos para comenzar a practicar regularmente la serie intermedia es hacer la secuencia de flexiones hacia atrás (incluidas las caídas hacia atrás) de la forma correcta. Todos los alumnos deberían ser capaces de realizar los movimientos que se describen en este capítulo. Si estás aprendiendo a ejecutar las asanas que requieren caer hacia atrás e incorporarse y necesitas una explicación más detallada, puedes consultar mi libro *La fuerza del Ashtanga yoga*, donde ofrezco explicaciones técnicas detalladas para todos los niveles de la práctica. Los estudiantes que estén trabajando con la serie intermedia deben concentrarse en profundizar sus flexiones hacia atrás.

Si estás practicando la primera serie y empiezas a añadir la primera parte de la serie intermedia hasta llegar a *Tittibhasana*, la mejor forma de conseguir que tus flexiones hacia atrás sean más profundas es avanzar hasta *Tiriang Mukhottanasana* A (flexión hacia atrás con estiramiento intenso A; figura 10.10), una flexión hacia atrás muy profunda en la cual debes rodear tus tobillos con las manos. Esta asana se puede llevar a cabo solo o con la ayuda de un profesor. En este capítulo se ofrecen instrucciones detalladas. Si has llegado hasta *Pinchamayurasana*, o quizás un poco más adelante, ya estás preparado para agregar la rutina de las flexiones hacia atrás completas y más avanzadas de Ashtanga yoga, incluyendo *Adho Mukha Vrksasana* (figura 10.7), *Viparita Chakrasana* (postura de la rueda invertida; figura 10.9), *Taraksvasana* (postura del escorpión sobre las manos; figura 10.8) y *Tiriang Mukhottanasana* B (figura 10.11). Se trata de una compleja secuencia de movimientos que se puede aprender de una sola vez con la ayuda de un profesor, pero también es posible dividirla en pequeños segmentos que puedes estructurar por ti mismo. En este capítulo explico ambos métodos.

El momento adecuado para empezar a integrar las posturas sobre las manos en tu rutina cotidiana es después de haber empezado a trabajar con *Pinchamayurasana*. Si comienzas a practicar las posturas sobre las manos demasiado pronto, tu cuerpo quizás no esté lo suficientemente preparado para realizarlas y puedes correr el riesgo de sufrir una lesión o generar demasiada rigidez o tensión corporal, que será un obstáculo para tu progreso en esta parte de la serie. Por lo tanto, es mejor que integres en tu práctica diaria las posturas sobre las manos cuando estés realmente preparado, postergando también hasta ese momento las incorporaciones y semiposturas sobre las manos que se utilizan durante *vinyasa*. Si sigues el método tradicional de Ashtanga yoga, tienes que ser paciente, trabajar las posturas en el orden que se presentan y entregarte humildemente a este viaje.

La práctica de las posturas sobre las manos parece divertida y emocionante; sin embargo, cuando caes en la cuenta de que debes hacerlas prácticamente todos los días, terminan por perder su atractivo y empiezan a transformarse en un elemento de la práctica con un alto grado de exigencia. No obstante, son precisamente estas posturas las que te ayudarán a desarrollar la conciencia interior de tu cuerpo y tu mente. En cuanto comiences a realizar esta rutina cada día es muy importante que seas perseverante. Si intentas acometer las posturas más complicadas únicamente los días en los que te sientes en forma, avanzarás muy despacio. Tal como sucede con cualquier parte de la práctica, es preciso establecer un ritual para incluirla en tu disciplina cotidiana. Añade estas posturas de forma regular y no como una parte opcional al final de la rutina. Si empiezas por omitir lo que para muchos estudiantes constituye la parte más dura de la práctica, pronto te sentirás tentado a dejar a un lado algunas de las flexiones hacia atrás más intensas para trabajar directamente con las posturas finales. Cuando practicas algo todos los días, independientemente de lo que se trate, avanzas de manera natural, pero si lo haces de forma ocasional, notas que el progreso es esporádico. Si al enfrentarte a una dificultad no contemplas la opción de abandonar, tienes todas las probabilidades a tu favor de superarla algún día.

URDHVA DANURASANA Y CAÍDAS HACIA ATRÁS
Postura del arco elevado y caídas hacia atrás
Drishti: nasagra (nariz)

Desde *Adho Mukha Svanasana*, inhala y con un salto prepara el movimiento para pasar a una posición tumbada. Exhala y disponte a ejecutar *Urdhva Danurasana* flexionando las rodillas y los codos, manteniendo los pies paralelos, colocando las manos debajo de los hombros y alineando los codos, las muñecas y los hombros (figura 10.1). Inhala y separa el cuerpo del suelo para hacer la versión completa de *Urdhva Danurasana* (figura 10.2). Gira

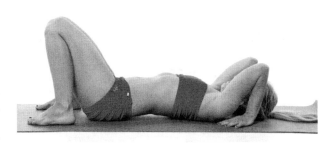

Figura 10.1

las articulaciones de la cadera hacia el interior y relaja los músculos glúteos para generar espacio en las articulaciones sacroilíacas y entre los discos intervertebrales. Aprieta los codos como si quisieras acercarlos y mantén los deltoides centrados por encima de las palmas de las manos. Eleva y desplaza hacia delante las crestas ilíacas y las caderas, manteniendo el suelo pélvico firmemente activado. Ejerce presión sobre los talones para que las piernas participen enérgicamente en el movimiento. Permanece en

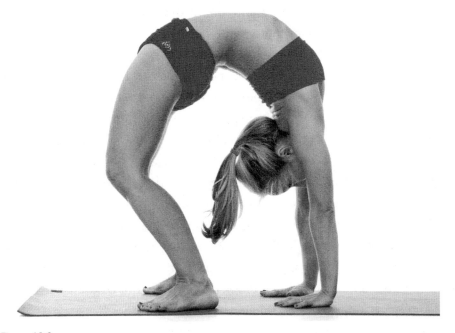

Figura 10.2

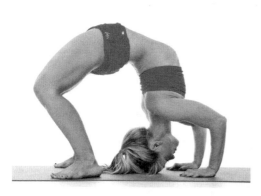

Figura 10.3

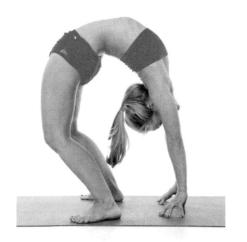

Figura 10.4

la postura durante cinco respiraciones; a continuación exhala y apoya la cabeza en el suelo pero evitando bajar completamente el cuerpo (figura 10.3).

Acerca las manos a los pies para profundizar la postura, manteniendo los codos alineados con las manos y los hombros. Cada vez que desplaces un poco más las manos en dirección a los pies, levanta la cabeza para acercarla al cuerpo, de manera que los hombros, la cabeza y el torso sigan el movimiento de las manos. Inhala e incorpórate para ir a *Urdhva Danurasana*. Si te sientes cómodo realizando esta flexión hacia atrás y tu mente está en calma, puedes acercar un poco más las manos a los pies mientras mantienes los talones firmemente presionados contra el suelo.

Repite el movimiento entre una y tres veces más, dependiendo de tu nivel de flexibilidad. No te esfuerces demasiado. Si no consigues sentirte cómodo en esta flexión hacia atrás, no intentes contraer la espalda ni elevar los talones para acercar más las manos a los pies. Después de respirar cinco veces en la postura completa, exhala y baja el cuerpo, apoyando la cabeza en el suelo durante una respiración (figura 10.3). Acerca suave y lentamente la cabeza y las manos un poco más a los pies. Inhala mientras elevas la espalda para ir a *Urdhva Danurasana* por última vez. Desplaza las manos hacia los pies todo lo que puedas sin elevar los talones del suelo ni comprimir la columna vertebral.

Después de respirar como mínimo cinco veces, incorpórate directamente desde *Urdhva Danurasana* durante una inhalación en lugar de volver a apoyar la cabeza y el cuerpo en el suelo, desplazando las caderas hacia delante, presionando firmemente sobre la base que forman las piernas y dejando que el torso y la cabeza sigan el movimiento hacia delante y hacia arriba. Algunos estudiantes consideran que es muy difícil incorporarse desde la postura *Urdhva Danurasana* final y, de hecho, las tres flexiones hacia atrás tradicionales de Ashtanga yoga suponen un verdadero desafío en términos de resistencia. Es bastante común tener una sensación de ardor o quemazón en los muslos y sentir la respiración agitada al concluir estas tres flexiones hacia atrás. En este caso puede ser de gran ayuda incorporarse sobre las puntas de los dedos de las manos para que resulte más fácil transferir el peso corporal hacia delante de modo que recaiga sobre los pies mientras vuelves a la vertical (figura 10.4).

Cuando ya estés de pie, habrá llegado el momento de dejarte caer hacia atrás para efectuar *Urdhva Danurasana* y a continuación volver a incorporarte desde esa postura. Esto se realiza tradicionalmente tres veces encadenando los tres movimientos en una sucesión rápida. No obstante, muchos estudiantes necesitan un poco más de tiempo para recomponerse después de ejecutar las caídas hacia atrás. Es más importante mantener el control consciente del sistema nervioso que tratar de acelerar el proceso para ajustarse al modelo perfecto. Concéntrate en tu experiencia interior.

Ahora debes mantener los pies paralelos y separados a la distancia de las caderas para continuar con las siguientes posturas. Coloca las manos en posición de oración en el centro del pecho junto al corazón (figura 10.5). Extiende los brazos por encima de la cabeza con los codos rectos. Proyecta las caderas hacia delante para compensar la extensión de la columna vertebral y los brazos. Arquea la columna hacia atrás enérgicamente para crear espacio entre las vértebras. Mantén esta posición todo el tiempo que sea necesario con el propósito de generar más espacio en lo más profundo de tu cuerpo (figura 10.6).

Cuando puedas ver la esterilla, afianza los talones sobre el suelo, dobla ligeramente las rodillas y exhala para bajar hasta *Urdhva Danurasana*. Si las manos tocan el suelo

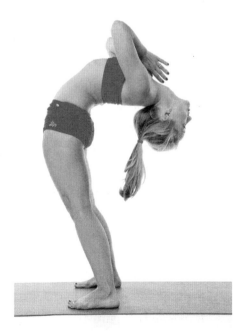

Figura 10.5

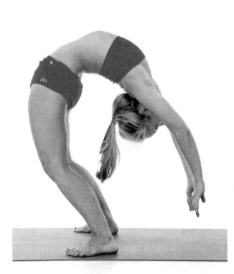

Figura 10.6

lejos de los talones, puedes acercarlas un poco más antes de volver a incorporarte. Si fuera necesario, puedes dedicar unos instantes a reconectar con tu respiración y con los *bandhas* mientras estás en *Urdhva Danurasana*. Pero si al hacer la flexión hacia atrás sientes el cuerpo abierto y estable, inhala y vuelve directamente a la vertical. Repite este movimiento dos veces más.

Si has trabajado con las asanas hasta llegar a cualquiera de las posturas de la serie intermedia que son anteriores a *Pinchamayurasana*, debes pasar directamente a *Tiriang Mukkottanasana* A y *Paschimattanasana*, sea con la ayuda de un profesor cualificado o por tus propios medios. En este capítulo se describe el método exacto. Si has llegado hasta *Pinchamayurasana*, o hasta cualquiera de las posturas siguientes, debes comenzar practicando la intensa rutina conocida como Tic Toc, que está compuesta por flexiones hacia atrás y posturas sobre las manos. En esta sección ofrezco una breve descripción que incluye instrucciones técnicas para cada una de las posturas y movimientos y algunas sugerencias para los practicantes que están trabajando por su cuenta y necesitan dividir el movimiento en varios pasos.

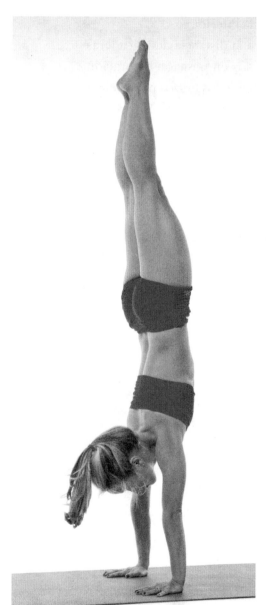

Figura 10.7

LA RUTINA TIC TOC

Después de incorporarte para adoptar *Urdhva Danurasana* tras la última caída hacia atrás, debes dar un paso hacia atrás hasta llegar a la parte posterior de la esterilla. Baja las manos para ir a la versión abreviada de *Adho Mukha Svanasana*, afirma la cintura escapular y los músculos centrales y mantén las piernas juntas en todo momento. Inhala mientras saltas para adoptar *Adho Mukha Vrkasana* (figura 10.7), luego estira los pies hacia delante, en dirección a la cabeza, y pasa a la postura *Taraksvasana* (figura 10.8). No debes permanecer en *Taraksvasana* sino desplazarte fluidamente a través de ella. Si no consigues tocar la cabeza con los pies, limítate a colocarlos lo más cerca posible de ella. Luego exhala y baja suavemente hasta el suelo para adoptar *Urdhva Danurasana* (figura 10.2).

Inhala mientras saltas hacia atrás sobre los brazos, volviendo a *Adho Mukha Vrkasana* a través de *Taraksvasana*, y finalmente vuelve a la postura inicial de pie. Repite este movimiento dos veces más.

A continuación, inhala mientras saltas para ejecutar *Adho Mukha Vrkasana*. En esta ocasión no estires los pies en dirección a la cabeza; por el contrario, debes estirarlos para apartarlos de ella. Alarga la espalda todo lo que puedas mientras mantienes las piernas rectas (figura 10.9). Haz una extensión espinal lo más profunda posible, eleva la cabeza y desplaza los hombros hacia atrás. No permanezcas demasiado tiempo en esta posición, concéntrate en dejarte fluir a través del punto de equilibrio. Exhala y baja suavemente al suelo adoptando *Urdhva Danurasana*. Inhala e incorpórate de inmediato; desplaza los pies hacia la parte posterior de la esterilla. Repite este movimiento sobre las manos tres veces en total. Luego inhala mientras saltas para ejecutar *Adho Mukha*

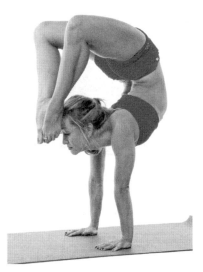

Figura 10.8

Vrkasana, estira los pies hacia delante en dirección a la cabeza y mantén *Taraksvasana* durante cinco respiraciones. Exhala y baja suavemente el cuerpo al suelo para ir a *Urdhva Danurasana* y luego ponerte inmediatamente de pie.

Por último, sujeta los tobillos, o las pantorrillas, con las manos mientras realizas *Tiriang Mukhottanasana*

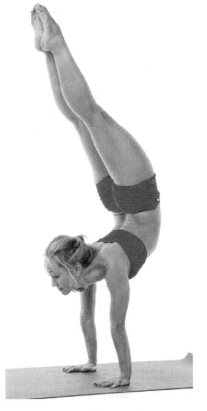

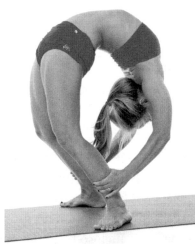

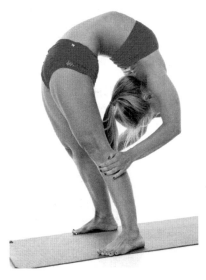

Figura 10.9   Figura 10.10   Figura 10.11

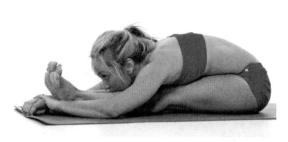

Figura 10.12

A o B (figuras 10.10 y 10. 11), o bien por tus propios medios o con la ayuda de un instructor. Es mejor aprender la rutina de las caídas hacia atrás bajo la supervisión de un profesor. Todos los instructores de yoga tienen un estilo propio a la hora de ayudar a sus alumnos y tú debes respetar el estilo del tuyo.

Si estás trabajando solo, permanece en *Tiriang Mukhottanasana* A o B durante cinco respiraciones. Inhala mientras vuelves a la vertical. Como parte de tu práctica diaria es aconsejable preparar la postura sentándote directamente sin realizar *vinyasa*. Si has estado haciendo flexiones hacia atrás muy profundas, te resultará útil sentarte con las rodillas flexionadas junto al pecho y los muslos girados hacia el interior e iniciar el movimiento desde las caderas, dejando que la espalda se extienda paulatinamente mientras bajas al suelo. Cuando estés sentado, estira las piernas y extiende los brazos hacia delante, entrelazando los dedos alrededor de las plantas de los pies. No obstante, el *vinyasa* tradicional se inicia en *Samsthiti* de la misma forma que se indicó para Surya Namaskara A y continúa desde *Adho Mukha Svanasana* a través de un salto entre las piernas que sirve para preparar la postura. Si dispones de la energía necesaria y sientes que podrías beneficiarte de este *vinyasa* tradicional, tienes plena libertad para integrarlo en tu práctica.

Desde la posición sedente con las piernas extendidas, inhala y prepárate para hacer *Paschimattanasana* alargando la columna vertebral. Exhala y flexiona el torso hacia delante en *Paschimattanasana* (figura 10.12). Permanece en la postura durante diez respiraciones, independientemente de que trabajes solo o con la ayuda de un profesor con experiencia.

ADHO MUKHA VRKASANA
Postura del árbol cabeza abajo (también conocida como postura del pino)/Postura sobre las manos
Drishti: nasagra (nariz)

Adho Mukha Vrkasana de alguna manera es el Santo Grial de la práctica física de las asanas porque es una postura que pocos practicantes pueden dominar, e incluso aquellos que la practican regularmente siempre pueden perfeccionarla. Tiene muchas variaciones y se utiliza para realizar un buen número de transiciones; por ello está presente en casi todos los estilos de yoga. Incluso fuera del mundo del yoga, una postura sólida sobre las manos es un indicador de fuerza en muchas disciplinas físicas. También es una prueba perfecta para la salud de los hombros y la región central del cuerpo, así como para la alineación de la espalda.

Acaso lo más característico del enfoque de Ashtanga yoga para las posturas sobre las manos sea su ubicación en la práctica y el hecho de que formen parte de la secuencia de las flexiones hacia atrás. Incluidas en medio de las extensiones espinales, estas asanas ponen a prueba tu fuerza y resistencia física y mental. Aunque pueda parecer que es más fácil mantener el cuerpo recto en las posturas sobre las manos antes de haber hecho el trabajo profundo de las flexiones hacia atrás, si las realizas en esta fase de la rutina como parte de las flexiones hacia atrás, no tardarás mucho en dominarlas.

Una vez que te hayas incorporado tras haber hecho la última *Urdhva Danurasana*, debes dar un paso hacia atrás para ejecutar *Adho Mukha Svanasana* a modo de preparación para la siguiente postura. A muchas personas les intimida saltar directamente desde *Adho Mukha Svanasana* hasta *Adho Mukha Vrkasana*. Comenzar por una versión abreviada de *Adho Mukha Svanasana* puede ayudarte a saltar sobre la base que forman los brazos para desplazar las caderas hacia delante. Dirige la mirada a un punto de la esterilla situado frente a los dedos índices y en medio de ellos.

Antes de saltar debes crear una base sólida con la fuerza de los brazos y la región central. Activa los deltoides, los dorsales largos, los serratos anteriores y los músculos de los manguitos rotadores. Estira los codos y trata de mantenerlos extendidos a lo largo de todo el movimiento. Si te has habituado a adoptar *Adho Mukha Vrkasana* con los brazos flexionados, te resultará muy difícil modificar ese hábito. Lo primero que debes hacer es desplazar los omóplatos hacia la parte inferior de la espalda con el fin de generar espacio en torno al cuello para que los hombros se mantengan en su posición. Luego dirige los omóplatos hacia delante, en dirección a la caja torácica y extiende los hombros hacia arriba para crear espacio y generar fuerza. Este movimiento elevará naturalmente los omóplatos como si fueran los brazos de un nadador buscando la máxima longitud, tal como sucede en *ekam*, la primera respiración de la práctica. Debes mantener las clavículas abiertas incluso mientras empujas los hombros hacia arriba.

Mientras te preparas para saltar hacia delante, desplaza primero los hombros y el pecho para alinearlos con las palmas de las manos. Cuando saltes o te prepares para hacerlo, debes alinear los hombros con las manos sin dejar que sobrepasen las puntas de los dedos; de lo contrario, la cintura escapular se desestabilizará. En cuanto sientas los hombros estables, debes conectarte con la raíz de tu pelvis. Inhala y desplaza las caderas hacia delante sobre la base sólida de los brazos y del torso. No eleves una sola pierna en el aire; puedes llevar las dos rodillas hacia el pecho o bien mantener las piernas rectas y levantarlas hasta que estén paralelas al suelo. Activa el suelo pélvico y coloca las piernas en un ángulo de noventa grados en relación con el cuerpo (figura 10.13).

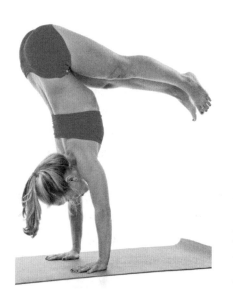

Figura 10.13

En Ashtanga yoga se recomienda saltar con ambas piernas al mismo tiempo para ir a *Adho Mukha Vrkasana*. Repitiendo el mismo método que utilizamos en las siete posturas sobre la cabeza para llegar a la línea vertical (ver el capítulo 9), contrae el coxis en dirección al hueso púbico mientras tu cuerpo forma un ángulo de noventa grados. Activa el suelo pélvico y los músculos inferiores y transversales del abdomen, contrayéndolos hacia el centro del cuerpo. Une los muslos y activa los músculos de las nalgas para estirar el cuerpo a lo largo de su eje vertical. En cuanto las piernas se separen del suelo debes conectarlas inmediatamente con la fuerza de los músculos de la región central. Activa los muslos, estira los pies y eleva las rótulas si las piernas están rectas. Una vez que las caderas se desplacen hacia delante sobre la base debes permanecer en la postura durante unos instantes para asegurarte de que puedes mantener la estabilidad. Luego contrae el coxis mientras extiendes las piernas hacia arriba a lo largo de la línea vertical. Comprime los muslos entre sí y estira los dedos de los pies hacia el cielo raso para adoptar la postura *Adho Mukha Vrkasana* completa (figura 10.7).

Mantén el cuerpo en una línea lo más recta posible. No arquees la espalda para mantener el equilibrio; lo que debes hacer es distribuir equitativamente el peso corporal a lo largo del eje central. Presiona con firmeza las bases y las yemas de los pulgares contra el suelo y estira el cuerpo, soportando la presión sobre los nudillos de los dedos índices. Mantén los dedos en una posición neutra y evita separarlos o unirlos demasiado. Asegúrate de que las muñecas están paralelas a la línea frontal de la espalda, de manera que las manos no estén giradas hacia dentro ni hacia fuera.

Puedes controlar el equilibrio en *Adho Mukha Vrkasana* realizando pequeños movimientos con las manos y los dedos y activando intensamente el suelo pélvico. Si sientes que estás a punto de desestabilizarte y caer hacia delante con una flexión hacia atrás, puedes presionar los dedos de las manos contra el suelo y contraer el coxis. Si te caes hacia atrás puedes presionar las palmas de las manos hacia abajo y orientar los dedos de los pies hacia la parte anterior de tu esterilla. Lo ideal es conservar el equilibrio sobre la parte central de las palmas de las manos, manteniendo el peso corporal distribuido equitativamente entre los lados derecho e izquierdo y respirando de forma natural.

Cuando llegues a la línea vertical sigue extendiendo los hombros y estirando activamente todo el cuerpo. Una vez que hayas conquistado un equilibrio estable puedes pasar a *Viparita Chakrasana*. Si pierdes el equilibrio, la mejor manera de caer es llegar al suelo en *Urdhva Danurasana*, que te llevará directamente al siguiente elemento de esta rutina.

Si aún no te sientes cómodo dejándote caer desde *Adho Mukha Vrksasana*, o si estás trabajando para encontrar el equilibrio y la fuerza necesarios para adoptar esta postura antes de seguir adelante, puedes bajar a *Uttanasana* (postura de la pinza; figura 10.14) durante una exhalación lenta y regular.

Mientras bajas el cuerpo tienes que ejecutar los mismos movimientos pero a la inversa. Desplaza las caderas hacia atrás recurriendo a la fuerza de los hombros y la región central del cuerpo. Cuando las caderas empiecen a bajar en dirección al suelo y los muslos estén junto al pecho, eleva los hombros para compensar la posición y activa los músculos centrales para controlar el cuerpo mientras desciende hacia el suelo. Todos los

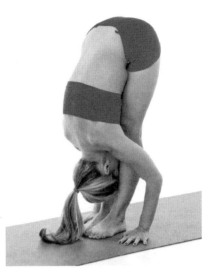

Figura 10.14

músculos deben ejercer la misma fuerza durante el movimiento. Más allá de que estés avanzando hacia *Viparita Chakrasana* o bajando el cuerpo para ir a *Uttanasana*, en ningún momento debes dejar que tu mente se disperse; de lo contrario, lo más probable es que te caigas.

Durante el trabajo de las posturas sobre las manos puedes avanzar desde aquí hasta *Tiriang Mukhotanasana* A o continuar directamente desde *Adho Mukha Vrkasana* hasta *Viparita Chakrasana*.

Beneficios

- Fortalece y estira los hombros.
- Desarrolla resistencia física y mental.
- Concentra la mente.
- Tonifica la región central del cuerpo.
- Aumenta la autoconfianza.
- Trata la depresión.

VIPARITA CHAKRASANA
Postura de la rueda invertida
Drishti: modificable

En el método Ashtanga yoga, *Adho Mukha Vrksasana* se integra en *Viparita Chakrasana*. Después de conseguir el equilibrio a lo largo del eje vertical, tal como se indicó para la postura anterior puedes avanzar directamente hasta *Viparita Chakrasana* sin bajar el cuerpo al suelo.

Cambia la dirección de la mirada hacia la parte anterior de la esterilla cuando estés en *Adho Mukha Vrksasana*. No intentes mover inmediatamente los pies hacia la cabeza, primero tienes que generar el máximo espacio posible entre las vértebras. Realiza una rotación interna con las caderas manteniendo las piernas juntas, mientras activas la parte interior de los muslos con el fin de estabilizar la pelvis (figura 10.9). No dejes que la espalda se relaje demasiado ni se incline excesivamente porque correrías el riesgo de comprimir las vértebras. Tampoco intentes acortar la parte posterior de la columna ni acercar la pelvis a la cabeza recurriendo a la fuerza de los músculos de la espalda; concéntrate en generar espacio entre las vértebras y extender la columna vertebral.

Mueve la cabeza hacia delante mientras levantas el pecho y buscas la misma sensación que cuando estabas en *Urdhva Mukha Svanasana*. Presiona activamente los brazos contra el suelo e intenta mantener los músculos deltoides y los hombros centrados sobre las palmas de las manos. Utiliza las piernas para alejarte de la base que forman los brazos y compensar la extensión espinal y el peso que soporta el pecho. Permanece en esta postura con la espalda cóncava y las piernas extendidas durante varias respiraciones.

Después de haber llegado a realizar la postura lo más profundamente posible, separa un poco las piernas y flexiona las rodillas para acercarlas a la cabeza. No te preocupes si las rodillas no llegan a tocar la cabeza ya que en esta postura no es necesario mantener *Taraksvasana*. No debes presionar las rodillas contra la cabeza pues así solo conseguirás tener calambres en los tendones de las corvas. El mero hecho de flexionar las rodillas te ayudará a moverte en la dirección necesaria para completar el movimiento.

Exhala mientras bajas los pies al suelo y adoptas *Urdhva Danurasana* (figura 10.2). Es esencial que intentes llegar al suelo de la forma más lenta y suave posible. Si dejas caer tu peso corporal es muy probable que ejerzas demasiada presión sobre la espina dorsal y que los hombros se desplacen hacia delante o hacia atrás, perdiendo así su alineación con las palmas de las manos. Los hombros se fortalecerán si los mantienes alineados con las palmas de las manos, y además la flexión hacia atrás será más profunda cuando bajes al suelo. Las manos deben ejercer presión contra el suelo y el suelo pélvico debe estar activo para que el contacto con el suelo se realice de la forma más delicada posible. No desplaces el peso corporal hacia delante para cargarlo sobre los pies porque solo conseguirás desestabilizar el suelo pélvico y la cintura escapular. Mantén los músculos deltoides alineados con las palmas de las manos.

Si eres lo suficientemente flexible, lo único que debes hacer es extender intensamente la columna con el fin de generar espacio en la espalda antes de que tu cuerpo llegue al suelo. Este espacio adicional debería proceder de la parte superior y media de la espalda y no de la parte inferior, que ya está estirada al máximo en esta postura. Si tu columna vertebral no es muy flexible, puedes elevar un poco el pecho para colocarlo por encima de los hombros mientras desplazas la cabeza suavemente hacia atrás en dirección a las muñecas y la alejas un poco de los dedos de las manos, para bajar suavemente al suelo. De este modo tu cuerpo será capaz de rodar como una rueda sobre los ejes que forman tus brazos. Si mueves demasiado los hombros mientras entras en contacto con el suelo, perderás el eje central de la postura y producirás inestabilidad en lugar de fuerza. Desplázate hasta *Urdhva Danurasana* durante la exhalación (figura 10.2).

No te pongas demasiado cómodo porque es una postura de transición antes de saltar hacia atrás para adoptar *Adho Mukha Vrksasana*. Cuanto más tiempo pases en *Urdhva Danurasana*, más te costará levantar el cuerpo para pasar a *Adho Mukha Vrksasana*. Muchos practicantes intentan proyectar el pecho hacia atrás en dirección a las muñecas; sin embargo, esto produce una hiperextensión de los hombros que, a su vez, crea una base inestable que dificulta saltar hacia atrás para ejecutar *Adho Mukha Vrksasana*.

Inicia el movimiento realizando una flexión hacia atrás más profunda. Presiona firmemente las palmas de las manos contra el suelo mientras la cabeza se acerca a los pies, activa los músculos de la espalda y acentúa el estiramiento a lo largo de la parte anterior de tu cuerpo. Consolida la posición del suelo pélvico y prepárate para saltar trasladando el peso corporal sobre los metatarsos y, potencialmente, también sobre los dedos de los pies (figura 10.15). Inhala mientras desplazas el pecho hasta colocarlo por encima de los hombros mientras las caderas se desplazan hacia atrás.

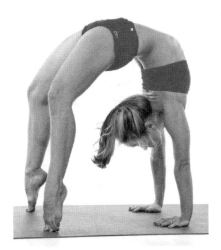

Figura 10.15

Si es la primera vez que estás practicando esta asana, puede ser muy útil hacer algunos movimientos oscilatorios antes de llevar a cabo el salto. Para realizarlos, traslada el peso corporal hacia delante en dirección a los pies y luego inhala para desplazarlo hacia atrás sobre las manos mientras los talones se separan del suelo. Repite esta secuencia dos veces y en la tercera inhalación eleva las caderas sobre la base sólida que forman los brazos, flexionando las rodillas y los pies para acercarlos a la cabeza. En cuanto los pies se hayan separado del suelo, presiona enérgicamente las manos contra este y desplaza el pecho hacia delante para trasladar el peso corporal. Mantén el equilibrio lo máximo posible, primero en *Taraksvasana*, luego en una postura sobre las manos con la espalda cóncava y las piernas extendidas y por último en *Adho Mukha Vrksasana*. Exhala mientras contraes el coxis, redondeas la parte baja de la espalda y bajas suavemente el cuerpo para adoptar *Uttanasana*. Repite esta secuencia de movimientos dos veces más.

En esta asana se realiza un trabajo cardiovascular bastante exigente, de manera que es previsible que te sientas agotado durante unos instantes después de integrar esta asana en tu práctica. El patrón para iniciar el movimiento debe proceder del cambio del peso corporal hacia las manos. Los hombros deben estar alineados con las palmas para que el peso corporal se distribuya de manera segura sobre el suelo. No conseguirás pasar a *Adho Mukha Vrkasana* ni tampoco te sentirás estable en la postura si tu cuerpo se aleja mucho de la alineación que mantiene con las muñecas durante los movimientos de oscilación en *Urdhva Danurasana*. No saltes con demasiado ímpetu pues te arriesgarás a que el cuerpo pierda la alineación correcta y los hombros se desestabilicen. Debes ser paciente y dejar que el movimiento se asiente con el paso del tiempo. Si trabajas con la ayuda de un profesor cualificado, tendrás más confianza para saltar hacia atrás y completar la rutina Tic Toc.

Si no cuentas con la asistencia de un instructor experimentado, puedes modificar la parte «toc» del movimiento, saltando hacia atrás desde *Sirsasana* o *Pinchamayurasana*. Si pruebas este método, tendrás más estabilidad en los hombros porque los antebrazos te proporcionarán una base más amplia. Creo que esto sería lo más seguro para ti porque en estas dos posturas el equilibrio es menos precario. Por otra parte, desarrollarás las mismas conexiones neuromusculares y la alineación que son necesarias para ejecutar la versión completa de *Adho Mukha Vkrsasana* «toc». Una vez que seas capaz de hacer la modificación sin dificultad puedes probar la postura completa. Recuerda tener paciencia y dejar que la postura se vaya consolidando a su propio ritmo. Si te esfuerzas demasiado o intentas apresurar o abreviar el viaje, te arriesgas a sufrir alguna lesión y acaso también desequilibrio emocional.

Beneficios

- Potencia la resistencia física.
- Desarrolla una mente fuerte y centrada.
- Mejora las funciones cardiovasculares.
- Fortalece los hombros, los músculos centrales y los cuádriceps.

CAÍDA HACIA ATRÁS DESDE UNA POSTURA SOBRE LAS MANOS CON LAS PIERNAS EXTENDIDAS

Drishti: nasagra (nariz)

Probablemente este sea el movimiento más fácil de todos los que he descrito en esta sección de flexiones avanzadas hacia atrás. Si nunca has intentado adoptar una postura sobre las manos en el centro de una habitación sin ningún tipo de ayuda, aprender este movimiento será fundamental para que desarrolles la confianza necesaria para hacerlo. Los estudiantes que trabajan en casa sin la ayuda de un instructor también pueden beneficiarse al practicar esta asana porque les enseña a caer de una forma completamente segura desde *Adho Mukha Vrksasana* para adoptar luego *Urdhva Danurasana*. Cuando hayas aprendido a dejar caer el cuerpo, tendrás la confianza que necesitas para probarlo por tus propios medios.

En esta versión abreviada de *Adho Mukha Svanasana*, debes mantener la misma posición de los hombros que indiqué para la postura anterior. Inhala e impulsa las caderas hacia delante sobre la base sólida de los brazos. Haz que el suelo pélvico intervenga activamente en la postura. Si fuera posible, permanece en equilibrio en *Adho Mukha Vrksasana* durante varias respiraciones con el fin de desarrollar fuerza. Exhala lentamente mientras arqueas la espalda en una profunda extensión espinal. Cambia el foco de tu mirada desde un punto intermedio entre las manos hacia la parte anterior de tu esterilla. Adopta la postura sobre las manos con la espalda cóncava que describí anteriormente mientras exhalas (figura 10.9).

En esta versión de la asana las piernas deben mantenerse rectas en lugar de estirarse hacia la parte superior de la cabeza. Mantén la postura durante varias respiraciones para que la columna vertebral y las caderas se abran gracias a la fuerza de la gravedad mientras afirmas la base que forman los brazos; actívate y estírate a través de las piernas. Cuando hayas alcanzado la máxima extensión espinal, abre las piernas y los pies, presiona con los brazos sobre el suelo, mantén los hombros alineados con las palmas de las manos y exhala mientras bajas suavemente para ir a *Urdhva Danurasana*, manteniendo los talones sólidamente presionados contra el suelo. Evita descargar el peso corporal sobre los pies y desplazarlo demasiado de las muñecas mientras entras en contacto con el suelo. Mantén activado el suelo pélvico.

Si llegas al suelo de una forma controlada, en cuanto los pies lleguen a él serás capaz de inhalar e incorporarte de inmediato desde *Urdhva Danurasana*. Trata de no desplazar más los pies y las manos con la intención de mejorar la posición, a menos que sea absolutamente necesario. En lugar de buscar la posición perfecta para incorporarte, debes encontrar la estabilidad al bajar al suelo, respirando varias veces más para asentarte en esa posición antes de ponerte de pie. Deja que el movimiento fluya de manera natural a partir de la conexión con la respiración y repítelo dos veces, es decir, tres veces en total.

Los alumnos que dominan la rutina de los Tic Tocs deben añadir este movimiento a su práctica diaria porque su mecánica es ligeramente diferente a la de dicha rutina y ayuda a alargar la espalda y estabilizar los hombros. Los practicantes que no consiguen hacer adecuadamente los Tic Tocs considerarán que hay muy poca diferencia entre este movimiento y la acción de dejarse caer hacia atrás para ir a *Urdhva Danurasana*.

Comencé a probar este movimiento sin haber logrado mantener el equilibrio en *Adho Mukha Vrksasana*. Durante varios años me limité a saltar hacia delante y hacia arriba, y después bajaba inmediatamente al suelo en la postura *Urdhva Danurasana*. No debes preocuparte por conseguir hacer el movimiento con gracia y control desde el principio; debes permitirte caer y fracasar. En tanto seas capaz de mantener la fuerza de la cintura escapular y la flexión hacia atrás sea lo suficientemente amplia como para que puedas bajar fácilmente al suelo, puedes seguir intentándolo sin correr ningún riesgo. De todos modos, si tu espalda está rígida quizás necesites ayuda para caer hacia atrás y adoptar *Urdhva Danurasana*. Si sigues el método tradicional y no intentas probar los Tic Tocs hasta que hayas conseguido realizar *Kapotasana* perfectamente, tu espalda debería estar lo suficientemente abierta como para llegar al suelo sin que corras ningún riesgo. Y quizás lo más importante es que mantengas una actitud positiva y confíes en que algún día llegarás a conseguirlo.

TARAKSVASANA/VRSCHIKASANA II
Postura dedicada a Taraka/postura del escorpión sobre las manos
Drishti: nasagra (nariz)

El *Vamana Purana* cuenta la historia de Kartikeya, que eliminó al demonio Taraka con su arma llamada Shakti. La palabra *sva* en sánscrito se refiere al ser y a la fuerza interior. Se puede decir que *Taraksvasana* despierta el poder de la realización interior. Algunas veces denominada *Vrschikasana* II, esta es una postura muy intensa que aporta beneficios físicos y espirituales. *Taraksvasana* también se incluye en la quinta serie de Ashtanga yoga con, por lo menos, dos variaciones. Sin embargo, como parte de las flexiones hacia atrás de esta serie solo es recomendable hacer la variación que requiere poner los dos pies en contacto con la cabeza.

En la versión abreviada de *Adho Mukha Svanasana*, salta o eleva el cuerpo para ir a *Adho Mukha Vrksasana* (figura 10.7). Debes mantener el equilibrio a lo largo de la línea vertical como ya he descrito anteriormente. Adopta la postura sobre las manos con la espalda cóncava mientras exhalas, siguiendo las instrucciones de la postura sobre las manos con caída hacia atrás (figura 10.9). Permanece en ella durante varias respiraciones para que la columna y las caderas se abran gracias a la fuerza de gravedad mientras afirmas la base sólida que forman los brazos y te estiras activamente a través de las piernas.

Una vez que hayas estabilizado tu fuerza y tu flexibilidad, flexiona las rodillas para acercar los pies a la parte superior de la cabeza. Mantén las bases de los dedos gordos de los pies en contacto y el resto de los dedos estirados y separa ligeramente las rodillas mientras los pies se acercan a la cabeza para adoptar *Taraksvasana* (figura 10.8).

Evita separar demasiado las rodillas porque de lo contrario no serás capaz de mantener la rotación interna de las articulaciones de las caderas. No intentes contraer los tendones de las corvas para hacer más profundamente la postura. Si quieres obtener ese resultado, deja que los músculos de la espalda se encarguen de soportar el peso del cuerpo, extiende la columna vertebral y abre las articulaciones de las caderas. Flexiona ligeramente las piernas, relajando poco a poco el esfuerzo realizado para estirar los pies hacia delante. Si flexionas demasiado las rodillas con el fin de que los pies lleguen a tocar la cabeza, solo conseguirás que los tendones de las corvas se acalambren y te verás obligado a abandonar la postura.

Mantén la sensación de alargamiento en la espalda y no comprimas la espina dorsal con la intención de profundizar el movimiento. El suelo pélvico debe participar activamente en la postura para generar espacio entre las articulaciones de la columna. Presiona activamente las manos contra el suelo y evita llevar los hombros hacia atrás. Eleva el pecho y recurre a la flexibilidad de la parte superior de la espalda para progresar en la postura, tal como harías en *Urdhva Mukha Svanasana*. Si tus pies no llegan a tocar la cabeza, limítate simplemente a mantener el punto máximo de la extensión durante un mínimo de cinco respiraciones. Si, por el contrario, no tienes dificultad para acercarlos a la cabeza, intenta deslizarlos hacia la frente manteniendo los pies unidos y las rodillas próximas.

Permanece en la versión más profunda que puedas realizar de *Taraksvasana* durante al menos cinco respiraciones. Luego exhala mientras separas los pies de la cabeza y los desplazas en dirección al suelo; déjate caer para ir a *Urdhva Danurasana* con los talones firmemente plantados sobre el suelo. Incorpórate con la próxima inhalación. En lugar de buscar la posición perfecta antes de levantar el cuerpo para incorporarte, concéntrate en encontrar la estabilidad al tomar contacto con el suelo e inicia el movimiento desde allí.

Beneficios

* Calma la mente.
* Fortalece los hombros y la espalda.
* Potencia la resistencia.
* Mejora la digestión.

TIRIANG MUKHOTTANASANA A Y B
Flexión hacia atrás con estiramiento intenso A y B
Drishti: nasagra (nariz)

Esta profunda flexión hacia atrás es uno de los mayores desafíos del método Ashtanga yoga. Algunos estudiantes pasan toda la vida practicándola para poder sujetarse los tobillos en una flexión hacia atrás sin demasiado éxito. Los practicantes que son flexibles por naturaleza se toparán con el límite de su flexibilidad cuando pretendan profundizar la postura *Tiriang Mukhottanasana* B. Todos los obstáculos emocionales, físicos y espirituales que surgieron en la sección de flexiones hacia atrás de la serie intermedia vuelven a aparecer, y en algunas situaciones con mayor intensidad. No debes sorprenderte si te sumerges en un profundo viaje emocional hacia la incertidumbre mientras trabajas para poder llegar a adoptar esta postura.

Lo más importante que tienes que recordar a lo largo de tu viaje interior es que debes permanecer en calma, respirar profundamente y concentrarte en la técnica. Bajo ninguna circunstancia debes ceder a la tentación de dejarte dominar por tus temores o perder el control, independientemente de la intensidad de la postura. Si en algún momento necesitas deshacer una flexión profunda hacia atrás, es muy importante que lo hagas con el mismo nivel de serenidad interior y conciencia de la técnica con los que iniciaste la flexión.

Los practicantes con una flexibilidad natural en la espalda pueden comenzar a practicar esta asana en cuanto completen la primera serie, siempre que su profesor lo considere oportuno. Todos los alumnos de la serie intermedia pueden empezar a trabajar con esta flexión hacia atrás una vez que hayan dominado *Kapotasana*. De todos modos, no te engañes pensando que lo más importante en *Tiriang Mukhottanasana* es la flexibilidad. Si no mantienes la fuerza de la postura mediante la activación de las piernas, el suelo pélvico y los músculos centrales, esta asana no será segura independientemente de lo flexible que seas. De hecho, los estudiantes que son flexibles por naturaleza deberían concentrarse en poner mayor énfasis en los elementos de *Tiriang Mukhottanasana* asociados a la fuerza. Si al adoptar *Urdhva Danurasana* puedes desplazar las manos hacia los talones, mantener estos firmemente plantados sobre el suelo y respirar profundamente, es muy probable que ya estés preparado para realizar *Tiriang Mukhottanasana* (figura 10.16).

Si eres capaz de desplazar las manos sobre el suelo en dirección a los talones, es crucial que distribuyas de forma equitativa el peso corporal entre las manos y los pies y presiones los talones firmemente contra el suelo. Levantar los talones o desplazar todo el peso de tu cuerpo sobre las manos creará un patrón neuromuscular ineficaz que puede ocasionar una lesión o impedirte mantener la estabilidad en *Tiriang Mukhottanasana*. Si pretendes profundizar la flexión hacia atrás, es mejor generar espacio alargando la parte anterior del cuerpo y activar las piernas, la región central del cuerpo y la espalda para que participen en el movimiento y sirvan de soporte.

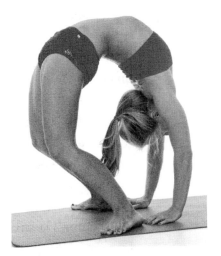

Figura 10.16

Si observas que tus talones se separan del suelo mientras avanzas con las manos hacia los pies, es probable que ese movimiento esté compensando una deficiente extensión espinal. En lugar de concebir la falsa idea de que estás llevando a cabo la postura más profundamente de lo que en realidad lo haces, es mejor que permanezcas en la versión más profunda de *Urdhva Danurasana* que consigas mantener y abandones tu apego a conseguir una postura más profunda. Tu espalda se abrirá de manera natural cuando esté más fuerte.

Hasta que llegue ese momento es fundamental que entrenes tu cuerpo en la mecánica del movimiento que tiene el potencial de protegerte mientras profundizas la postura. Es importante destacar que es habitual que tus flexiones hacia atrás fluctúen de un día a otro, y debes aprender a aceptar esas oscilaciones. Habrá días en que *Tiriang Mukhottanasana* te parecerá una postura muy sencilla y otros en los que te resultará imposible realizarla. No te esfuerces por conseguir hacer una flexión hacia atrás más intensa cada día; escucha a tu cuerpo y sigue las señales que te envía para saber cuándo puedes ir un poco más lejos.

La primera forma de ir a *Tiriang Mukhottanasana* es desde la versión más profunda de *Urdhva Danurasana* que puedas hacer con seguridad. Cuanto más cerca estén las manos de los pies, más fácil te resultará adoptar esta posición. De cualquier modo, es más importante sentir la base sólida que forman las piernas que empeñarse en acercar las manos a los pies lo máximo posible.

La mayor parte de los estudiantes que quieren aprender *Tiriang Mukhottanasana* deberían trabajar con un instructor cualificado que los ayude a sostener la pelvis y mantener el peso corporal ligeramente inclinado hacia delante para que recaiga sobre los pies. Si practicas asistido por un profesor, facilítale la tarea presionando los talones enérgicamente contra el suelo, proyectando las caderas hacia delante e intentando transferir el peso corporal hacia los pies. Es preciso trasladar el peso del cuerpo desde las manos hacia las piernas y la región central para poder sujetar los tobillos durante una exhalación. Inclínate ligeramente sobre la mano izquierda para liberar espacio en el hombro derecho mientras inhalas y sujeta el tobillo con la mano derecha mientras exhalas. No actives exageradamente el brazo ni el hombro derecho. Permite que el instructor te indique el movimiento correcto del hombro y trabaja sobre la fuerza de la base formada por las caderas, la región central y las piernas.

Mantén la rotación externa del hombro derecho y coloca el codo derecho junto a la oreja del mismo lado mientras te estiras para agarrar el tobillo. En lugar de recurrir únicamente a la flexibilidad de los hombros, profundiza la flexión hacia atrás mientras la mano se dirige hacia el tobillo. Una vez que hayas conseguido rodearlo firmemente con los dedos, podrás activar el hombro, el brazo y los dedos del lado derecho. Sujeta el tobillo con la punta de los dedos, estabiliza la postura y afirma el contacto entre los dedos y el tobillo.

A continuación, traslada un poco más el peso corporal hacia los talones mientras proyectas la pelvis hacia delante. Tu profesor te ayudará a sostener el peso de tu cuerpo aunque, como ya mencioné, no debes dejarle todo el trabajo a él. Inhala mientras te preparas física y mentalmente y traslada el peso corporal hacia las piernas y la región central. Incorpórate sobre los dedos de la mano izquierda (si te resulta posible) con el fin de desplazarlo un poco más hacia delante. Exhala mientras el instructor te levanta la mano izquierda del suelo y la lleva hacia el tobillo izquierdo. Sigue el mismo patrón de movimientos que has realizado con el hombro derecho para mover el hombro izquierdo y orienta el codo hacia la oreja izquierda haciendo una rotación externa con el hombro izquierdo.

Debes sujetar firmemente el tobillo izquierdo en cuanto los dedos de las manos lleguen a rodearlo. Luego utiliza las manos para tirar del pecho en dirección a la parte posterior de las rodillas. Una forma de conseguir el equilibrio en la postura es fijar la mirada en el suelo, en un punto entre los dedos de ambos pies; finalmente vuelve a dirigir la mirada hacia la nariz (figura 10.10).

Intenta conseguir que el suelo pélvico participe en la postura, presiona las caderas hacia delante lo más enérgicamente posible y sigue creando espacio en la espina dorsal. Mantén los talones firmemente plantados sobre el suelo mientras creas una nutación sacral. Al tiempo que activas los músculos de la espalda y presionas firmemente las piernas contra el suelo visualiza que estás abriendo espacio durante la inhalación y que lo utilizas para alargar la exhalación. No debes comprimir la columna; por el contrario, debes crear espacio entre las vértebras para facilitar que el movimiento sea más profundo. Respira serenamente para encontrar la paz interior.

Si logras mantener el equilibrio, ya no será necesario que te ayude tu profesor porque serás capaz de mantener *Tiriang Mukhottanasana* A por tus propios medios. Después de respirar cinco veces, inhala y vuelve a la postura de pie. Cuando liberes las manos debes mantener la activación de los músculos y su función de soporte hasta que hayas llegado a la posición vertical, lo mismo que sucede cuando te pones de pie desde *Urdhva Danurasana*.

La capacidad de incorporarte sin ayuda en *Tiriang Mukhottanasana* A es una de las señales que indican que estás preparado para empezar la tercera serie de Ashtanga yoga, cuyos movimientos son mucho más difíciles. Los estudiantes que concluyen la serie intermedia no deberían dejar de practicar este movimiento. Si consigues levantarte por tu cuenta en *Tiriang Mukhottanasana* A después de iniciar la acción desde el suelo con la asistencia de un profesor, es muy probable que estés listo para intentar hacerlo sin ayuda.

Si confías en que eres capaz de hacerlo, asegúrate de que tus piernas y tus talones permanecen firmemente plantados sobre el suelo durante todo el intento. Cuando estés preparado, acerca las manos a los talones de la misma forma que lo hacías con la ayuda de tu profesor. No esperes que acerque tu mano derecha al tobillo; desplaza tu peso corporal hacia los talones y la mano izquierda. Mueve los dedos de la mano derecha hacia la parte externa del pie derecho, tal como harías para adoptar *Kapotasana* desde el suelo. Cuando hayas llegado a tocar el hueso del tobillo, avanza con los dedos hacia el pie mientras presionas el peso corporal intensamente sobre los talones. Si sientes que las piernas están soportando el peso de tu cuerpo, repite el mismo movimiento con la mano izquierda. Si te incorporas sobre las puntas de los dedos de las manos, te resultará más fácil desplazar el peso corporal hacia delante mientras intentas sujetar los tobillos (figura 10.4).

Respira libremente en la postura. Mantén los hombros girados hacia fuera y los codos cerca de las orejas mientras te desplazas hacia delante. Evita flexionar demasiado los codos o colocarlos sobre el suelo. Como los brazos siguen soportando el peso corporal, es importante que mantengas la alineación de los hombros para evitar lesiones. Si eres capaz de agarrar los tobillos pero no puedes mantener el equilibrio, intenta sujetar solamente el tobillo derecho durante cinco respiraciones y luego relájate. A continuación solamente el tobillo izquierdo durante otras cinco respiraciones. Llegará un día en que serás capaz de sujetar ambos tobillos a la vez sin ningún tipo de ayuda.

Es indiferente iniciar el movimiento con la mano derecha o izquierda; sin embargo, si observas que sueles favorecer uno de los lados del cuerpo, puede ser conveniente cambiar de lado y trabajar más con él durante un tiempo para equilibrar tu flexibilidad.

Cuando puedas mantener la postura comenzando con las manos apoyadas sobre el suelo, probablemente estarás preparado para iniciarla desde una posición de pie. Recurre a la ayuda de un instructor cualificado la primera vez que pruebes el movimiento. Inhala para generar espacio y comienza a dejarte caer hacia atrás, como cuando empiezas a hacer *Urdhva Danurasana*. Exhala mientras flexionas el cuerpo hacia atrás y proyectas las caderas hacia delante y presiona los talones firmemente contra el suelo, activa el suelo pélvico y eleva la columna. Estira los brazos hacia atrás como si quisieras llegar al suelo, pero mantenlos suspendidos en el aire (figura 10.6).

Si te sientes estable, flexiona suavemente el codo derecho manteniendo el hombro derecho girado hacia el exterior y acerca el codo a la oreja derecha. No dejes que el codo derecho se abra. Inclina el peso corporal un poco hacia la derecha pero no gires demasiado la columna. Exhala mientras tu profesor te guía el brazo derecho hacia el tobillo, profundizando la flexión hacia atrás y fortaleciendo la base de la postura.

Si los talones se levantan o sientes un crujido en la espalda, debes detenerte de inmediato.

Después de sujetar el tobillo derecho, inhala para crear más espacio mientras presionas la base de la postura contra el suelo. Inclínate un poco hacia la izquierda y exhala mientras el instructor te lleva el brazo izquierdo hacia el tobillo del mismo lado. Mantén la rotación externa del hombro izquierdo. Cuando puedas asir firmemente ambos tobillos, tira con ambas manos, empleando la misma fuerza, para llegar a la línea central. Desplaza la cabeza hacia la parte posterior de las pantorrillas, flexiona los codos y tira con las manos (figura 10.10). Por último, estira las piernas lo máximo posible. Respira cinco veces y luego vuelve a incorporarte mientras mantienes la integridad estructural de tu cuerpo interno.

Es esencial desarrollar una relación fiable con tu instructor de yoga para integrar su importante ayuda en tu práctica diaria.

Si estos movimientos te resultaron fáciles, es probable que ya estés preparado para sujetarte los tobillos sin contar con la asistencia de un profesor. El hecho de que puedas verte los tobillos mientras te encuentras en la posición preparatoria es una buena señal que indica que ya eres capaz de hacerlo solo. Adopta la misma posición con el cuerpo suspendido que ya he descrito y luego inclina el cuerpo ligeramente a la derecha estirándote para alcanzar el tobillo derecho mientras exhalas (figura 10.6). Trata por todos los medios de evitar que el hombro se despliegue lateralmente durante el estiramiento. Este movimiento no es tan peligroso como cuando lo intentas hacer directamente desde el suelo, porque en esta posición los brazos no están soportando tu peso corporal;

sin embargo, es mejor establecer la mecánica correcta del movimiento en cualquier versión de una postura. Al estirar la mano derecha en dirección al tobillo del mismo lado, exhala mientras flexionas el cuerpo apoyándote en el espacio que existe entre las vértebras. Entrégate al vacío que hay en lo más profundo de tu cuerpo, manteniendo firme y estable la base de la postura. Si consigues llegar a agarrar el tobillo derecho, inhala y abre más espacio proyectando las caderas hacia delante y hacia arriba, arraigándote firmemente en la base.

A continuación inclina el cuerpo hacia la izquierda, desplaza las caderas un poco más hacia delante, fortalece las piernas y exhala mientras te estiras en busca del tobillo izquierdo. No dejes que el movimiento dependa exclusivamente de la flexibilidad del hombro. Debes hacer una flexión hacia atrás más profunda para iniciar *Tiriang Mukhottanasana* A. Si eres capaz de sujetar un tobillo pero no llegas al otro, tal como sucedió cuando ejecutaste este movimiento desde el suelo, puedes respirar cinco veces en cada lado y poco a poco conseguirás llegar a los dos tobillos sin ayuda. Cuando puedas sujetar ambos tobillos a la vez, respira cinco veces y luego vuelve a incorporarte durante una inhalación.

Los estudiantes que se sienten a gusto con la segunda versión de *Tiriang Mukhottanasana*, en la que pueden agarrar los tobillos directamente desde el aire sin tocar el suelo, son los únicos que podrían considerar profundizar esta postura, que ya de por sí es una flexión hacia atrás muy intensa. Lo habitual es que tu profesor te recomiende pasar a *Tiriang Mukhottanasana* B (figura 10.11) de forma gradual a medida que tu cuerpo empiece a abrirse y fortalecerse. No adoptes directamente esta postura; comienza por *Tiriang Mukhottanasana* A siguiendo las instrucciones que he dado, y luego desliza los dedos lentamente desde los tobillos hacia la parte inferior de la espinilla, primero una mano y después la otra, con la ayuda de tu profesor.

Al desplazar los dedos hacia las espinillas es esencial que proyectes la pelvis hacia delante mientras estiras las piernas. No extiendas los brazos; por el contrario, flexiona los codos, coloca los dedos alrededor de las espinillas y acerca el pecho a la parte posterior de las rodillas. Si eres capaz de sujetar las espinillas, tu profesor puede ayudarte a deslizar suavemente las manos hacia las rodillas. Una vez más quiero destacar que es vital haber establecido una relación de confianza con él para practicar *Tiriang Mukhottanasana* B.

Cuando puedas sujetar las espinillas durante la flexión hacia atrás más profunda que seas capaz de realizar, respira cinco veces y luego vuelve a incorporarte. Algunos estudiantes diestros y flexibles pueden ejecutar directamente *Tiriang Mukhottanasana* B desde la posición preparatoria (una flexión hacia atrás con el cuerpo suspendido) contando con la ayuda de un instructor. Este es un trabajo que debe hacerse de forma progresiva con el paso del tiempo. Es imperativo estirar las piernas después de apoyar los dedos sobre la parte superior de las espinillas. No deberías seguir adelante si no eres capaz de extender las piernas, porque esto indica o bien que no estás bien afirmado en la postura o que los flexores de las caderas están rígidos. Si te empeñas en adoptar la postura antes de tiempo, podrías correr el riesgo de lesionarte.

Los alumnos que se sujetan fácilmente los tobillos por sí mismos en *Tiriang Mukhottanasana* A pueden intentar desplazar las manos hacia las espinillas e incluso hasta las rodillas. Si trabajas por tu cuenta, no debes soltar los tobillos rápidamente sino desplazar los dedos imitando el movimiento de una araña con el fin de mantener la fuerza y la estabilidad necesarias para la postura. Realiza el movimiento primero con un lado y después con el otro mientras respiras naturalmente. Debes crear espacio entre las vértebras porque es necesario para profundizar la extensión espinal, y luego utilízalo para desplazar las manos hacia arriba en dirección a las rodillas. Aunque algunos practicantes pueden agarrarse las rodillas directamente en *Tiriang Mukhottanasana* B, debes prestar mucha atención para que los hombros no se abran demasiado hacia fuera mientras intentas llegar hasta ellas. Tal como indiqué cuando se trataba de sujetar los tobillos, si puedes verte la parte posterior de las pantorrillas durante la flexión hacia atrás, seguramente eres capaz de sujetar las rodillas sin problemas. Respira cinco veces en cuanto lo hayas conseguido y luego vuelve a incorporarte.

Aunque la mayoría de la gente probablemente considere que este movimiento se parece a un número de circo, no es más que una profunda flexión hacia atrás que podrían realizar muchos más alumnos de lo que podrías imaginar si practicaran de forma regular.

Cuando llegas a esta parte tan profunda de la práctica, la energía que fluye a través del sistema nervioso está excesivamente cargada. Si consigues ejecutar cualquiera de estas variaciones de *Tiriang Mukhottanasana*, te sugiero que dediques unos momentos a felicitarte. Esta es una de las flexiones hacia atrás más profundas del método Ashtanga yoga, y pone a prueba tu fuerza y tu flexibilidad como pocas posturas pueden hacerlo. La práctica regular de *Tiriang Mukhottanasana* aumentará tu concentración mental, te elevará el flujo de energía durante el día y te mejorará la digestión y la eliminación. Las flexiones profundas hacia atrás también ayudan a equilibrar las emociones, estimulan el ascenso de la energía espiritual a lo largo del eje central del cuerpo y crean una sensación meditativa de paz.

La primera vez que consigas realizar *Tiriang Mukhottanasana*, sea por tus propios medios o con la asistencia de un instructor, observarás que el trabajo interior de tu práctica se acelera y percibirás una versión magnificada de todos los beneficios que reportan las flexiones profundas hacia atrás. No te sorprendas si sientes las piernas un poco doloridas, y quizás también los músculos de la espalda, el día después de haber ejecutado por primera vez *Tiriang Mukhottanasana*. Es importante que vuelvas a practicar al día siguiente aunque solo hagas flexiones hacia atrás suaves. Gradualmente serás capaz de efectuar *Tiriang Mukhottanasana* todos los días.

Beneficios

- Aumenta el flujo de energía.
- Estimula el *nadi sushumna*.
- Mejora la digestión y la eliminación.
- Fortalece las piernas, el suelo pélvico y la espalda.
- Estira la parte anterior del cuerpo y los hombros.
- Equilibra las emociones.

PASCHIMATTANASANA
Flexión hacia delante intensa
Drishti: padangustha (dedos de los pies)

Paschima significa «oeste» o «dificultad» y se refiere a la parte posterior del cuerpo, mientras que *uttana* quiere decir «estiramiento intenso», de manera que el nombre de esta postura en general se traduce como flexión hacia delante intensa.

Después de volver a incorporarte desde *Tiriang Mukhottanasana*, puedes sentarte para pasar directamente a *Paschimattanasana* (figura 10.12). No obstante, la forma más tradicional de abandonar la postura es iniciar *vinyasa* para *Paschimattanasana* desde la posición de pie. Después de realizar una flexión hacia atrás muy profunda, el *vinyasa* tradicional puede servir de ayuda para estabilizar la columna así que, aunque parezca un trabajo adicional, puede ser muy útil realizar una transición desde las flexiones profundas hacia atrás hasta un estiramiento opuesto en el que el cuerpo se flexiona hacia delante.

Para hacerlo, inhala y eleva los brazos por encima de la cabeza y luego exhala e inclina el torso hacia delante. Mira hacia arriba durante una inhalación, después exhala y salta hacia atrás para ir a *Chaturanga Dandasana*. Inhala y desplázate hacia delante para adoptar *Urdhva Mukha Svanasana*; a continuación vuelve hacia atrás para ejecutar *Adho Mukha Svanasana* durante la exhalación. Inhala, salta entre los brazos, estira las piernas y siéntate. Rodea los pies con las manos e inhala una vez más para generar espacio en el abdomen mientras afirmas el suelo pélvico y contraes profundamente la parte inferior del abdomen (figura 10.17). Exhala e inicia *Paschimattanasana* (figura 10.12). Permanece en la postura durante diez respiraciones profundas con el torso inclinado y respetando los principios básicos de las flexiones hacia delante.

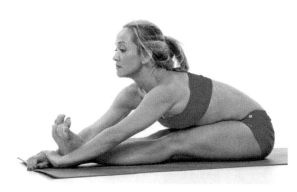

Figura 10.17

No abandones la postura relajando súbitamente todos los músculos. Mantén el suelo pélvico firme para que sirva de apoyo a los músculos de la espalda y gira los muslos hacia el interior. Evita redondear la espalda y utiliza esos momentos para relajar los músculos que hay en ella y facilitar una acción que se contrapone al profundo trabajo de las flexiones hacia atrás de la serie intermedia. A lo largo de esas diez respiraciones comienza la transición hacia las posturas finales y libera la energía que has puesto en movimiento tanto durante las intensas flexiones hacia atrás como en el resto de las asanas de la serie intermedia. Es muy probable que te asalten algunas emociones a medida que te sumerges más profundamente en tu cuerpo emocional. Si tienes emociones intensas, ya sea positivas o negativas, limítate a observarlas sin sentir apego ni emitir juicios.

Si quieres más información sobre los beneficios de *Paschimattanasana* y una explicación más detallada de la postura, te recomiendo que leas *La fuerza del Ashtanga yoga*.

Cuando estés preparado para abandonar esta asana, inhala una vez más para estirar los brazos y elevar el torso (figura 10.17). Exhala para consolidar la posición y afirmar el suelo pélvico. Inhala mientras cruzas los pies y los separas del suelo. Exhala y salta hacia atrás para ir a *Chaturanga Dandasana*. Muévete hacia delante hasta *Urdhva Mukha Svanasana* durante la inhalación y después exhala y vuelve hacia atrás a *Adho Mukha Svanasana*. Inhala y salta para adoptar una posición prona. Prepárate para las posturas finales tumbándote con los talones unidos y colocando las manos junto a las caderas (figura 10.18). Respira varias veces para iniciar la transición entre el trabajo profundo de la serie intermedia y el trabajo integrador de las posturas finales.

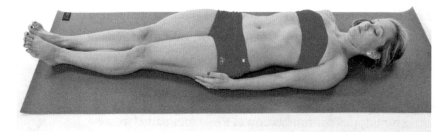

Figura 10.18

11

POSTURAS FINALES

Las posturas finales del método Ashtanga yoga han formado parte de tu rutina diaria desde la primera serie y a esta altura ya te parecerán viejas amigas. Al estar orientadas a promover que la energía fluya sutilmente a través del cuerpo interior y conseguir que tu respiración sea más profunda, es muy útil practicarlas de forma continua. Dedicar tiempo a practicar las posturas finales para aprender a realizarlas del modo adecuado favorecerá que tu cuerpo consiga integrar las profundas lecciones de la serie intermedia. El hecho de mantener las inversiones en estas asanas durante periodos más prolongados genera la estabilidad estructural de la columna vertebral y ayuda a equilibrar la energía estimulada por estas intensas flexiones hacia atrás.

Como sucede con cualquier serie de posturas que se realizan reiteradamente, es importante mantener la curiosidad y tener la mente abierta a todo lo que concierna al cuerpo y la práctica. No ejecutes las posturas finales de manera mecánica ni distraídamente. Las asanas deben renovarse cada vez que las realizas; de lo contrario, no disfrutarás plenamente de todos sus beneficios. Los estudiantes de la serie intermedia deben concentrarse en activar los *bandhas*, profundizar la respiración y dirigir la mente hacia el cuerpo sutil. De esta manera las posturas finales terminan por convertirse en un proceso meditativo que calma la mente.

En mi libro *La fuerza del Ashtanga yoga* describo paso a paso estas asanas; por este motivo en este capítulo las presentaré de forma abreviada. Estoy segura de que ya conoces perfectamente su orden y la forma de ejecutarlas después de llevar tanto tiempo trabajando con ellas.

Intenta permanecer en *Salamba Sarvangasana* durante quince respiraciones como mínimo (figura 11.1). Si has realizado un trabajo particularmente intenso durante la sesión, respira treinta veces en la postura para favorecer que el sistema nervioso recupere la sensación de equilibrio. Deberías respirar ocho veces en cada una de las posturas restantes de la serie *Salamba Sarvangasana* (figuras 11.1 a 11.7). No te des prisa por terminar esta secuencia. Levanta los isquiones y gira el cuerpo desde las articulaciones de las caderas en *Halasana* (figura 11.2); *Urdhva Padmasana* (figura 11.4) te ayudará a ir a *Tittibhasana* más profundamente. Redondear la espalda y girar hacia el interior para conseguir una profunda flexión espinal en *Karnapidasana* (postura de presión sobre la oreja; figura 11.3) y *Pindasana* (figura 11.5) te ayudará a desarrollar la fuerza de los músculos centrales y a sostener la posición de la columna que es necesaria para adoptar las posturas que requieren una fuerza dinámica, como por ejemplo *Karandavasana*. Estas dos posturas también te ayudan a relajar los músculos cuadrados lumbares, lo que es fundamental para poder colocar las piernas detrás de la cabeza. *Matysasana* (postura del pez; figura 11.6) y *Uttana Padasana* (postura del pie extendido; figura 11.7) te ayudan a arquear suavemente la columna y aliviar cualquier dolor de la zona

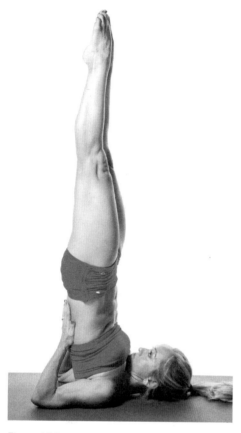

Figura 11.1

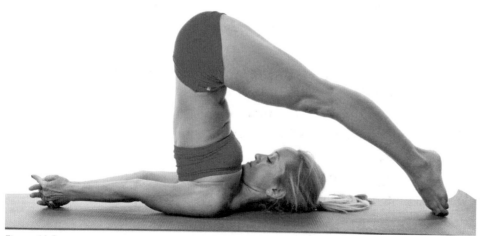

Figura 11.2

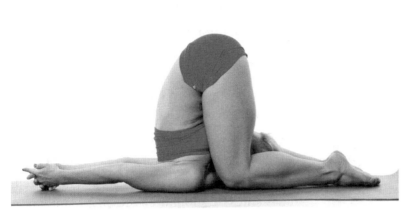

Figura 11.3

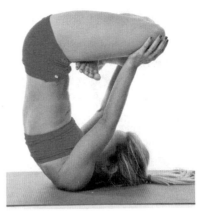

Figura 11.4

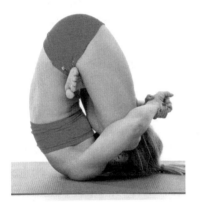

Figura 11.5

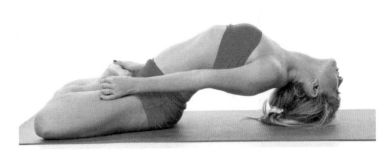

Figura 11.6

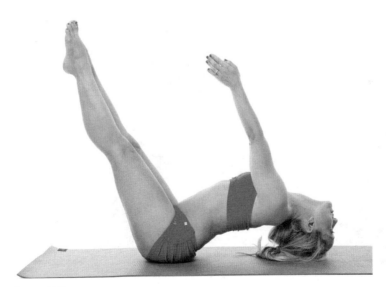

Figura 11.7

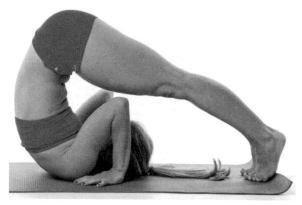

Figura 11.8

inferior de la espalda provocado por un esfuerzo excesivo durante las flexiones hacia atrás. Inmediatamente después de haber respirado por última vez en *Uttana Padasana*, endereza la espina dorsal manteniendo las piernas en el aire y a continuación vuelve hacia atrás para ir a *Chakrasana* (figura 11.8). Muchos estudiantes no hacen correctamente este *vinyasa* en la primera serie, limitándose a tumbarse con las piernas extendidas antes de adoptar *Chakrasana*. Mantener el cuerpo conectado durante toda la secuencia *Salamba Sarvangasana* y a través de *vinyasa* es importante para establecer una práctica consistente, no solo física sino también interior.

Intenta extender la práctica de *Sirsasana* en esta secuencia (figura 11.9). Los textos tradicionales de yoga indican que los beneficios de esta postura comienzan a producirse al cabo de tres minutos. Permanecer en *Sirsasana* durante periodos más prolongados requiere que la mente fluya en un estado meditativo en lugar de estar concentrada en los músculos o en los resultados. Lo ideal en la serie intermedia es respirar cincuenta

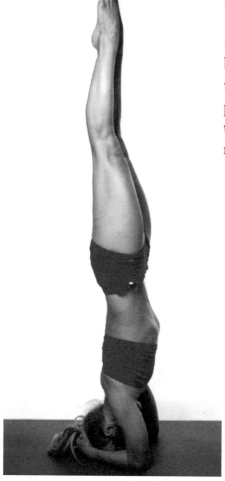

Figura 11.9

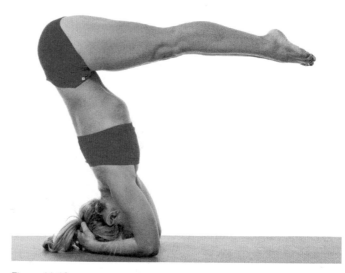

Figura 11.10

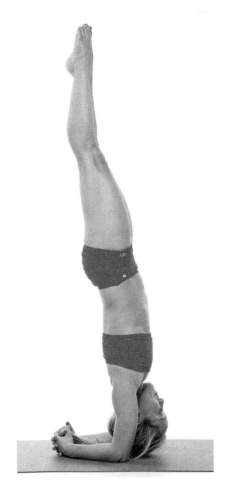

Figura 11.11

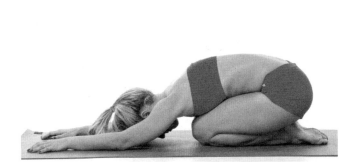

Figura 11.12

veces en *Sirsasana*. Cuando mantengas esta postura durante periodos más largos, te verás obligado a utilizar la fuerza física y permanecer en la alineación correcta simultáneamente. Debes afirmar la cintura escapular para lograr una base sólida y al mismo tiempo activar la región central del cuerpo. Mantén las piernas juntas y firmemente extendidas hacia arriba. Las puntas de los pies deben estar estiradas a lo largo de todo el movimiento. Dirige la mirada hacia la nariz. Si te concentras en respirar más profundamente, tu mente se dirigirá hacia la conciencia interna del cuerpo sutil. Utiliza el tiempo que pasas en *Sirsasana* para que la mente se suma en un estado meditativo.

Diez respiraciones son suficientes en *Ardha Sirsasana* (semipostura sobre la cabeza; figura 11.10), independientemente del tiempo que seas capaz de permanecer en *Sirsasana*. Es mejor considerar *Ardha Sirsasana* como una postura que fortalece la región central del cuerpo. Activa los abdominales y une los muslos mientras proyectas las caderas hacia atrás. En esta postura es importante encontrar la conexión con la región central, porque eso ayuda a bajar el cuerpo suavemente para adoptar *Karandavasana*.

Si eres capaz de mantener la estabilidad en *Sirsasana* y estás intentando desarrollar fuerza para posturas como *Pinchamayurasana*, puedes probar *Urdhva Sirsasana* (postura elevada sobre las manos; figura 11.11). Aunque esta asana no es necesaria, puede ayudar a desarrollar fuerza y es recomendable para los alumnos que han completado la serie intermedia, incluidas las siete posturas sobre la cabeza. Si te cuesta hacer las inversiones, esta es una forma segura de desarrollar el sentido del equilibrio y la orientación espacial que son necesarios para la práctica. El proceso de separar la cabeza del suelo refleja la forma de volver a elevar el cuerpo en *Karandavasana*. Si tratas de levantar la cabeza mientras estás inmerso en una extensión espinal, descubrirás que no tienes fuerza para hacerlo. Desplaza la cabeza hacia abajo y presiona el pecho hacia atrás mientras levantas las piernas y las llevas hacia delante. Utiliza la fuerza de los músculos centrales para elevar el cuerpo mientras empujas hacia arriba apoyándote en la firmeza de los hombros.

Después de respirar diez veces en *Urdhva Sirsasana*, exhala y coloca suavemente la cabeza sobre el suelo. Baja completamente el cuerpo durante la misma exhalación y descansa en *Balasana* durante al menos cinco respiraciones (figura 11.12). Si has sido capaz de sostener *Sirsasana* durante casi cincuenta respiraciones, acaso necesites respirar diez o más veces en *Balasana* para que la sangre llegue a todas las partes de tu cuerpo. No pases por alto esta simple asana, ni tampoco la realices de forma apresurada. Concentra la mente en tu interior y permanece sereno y atento a tu respiración.

Las tres últimas posturas de cada una de las prácticas de Ashtanga yoga son *Yoga Mudra* (figura 11.13), *Padmasana* (figura 11.14) y *Utplutih* (postura de la báscula; figura 11.15). Alarga las inhalaciones y exhalaciones mientras mantienes estas tres posturas, intentando conseguir que cada una de ellas dure diez segundos. Estas asanas sirven como preparación para la práctica de *pranayama*. También es una buena idea permanecer en la postura final *Utplutih*, que requiere fuerza, durante veinte respiraciones como mínimo.

Más allá del tiempo que lleves practicando el método Ashtanga yoga, *Utplutih* es un momento feliz de la práctica cotidiana porque indica el final del viaje que realizas cada día a través del yoga. Aunque resulte tentador pasar por alto esta postura final, la intensa activación que produce permite que tu cuerpo y tu mente se relajen por completo durante la postura de descanso.

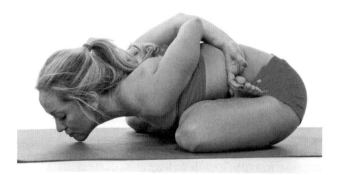

Figura 11.13

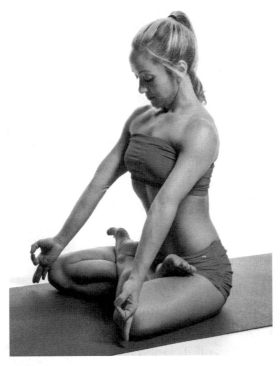

Figura 11.14

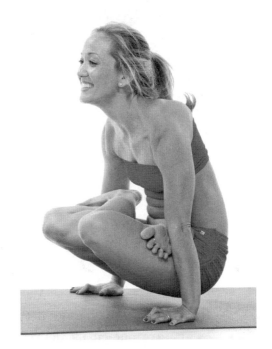

Figura 11.15

Después de respirar entre diez y veinte veces en *Utplutih*, exhala y salta directamente hacia atrás para adoptar *Chaturanga Dandasana*. Si necesitas una explicación más detallada sobre la forma de saltar hacia atrás desde *Padmasana*, puedes consultar *La fuerza del Ashtanga yoga*. Inhala y desplázate hacia delante para ir a *Urdhva Mukha Svanasana*. Inhala y salta hacia delante para ejecutar la postura *sapta* (figura 11.16); luego exhala y flexiona el cuerpo hacia delante para adoptar *astau* (figura 11.17). Inhala y vuelve directamente a *Samsthiti* sin colocar los brazos por encima de la cabeza (figura 11.18).

Permanece en la posición de pie y entona la plegaria final (ver el capítulo 3). Cuando hayas terminado, inhala y levanta los brazos del mismo modo que en *Surya Namaskara* A. Exhala y flexiona el cuerpo hacia delante; inhala y mira hacia arriba; después exhala y salta hacia atrás para ir a

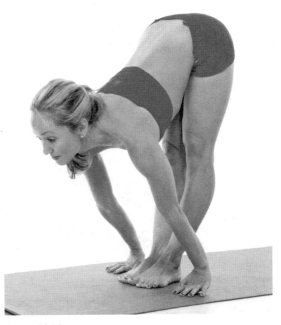

Figura 11.16

257

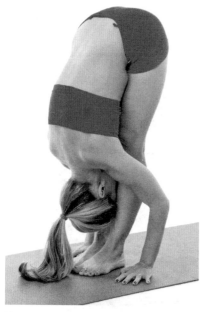

Figura 11.17

Chaturanga Dandasana. Inhala y desplázate hacia delante para adoptar *Urdhva Mukha Svanasana* y a continuación vuelve hacia atrás a *Adho Mukha Svanasana* durante la exhalación. Inhala, salta entre los brazos, túmbate y descansa en *Sukhasana* (postura fácil; figura 11.19). Mantén esta postura final durante un mínimo de cinco minutos y un máximo de quince. Relájate completamente, afloja los *bandhas* y respira de modo natural. Mantén la mente abierta para percibir la felicidad que te embarga y que emana del centro de tu corazón. Cuando consideres que estás preparado, incorpórate en cualquier postura sedente en la que te encuentres cómodo. Dedica unos momentos a valorar la calma meditativa en la que están inmersos tu cuerpo y tu mente, dejando que la pacífica disposición del yogui transforme cada una de tus respiraciones. Abre tu corazón para que sea valiente y fuerte, tanto en la práctica como en la vida.

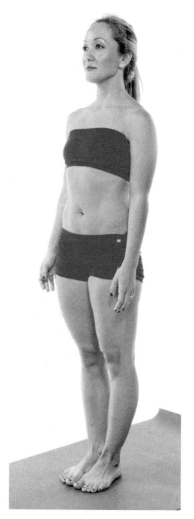

Figura 11.18

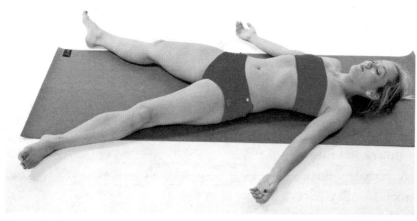

Figura 11.19

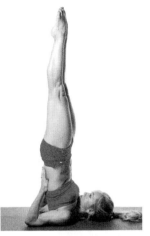

Salamba Sarvangasana
Diez respiraciones como mínimo

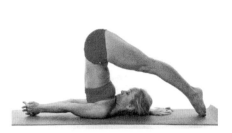

Halasana
Ocho respiraciones

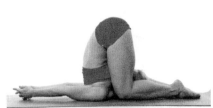

Karnapidasana
Ocho respiraciones

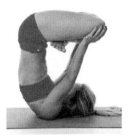

Urdhva Padmasana
Ocho respiraciones

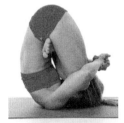

Pindasana
Ocho respiraciones

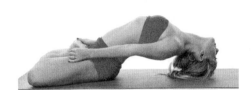

Matysasana
Ocho respiraciones

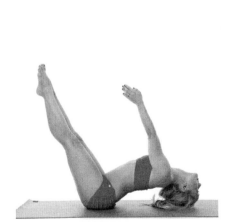

Uttana Padasana
Ocho respiraciones

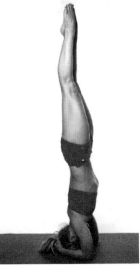

Sirsasana
Quince respiraciones como
mínimo

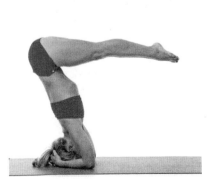

Ardha Sirsasana
Diez respiraciones

259

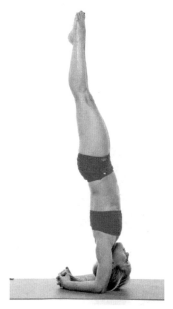

Urdhva Sirsasana
Diez respiraciones

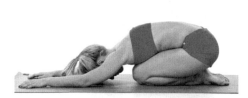

Balasana
Cinco respiraciones

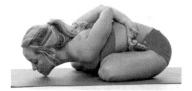

Yoga Mudra
Diez respiraciones

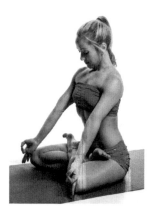

Padmasana
Diez respiraciones

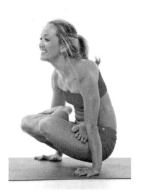

Utplutih
Diez respiraciones

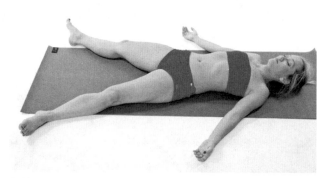

Sukhasana
De cinco a diez minutos

SERIE INTERMEDIA

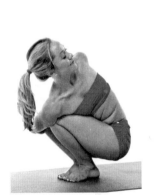

Pasasana

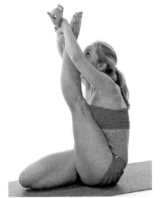

Krounchasana

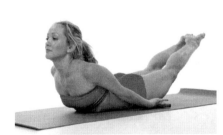

Shalabhasana A

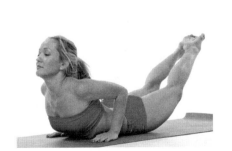

Shalabhasana B

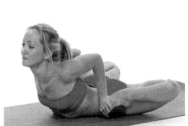

Bhekasana

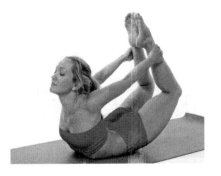

Danurasana

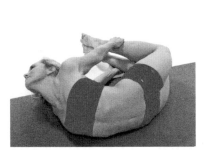

Parsva Danurasana

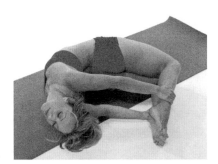

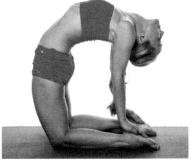

Ustrasana

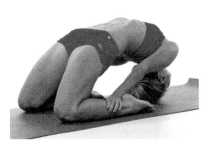

Laghuvajrasana

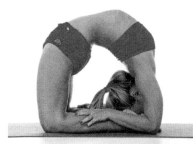

Kapotasana A

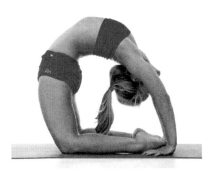

Kapotasana B

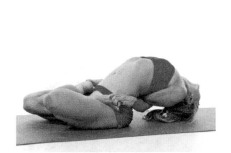

Supta Vajrasana

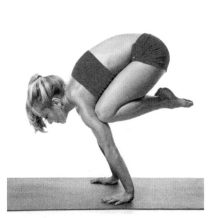

Bakasana A

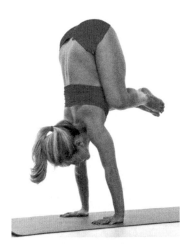

Bakasana B

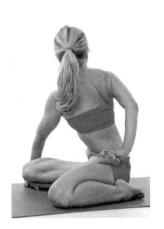

Bharadvajasana

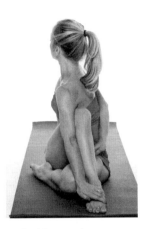

Ardha Matsyendrasana

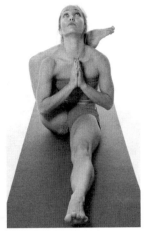

Eka Pada Sirsasana A

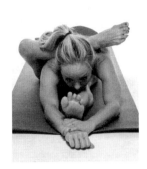

Eka Pada Sirsasana B

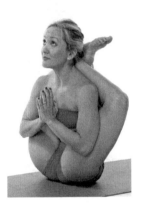

Dwi Pada Sirsasana A

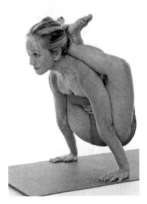

Dwi Pada Sirsasana B

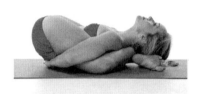

Yoganidrasana

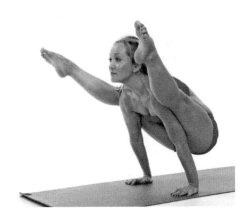

Tittibhasana A

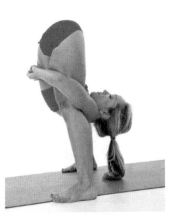

Tittibhasana B

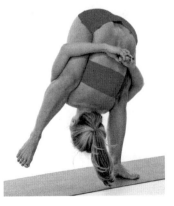

Tittibhasana C

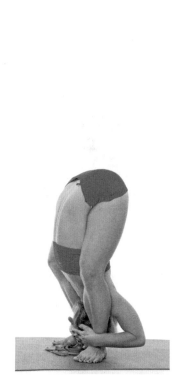

Tittibhasana D

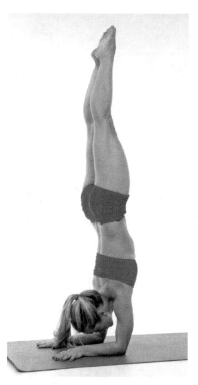

Pinchamayurasana

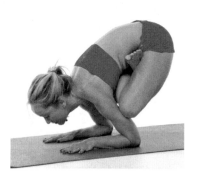

Karandavasana

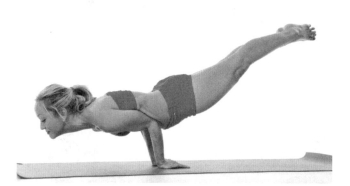

Mayurasana

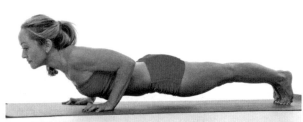

Nakrasana

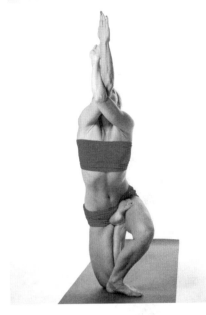

Vatayanasana

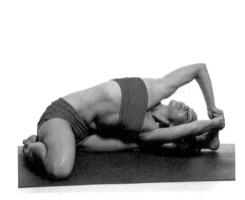

Parighasana

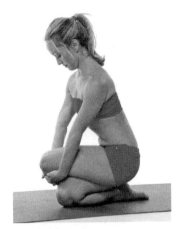

Gomukhasana A

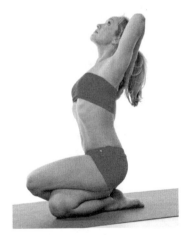

Gomukhasana B

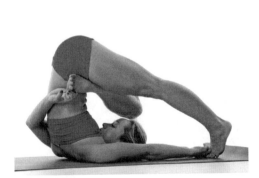

Supta Urdhva Pada Vajrasana

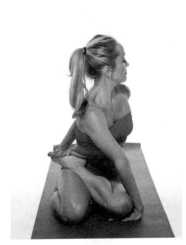

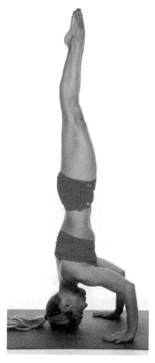

Mukta Hasta Sirsasana A

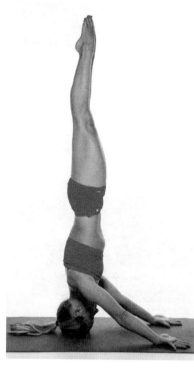

Mukta Hasta Sirsasana B

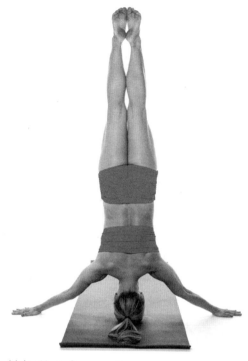

Mukta Hasta Sirsasana C

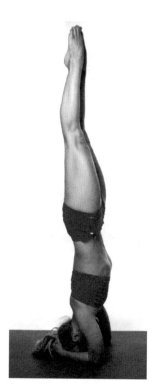

Baddha Hasta Sirsasana A

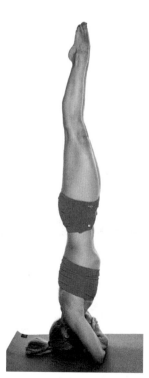

Baddha Hasta Sirsasana B

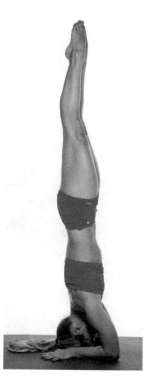

Baddha Hasta Sirsasana C

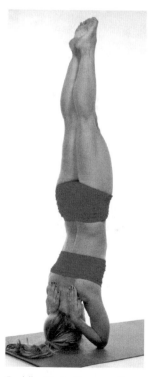

Baddha Hasta Sirsasana D

SERIE INTERMEDIA
LISTA DE VINYASA

PASASANA		
SAPTA	Inhala, salta hacia delante Exhala, gira a la izquierda	
ASTAU	Gira a la derecha	
NAVA	Inhala, elévate	
DASA	Exhala, salta hacia atrás, Chaturanga Dandasana	
EKADASA	Inhala, Urddhva Mukha Svanasana	
DUADASA	Exhala, Urddhva Mukha Svanasana	

KROUNCHASANA		
SAPTA	Inhala, salta entre los brazos, rodea el pie izquierdo con las manos juntas, brazos extendidos	
ASTAU	Exhala, acerca el mentón a la espinilla	
NAVA	Inhala, brazos extendidos Exhala	
DASA	Inhala, elévate	
EKADASA	Exhala, salta hacia atrás, Chaturanga Dandasana	
DUADASA	Inhala, Urddhva Mukha Svanasana	
TRAYODASA	Exhala, Urddhva Mukha Svanasana	

CATURDASA	Inhala, salta entre los brazos, rodea el pie derecho con las manos juntas
PANCADASA	Exhala, acerca el mentón a la espinilla
SODASA	Inhala, brazos extendidos Exhala
SAPTADASA	Inhala, elévate
ASTAUDASA	Exhala, salta hacia atrás, Chaturanga Dandasana
EKUNAVIMSATIH	Inhala, Urddhva Mukha Svanasana
VIMSATIH	Exhala, Urddhva Mukha Svanasana

SHALABHASANA

CATVARI	Permanece en la postura, exhala, baja
PANCA	Inhala, adopta la posición A, cinco respiraciones
SAT	Inhala, adopta la posición B, cinco respiraciones
SAPTA	Inhala, Urddhva Mukha Svanasana
ASTAU	Exhala, Urddhva Mukha Svanasana

BHEKASANA

CATVARI	Permanece en la postura, exhala, baja
PANCA	Inhala, adopta la postura, cinco respiraciones
SAT	Inhala, Urddhva Mukha Svanasana
SAPTA	Exhala, Urddhva Mukha Svanasana

DANURASANA

CATVARI	Permanece en la postura, exhala, baja
PANCA	Inhala, adopta la postura, cinco respiraciones
SAT	Inhala, Urddhva Mukha Svanasana
SAPTA	Exhala, Urddhva Mukha Svanasana

PARSVA DANURASANA

CATVARI	Permanece en la postura, exhala, baja
PANCA	Inhala, adopta la posición, elévate, una respiración

SAT	Exhala, desplázate a la derecha, cinco respiraciones
SAPTA	Inhala, sube el cuerpo
ASTAU	Exhala, desplázate a la izquierda, cinco respiraciones
NAVA	Inhala, sube el cuerpo, cinco respiraciones
DASA	Inhala, Urddhva Mukha Svanasana
EKADASA	Exhala, Urddhva Mukha Svanasana

USTRASANA

SAPTA	Inhala, salta hacia delante, manos a la cintura Exhala, activa el suelo pélvico Inhala, prepara la postura elevando el cuerpo para separar la columna vertebral de la pelvis
ASTAU	Exhala, sujeta los talones para iniciar la postura, cinco respiraciones
NAVA	Inhala, sube el cuerpo, manos a la cintura, exhala
DASA	Inhala, elévate
EKADASA	Exhala, salta hacia atrás, Chaturanga Dandasana
DUADASA	Inhala, Urddhva Mukha Svanasana
TRAYODASA	Exhala, Adho Mukha Svanasana

LAGHUVAJRASANA

SAPTA	Inhala, salta hacia delante, manos a la cintura Exhala, activa el suelo pélvico Inhala, prepara la postura elevando el cuerpo para separar la columna vertebral de la pelvis
ASTAU	Exhala, sujeta los tobillos, vuelve a la postura, cinco respiraciones
NAVA	Inhala, sube el cuerpo, manos a la cintura Exhala
DASA	Inhala, elévate
EKADASA	Exhala, salta hacia atrás, Chaturanga Dandasana
DUADASA	Inhala, Urddhva Mukha Svanasana
TRAYODASA	Exhala, Adho Mukha Svanasana

KAPOTASANA

SAPTA	Inhala, salta hacia delante, manos a la cintura Exhala, activa el suelo pélvico Inhala, prepara la postura elevando el cuerpo para separar la columna vertebral de la pelvis
ASTAU	Exhala, sujeta los talones, cinco respiraciones
NAVA	Inhala, brazos extendidos, cinco respiraciones
DASA	Inhala, sube el cuerpo, manos a la cintura Exhala
EKADASA	Inhala, elévate
DUADASA	Exhala, salta hacia atrás, Chaturanga Dandasana
TRAYODASA	Inhala, Urddhva Mukha Svanasana
CATURDASA	Exhala, Adho Mukha Svanasana

SUPTA VAJRASANA

SAPTA	Inhala, salta entre los brazos, piernas extendidas, siéntate
ASTAU	Padmasana
NAVA	Exhala, baja la cabeza, cinco respiraciones Sube y baja tres veces Quédate abajo, cinco respiraciones
DASA	Inhala, sube la cabeza, adopta Baddha Padmasana Exhala, activa el suelo pélvico, relaja los pies
EKADASA	Inhala, sube en Padmasana
DUADASA	Exhala, salta hacia atrás, Chaturanga Dandasana
TRAYODASA	Inhala, Urddhva Mukha Svanasana
CATURDASA	Exhala, Adho Mukha Svanasana

BAKASANA A

SAPTA	Inhala, salta hacia delante para ponerte a cuatro patas, prepara la postura
ASTAU	Inhala, elévate
NAVA	Exhala, salta hacia atrás, Chaturanga Dandasana

DASA	Inhala, Urddhva Mukha Svanasana
EKADASA	Exhala, Adho Mukha Svanasana

BAKASANA B

SAPTA	Inhala, salta hasta la posición
ASTAU	Inhala, elévate
NAVA	Exhala, salta hacia atrás, Chaturanga Dandasana
DASA	Inhala, Urddhva Mukha Svanasana
EKADASA	Exhala, Adho Mukha Svanasana

BHARADVAJASANA

SAPTA	Inhala, salta entre los brazos, piernas extendidas, siéntate
ASTAU	Adopta la posición con el lado derecho, cinco respiraciones
NAVA	Inhala, elévate
DASA	Exhala, salta hacia atrás, Chaturanga Dandasana
EKADASA	Inhala, Urddhva Mukha Svanasana
DUADASA	Exhala, Urddhva Mukha Svanasana
TRAYODASA	Exhala, salta entre los brazos, piernas extendidas, siéntate
CATURDASA	Adopta la posición con el lado izquierdo, cinco respiraciones
PANCADASA	Inhala, elévate
SODASA	Exhala, salta hacia atrás, Chaturanga Dandasana
SAPTADASA	Inhala, Urddhva Mukha Svanasana
ASTAUDASA	Exhala, Adho Mukha Svanasana

ARDHA MATSYENDRASANA

SAPTA	Inhala, salta entre los brazos, piernas extendidas, siéntate
ASTAU	Adopta la posición con el lado derecho, cinco respiraciones

NAVA	Inhala, elévate
DASA	Exhala, salta hacia atrás, Chaturanga Dandasana
EKADASA	Inhala, Urddhva Mukha Svanasana
DUADASA	Exhala, Urddhva Mukha Svanasana
TRAYODASA	Inhala, salta entre los brazos, piernas extendidas, siéntate
CATURDASA	Adopta la posición con el lado izquierdo, cinco respiraciones
PANCADASA	Inhala, elévate
SODASA	Exhala, salta hacia atrás, Chaturanga Dandasana
SAPTADASA	Inhala, Urddhva Mukha Svanasana
ASTAUDASA	Exhala, Adho Mukha Svanasana

EKA PADA SIRSASANA

SAPTA	Inhala, salta hacia el lado derecho
ASTAU	Exhala, flexiona el cuerpo hacia delante, sujeta la muñeca, cinco respiraciones
NAVA	Inhala, sube el cuerpo, manos en posición de oración Exhala
DASA	Inhala, elévate, acerca el mentón a la espinilla
EKADASA	Exhala, salta hacia atrás, Chaturanga Dandasana
DUADASA	Inhala, Urddhva Mukha Svanasana
TRAYODASA	Exhala, Adho Mukha Svanasana
CATURDASA	Inhala, salta hacia el lado izquierdo
PANCADASA	Exhala, flexiona el cuerpo hacia delante, cinco respiraciones
SODASA	Inhala, sube el cuerpo, manos en posición de oración Exhala
SAPTADASA	Inhala, elévate, acerca el mentón a la espinilla
ASTAUDASA	Exhala, salta hacia atrás, Chaturanga Dandasana
EKUNAVIMSATIH	Inhala, Urddhva Mukha Svanasana
VIMSATIH	Exhala, Adho Mukha Svanasana

DWI PADA SIRSASANA

SAPTA	Inhala, salta para colocar las piernas por detrás de la cabeza, cinco respiraciones
ASTAU	Exhala, elévate, cinco respiraciones
NAVA	Bakasana
DASA	Exhala, salta hacia atrás, Chaturanga Dandasana
EKADASA	Inhala, Urddhva Mukha Svanasana
DUADASA	Exhala, Adho Mukha Svanasana

YOGANIDRASANA

SAPTA	Inhala, salta entre los brazos, túmbate
ASTAU	Piernas detrás de la cabeza, cinco respiraciones
NAVA	Inhala, Chakrasana, baja el cuerpo en Chaturanga Dandasana
DASA	Inhala, Urddhva Mukha Svanasana
EKADASA	Exhala, Adho Mukha Svanasana

TITTIBHASANA

SAPTA	Inhala, Tittibhasana A, cinco respiraciones
ASTAU	Tittibhasana B, une las manos detrás de la espalda, piernas extendidas, cinco respiraciones
NAVA	Da diez pasos hacia delante y otros diez hacia atrás
DASA	Rodea los tobillos con los dedos, cinco respiraciones Inhala, elévate, Tittibhasana A
EKADASA	Exhala, Bakasana
DUADASA	Exhala, salta hacia atrás, Chaturanga Dandasana
TRAYODASA	Inhala, Urddhva Mukha Svanasana
CATURDASA	Exhala, Adho Mukha Svanasana

PINCHAMAYURASANA

SAPTA	Prepara la postura
ASTAU	Inhala, elévate, cinco respiraciones

NAVA	Exhala, salta hacia atrás, Chaturanga Dandasana
DASA	Inhala, Urddhva Mukha Svanasana
EKADASA	Exhala, Adho Mukha Svanasana

KARANDAVASANA

SAPTA	Prepara la postura
ASTAU	Elévate, Pinchamayurasana
NAVA	Padmasana, baja el cuerpo, cinco respiraciones
DASA	Inhala, elévate, permanece en la postura, no saltes hacia atrás
EKADASA	Exhala, salta hacia atrás, Chaturanga Dandasana
DUADASA	Inhala, Urddhva Mukha Svanasana
TRAYODASA	Exhala, Adho Mukha Svanasana
CATURDASA	Inhala, salta hacia delante, ponte de pie, dirige la mirada hacia arriba
PANCADASA	Exhala, flexiona el cuerpo hacia delante Inhala, vuelve a la postura de pie Samsthiti

MAYURASANA

EKAM	Separa los pies a la distancia de las caderas, flexiona el cuerpo hacia delante, abre los pies, gira las manos y las muñecas
DVE	Flexiona el cuerpo hacia delante, coloca la cabeza entre los brazos
TRINI	Inhala
CATVARI	Salta hacia atrás
PANCA	Inhala, adopta la postura, cinco respiraciones
SAT	Inhala, Urdhva Mukha Svanasana
SAPTA	Exhala, Adho Mukha Svanasana
ASTAU	Inhala, salta hacia delante, mira hacia arriba
NAVA	Exhala, flexiona el cuerpo hacia delante, coloca la cabeza entre los brazos Inhala, Samsthiti

NAKRASANA

EKAM	Inhala, levanta los brazos, mira hacia arriba
DVE	Exhala, flexiona el cuerpo hacia delante
TRINI	Inhala, mira hacia arriba
CATVARI	Salta hacia atrás, Chaturanga Dandasana, permanece en la postura
PANCA	Salta hacia delante cinco veces y otras cinco hacia atrás
SAT	Inhala, Urdhva Mukha Svanasana
SAPTA	Exhala, Adho Mukha Svanasana
ASTAU	Inhala, salta hacia delante, ponte de pie, mira hacia arriba
NAVA	Exhala, flexiona el cuerpo hacia delante Inhala, Samsthiti

VATAYANASANA

EKAM	Inhala, flexiona la pierna derecha en la postura de medio loto, une el pie con la mano
DVE	Exhala, flexiona el cuerpo hacia delante, las manos sobre el suelo
TRINI	Inhala, dirige la mirada hacia arriba
CATVARI	Exhala, salta hacia atrás, el pie del loto separado del suelo
PANCA	Inhala, Urdhva Mukha Svanasana
SAT	Exhala, Adho Mukha Svanasana
SAPTA	Inhala, salta hacia delante, adopta la postura con el lado derecho, cinco respiraciones
ASTAU	Inhala, elévate
NAVA	Exhala, salta hacia atrás
DASA	Inhala, Urdhva Mukha Svanasana
EKADASA	Exhala, Adho Mukha Svanasana
DUADASA	Inhala, salta hacia delante, adopta la postura con el lado izquierdo, cinco respiraciones

TRAYODASA	Inhala, elévate
CATURDASA	Exhala, salta hacia atrás
PANCADASA	Inhala, Urdhva Mukha Svanasana
SODASA	Exhala, Adho Mukha Svanasana Exhala
SAPTADASA	Inhala, salta hacia delante, mira hacia arriba, une el pie izquierdo con la mano
ASTAUDASA	Exhala, flexiona el cuerpo hacia delante
EKUNAVIMSATIH	Inhala, dirige la mirada hacia arriba
VIMSATIH	Exhala, ponte de pie Inhala, Samsthiti

PARIGHASANA

EKAM	Inhala, levanta los brazos, mira hacia arriba
DVE	Exhala, flexiona el cuerpo hacia delante
TRINI	Inhala, dirige la mirada hacia arriba
CATVARI	Salta hacia atrás, Chaturanga Dandasana
PANCA	Inhala, Urdhva Mukha Svanasana
SAT	Exhala, Adho Mukha Svanasana
SAPTA	Inhala, salta entre los brazos, piernas extendidas, siéntate
ASTAU	Inhala, coloca las manos en la cintura Exhala para hacer la postura, flexiona la rodilla derecha, inclínate a la izquierda
NAVA	Inhala, manos en la cintura Exhala
DASA	Inhala, elévate
EKADASA	Exhala, salta hacia atrás, Chaturanga Dandasana
DUADASA	Inhala, Urdhva Mukha Svanasana
TRAYODASA	Exhala, Adho Mukha Svanasana
CATURDASA	Inhala, salta entre los brazos, piernas extendidas Exhala

PANCADASA	Inhala, manos en la cintura Exhala para iniciar la postura, pierna izquierda flexionada, inclínate a la derecha
SODASA	Inhala, manos a la cintura Exhala
SAPTADASA	Inhala, elévate
ASTAUDASA	Exhala, salta hacia atrás, Chaturanga Dandasana
EKUNAVIMSATIH	Inhala, Urdhva Mukha Svanasana
VIMSATIH	Exhala, Adho Mukha Svanasana

GOMUKHASANA

SAPTA	Inhala, salta entre los brazos, piernas extendidas, siéntate Adopta la postura con el lado derecho, cinco respiraciones
ASTAU	Levanta los brazos, cinco respiraciones Exhala para hacer la postura, flexiona la rodilla derecha, inclínate a la izquierda
NAVA	Inhala, elévate
DASA	Exhala, salta hacia atrás, Chaturanga Dandasana
EKADASA	Inhala, Urdhva Mukha Svanasana
DUADASA	Exhala, Urdhva Mukha Svanasana
TRAYODASA	Inhala, salta entre los brazos, piernas extendidas, siéntate Adopta la postura con el lado izquierdo, cinco respiraciones
CATURDASA	Levanta los brazos, cinco respiraciones
PANCADASA	Inhala, elévate
SODASA	Exhala, salta hacia atrás, Chaturanga Dandasana
SAPTADASA	Inhala, Urdhva Mukha Svanasana
ASTAUDASA	Exhala, Adho Mukha Svanasana

SUPTA URDHVA PADA VAJRASANA

SAPTA	Inhala, salta entre los brazos, túmbate
ASTAU	Levanta las piernas, adopta la postura de medio loto con el pie derecho, une el pie con la mano Exhala
NAVA	Inhala, desplázate hacia arriba, gira a la derecha, cinco respiraciones
DASA	Inhala, elévate
EKADASA	Exhala, salta hacia atrás
DUADASA	Inhala, Urdhva Mukha Svanasana
TRAYODASA	Exhala, Adho Mukha Svanasana
CATURDASA	Inhala, salta entre los brazos, túmbate
PANCADASA	Levanta las piernas, postura de medio loto con el pie izquierdo, une el pie con la mano Exhala
SODASA	Inhala, gira a la izquierda, permanece en la postura durante cinco respiraciones
SAPTADASA	Inhala, elévate
ASTAUDASA	Exhala, salta hacia atrás, Chaturanga Dandasana
EKUNAVIMSATIH	Inhala, Urdhva Mukha Svanasana
VIMSATIH	Exhala, Adho Mukha Svanasana

MUKTA HASTA SIRSASANA A

SAPTA	Prepara la postura
ASTAU	Inhala, elévate
NAVA	Exhala, salta hacia atrás, Chaturanga Dandasana
DASA	Inhala, Urdhva Mukha Svanasana
EKADASA	Exhala, Adho Mukha Svanasana

MUKTA HASTA SIRSASANA B

SAPTA	Prepara la postura
ASTAU	Inhala, elévate

NAVA	Exhala, salta hacia atrás, Chaturanga Dandasana
DASA	Inhala, Urdhva Mukha Svanasana
EKADASA	Exhala, Adho Mukha Svanasana

MUKTA HASTA SIRSASANA C

SAPTA	Prepara la postura
ASTAU	Inhala, elévate
NAVA	Exhala, salta hacia atrás, Chaturanga Dandasana
DASA	Inhala, Urdhva Mukha Svanasana
EKADASA	Exhala, Adho Mukha Svanasana

BADDHA HASTA SIRSASANA A

SAPTA	Prepara la postura
ASTAU	Inhala, elévate
NAVA	Exhala, salta hacia atrás, Chaturanga Dandasana
DASA	Inhala, Urdhva Mukha Svanasana
EKADASA	Exhala, Adho Mukha Svanasana

BADDHA HASTA SIRSASANA B

SAPTA	Prepara la postura
ASTAU	Inhala, elévate
NAVA	Exhala, salta hacia atrás, Chaturanga Dandasana
DASA	Inhala, Urdhva Mukha Svanasana
EKADASA	Exhala, Adho Mukha Svanasana

BADDHA HASTA SIRSASANA C

SAPTA	Prepara la postura
ASTAU	Inhala, elévate
NAVA	Exhala, salta hacia atrás, Chaturanga Dandasana
DASA	Inhala, Urdhva Mukha Svanasana
EKADASA	Exhala, Adho Mukha Svanasana

BADDHA HASTA SIRSASANA D

SAPTA	Prepara la postura
ASTAU	Inhala, elévate
NAVA	Exhala, salta hacia atrás, Chaturanga Dandasana
DASA	Inhala, Urdhva Mukha Svanasana
EKADASA	Exhala, Adho Mukha Svanasana

ÍNDICE DE POSTURAS

REFERENCIAS

Andrews, Karen. «Avalokitesvara and the Tibetan Contemplation of Compassion». www.sacred-texts.com/bud/tib/avalo.htm. Consultado el 3 de noviembre de 2014

Bryant, Edwin, trad. *The Yoga Sutras of Patanjali; A New Edition, Translation and Commentary.* Nueva York: North Point Press, 2009. [Hay varias versiones en castellano con comentarios, las más recientes son las publicadas por editorial Kairós y editorial Dilema].

Feuerstein, Georg. *La dimensión más profunda del yoga: Teoría y práctica.* Santiago de Chile: Editorial Maitri, 2017..

Frawley, David. *Ayurveda and Marma Therapy: Energy Points in Yogic Healing.* Twin Lakes, Wi.: Lotus Press, 2003.

Freeman, Richard. *The Mirror of Yoga: Awakening the Intelligence of Body and Mind.* Boston: Shambhala Publications, 2012.

Jois, Sri K. Pattabhi. *Yoga Mala: Las enseñanzas originales del maestro del Ashtanga yoga.* Buenos Aires: Editorial El hilo de Ariadna, 2017.

Long, Ray. *Los músculos clave en el Hatha yoga.* Barcelona: Editorial Acanto, 2013. .

Satchidananda, Swami. *The Living Gita: The Complete Bhagavad Gita.* Yogaville, VA; Integral Yoga Publications, 1988.

Spoken Sanskrit. http://spokensanscrit.de.

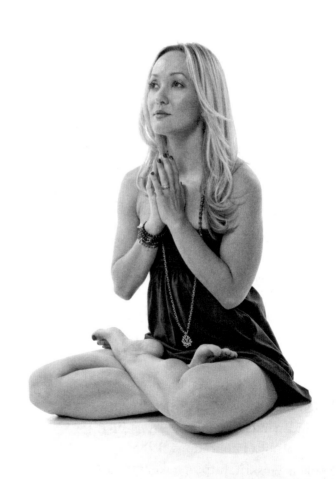

ACERCA DE LA AUTORA

Kino MacGregor es una profesora de yoga internacional con más de quince años de experiencia. Es autora de tres libros, productora de seis DVD de Ashtanga yoga, cofundadora del *Miami Life Center* y fundadora de *Miami Yoga Magazine*. Es profesora titulada de Ashtanga yoga y una de las pocas personas que practican la difícil quinta serie del método Ashtanga. Y dentro del mundo del yoga también es una de las pocas personas capaces de armonizar las enseñanzas tradicionales de la India y los medios sociales contemporáneos. Puedes encontrar sus clases, talleres, entrenamientos y retiros en Instagram (www.instagram.com/kinoyoga, con más de seiscientos treinta mil seguidores) y en el canal de YouTube Kino Yoga (www.youtube.com/kinoyoga, con más de cincuenta millones de visualizaciones).